心がバテない

1週間に1つずつ

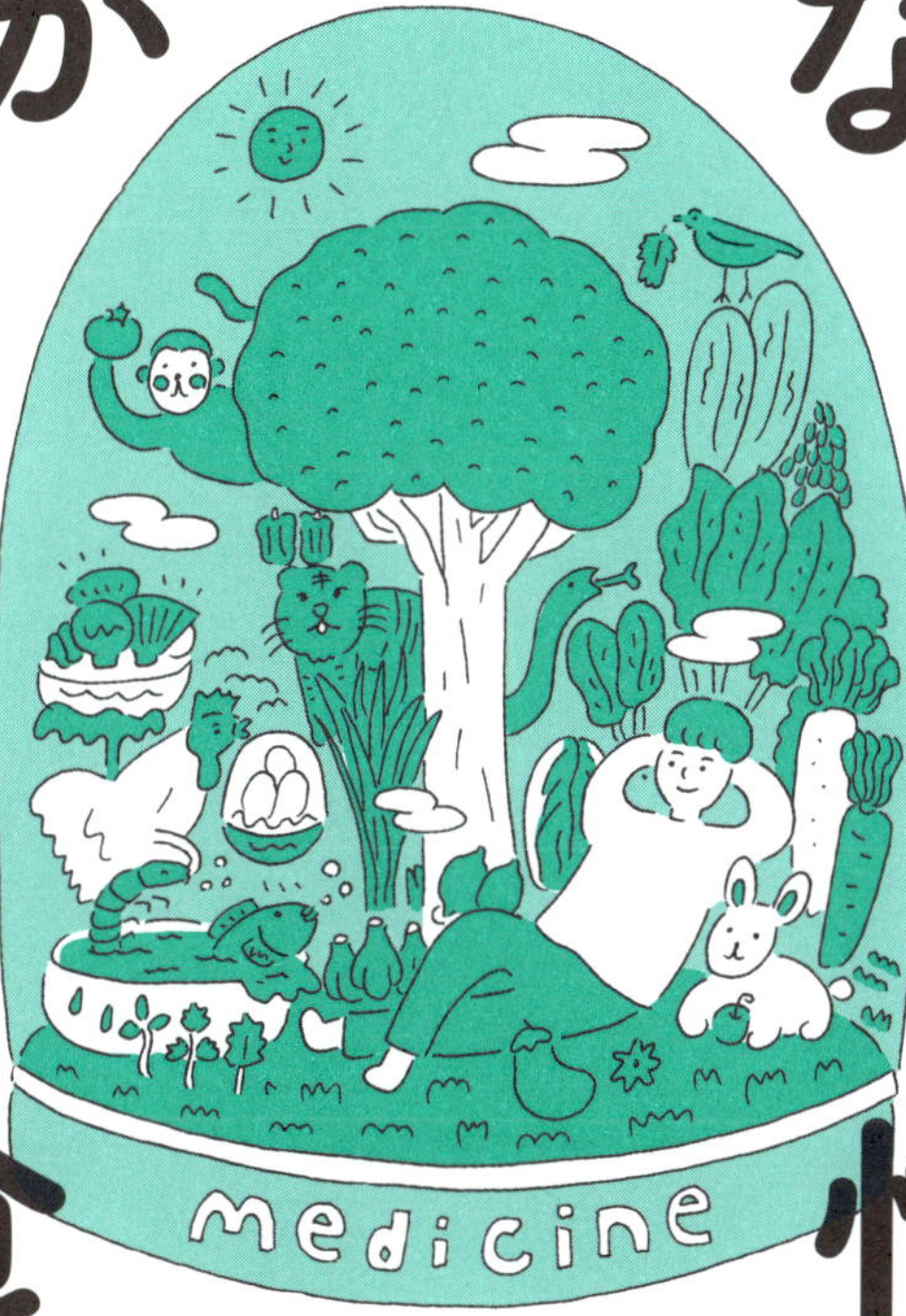

食薬習慣

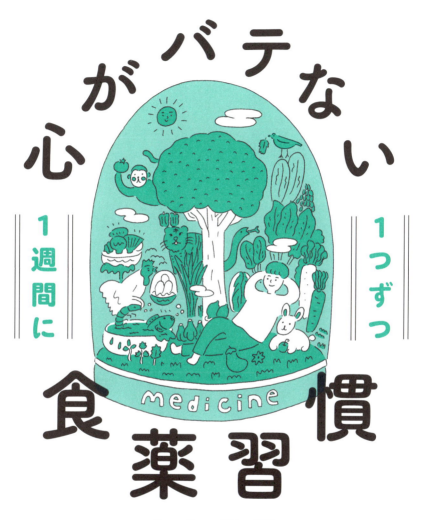

大久保愛

国際中医美容師
漢方カウンセラー

Discover

はじめに

この本を手に取ってくださったということは、今、どこか心がスッキリしなかったり、ぼーっとしたり、モヤモヤを感じたりしている状態ではありませんか？

私たちは、日々の仕事や人間関係、家族の悩み、育児など、いろいろな問題に取り囲まれながら生きています。そのような中で、心に次のようなネガティブな感情がたまっていることがあります。

□なんだか無性にイライラする
□漠然とした不安感がある
□気分が晴れずモヤモヤする
□考えがまとまらない
□つい焦ってしまう
□人と会いたくない
□すぐに傷ついてしまう

また次のように、季節ごとに感じる心の疲れはありませんか？

□ **2月は決まってイライラする**
□ **7月の終わりは、焦って落ち着かない**
□ **10月や11月はテンションが上がりにくい**

こんな症状の数々に、自分でも疲れ切ってしまっていると感じるなら、心がバテている証拠です。そして、それをそのまま放っておくと、うつ症状やパニック障害などにつながってしまうことも……。

心がバテているすべての方に私がお伝えしたいことは、今日、口にするものから変えていきましょう、ということ。つまり、食事です。

具体的には、**次の3つを意識してほしいのです。**

① **心を元気にしてくれる「栄養」たっぷりの食事をとること**
② **心を乱す「炎症」につながる食事をやめること**
③ **季節や自然が作用する心の不調の傾向を知っておくこと**

申し遅れましたが、私は、おもに漢方相談を行う薬剤師です。またそれとは別に、心療内科の門前薬局を経営し、心の不調と戦う方々と向き合ってきました。

「前向きで、自信に満ちた、イキイキとした自分になりたい」という目的を持つ漢方相談の患者さんと、心療内科からの薬の処方箋を持っていらっしゃる患者さんのご相談にのっています。そのような中で、私がどちらの患者さんにも、共通してアドバイスしていることが、「食事の改善」です。

実際、非常に多くの患者さんが、食事の重要性に気づいておらず、たいていの場合、薬さえ飲んでいれば、いつか心の不調症状は治ると考えていらっしゃいます。

けれども、症状の重さや服用中の薬の系統にもよりますが、私の経験上、心の不調を薬だけで解決することは難しいといっていいでしょう。

薬をいくら飲んでいても、食事や生活リズムが乱れていたとしたら、何度他の方法で治療しても、その生活や食事を改めない限り、心の状態を改善することはできません。

一度改善したとしても、ストレスを感じるタイミングや、苦手な季節、気候などの影響で、すぐにぶり返してしまうことでしょう。

でも、毎日の食事を少しずつでも変えることができたら、どうでしょう。薬を飲むよりも、ずっとラクに、自分の心を変えていくことができます。

日々の三度の食事は、その口にした食材の栄養素が、何時間後かに、即自分の血となり、からだをつくってくれます。

そう、日々の食事こそ、もっとも効果のある「薬」ともいえます。だからこそ、どんなものを食べるかによって、当然心とからだに現れる結果は異なります。

とはいえ、「そんなこと言われたって、ただでさえ心の調子が悪いんだから、食事なんて気にしてられないよ」と思うかもしれません。

たとえ自分の口にするものの重要性を理解していたとしても、心がバテているときは、食べものに対する興味も薄れ、食事なんてどうでもよくなってしまったりするものです。

でも、心がバテているときだからこそ、簡単に、シンプルに、自分なりにつづけられる方法で、毎日、毎週、毎月の食事に気をくばっていきませんか？

この本では、漢方の考え方（自然が人に与える影響）、心とからだの関係、栄養学、腸活の理論をもとに、毎週、毎月、そのとき、その感情にピンポイントで試すことができる食事のとり入れ方を紹介していきます。

自分がもともと持っている力を発揮して、本来の「元気な自分」に戻るための「食薬習慣」を身につけていくことを目指します。

「今、この栄養が不足している」「心の不調を感じるときはこれを食べないほうがいい」「この季節にはこうなりやすいから気をつけよう」などといった季節ごとの食薬の知識を知っているだけで、自分で自分の心を守ることができます。

また、コンビニやスーパーでの買いものでなにを買うか迷ったときに、「今週はチョコレートよりもナッツを選んでおこう」「コーヒーじゃなくてお茶にしようかな」などというように、判断の助けにすることもできます。

そんなふうに、毎日、この本の食薬習慣をなにかしらとり入れてみることで、バテていた心とからだが、みるみる元気になっていくはずです。

目指すは、「アクティブで、やりたいことがたくさんあって、毎日笑顔で過ごすことができる」本来の自分です。

そんな自分に出会えることを楽しみに、さあ、食薬習慣をはじめましょう！

この本の使い方

1

今月のページをひらいてみましょう。その月全体の気候傾向を始め、その月特有の心のバテ症状と、食薬方針を紹介します。

2

今日の日付を含む週のページをひらいて、気候によって作用する心とからだの症状を知り、自分の心の状態を振り返ってみてください。そのうえで、「今週食べるとよい食材」「合わせて食べるとよい食材」をチェック！「つづけるポイント」や「レシピ」をとり入れながら、無理なく実践してみてください。

3

次の週になったら、また違う食薬プログラムが始まります。とはいえ、前の週に始めた食薬プログラムでつづけられそうなものがあったら、引きつづきその週もとり入れてみてください。より効果がアップし、心の調子がよくなりますよ！

4

食事だけでなく、簡単な軽い運動やツボ押しなどもあわせてチャレンジしてみましょう。これも心の状態をよりよくしてくれます。

5

「なぜ、この食材がいいのか？」「どうして心がバテてしまうのか？」などという疑問をより深めていただくために、時間があるときに、P11からの序章も読んでみてくださいね。

もくじ

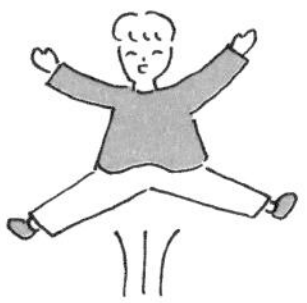
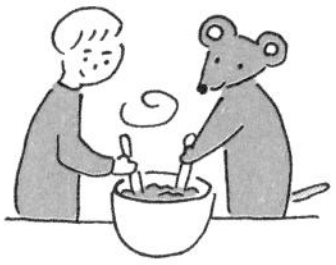
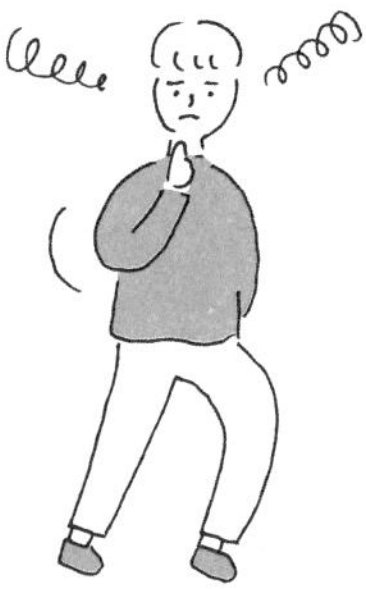
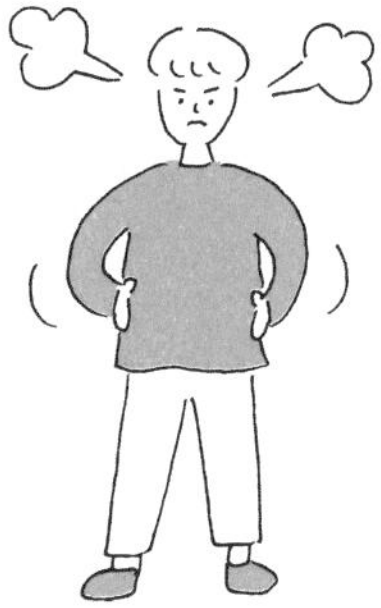

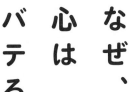

序章

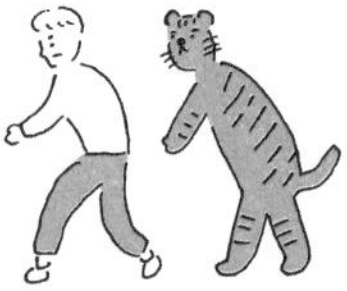
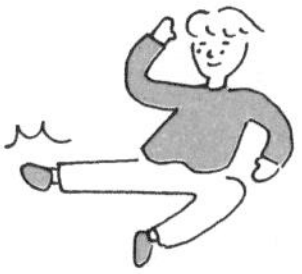

なぜ、心はバテるの？

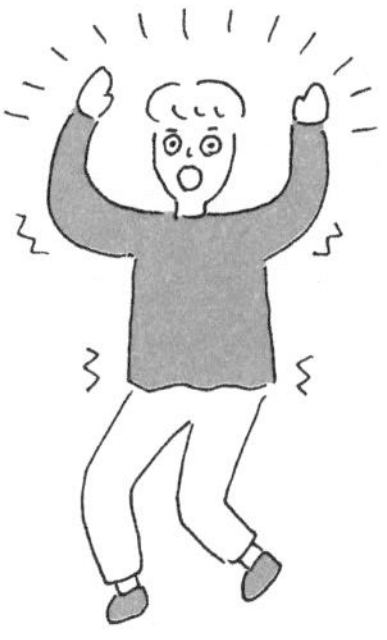
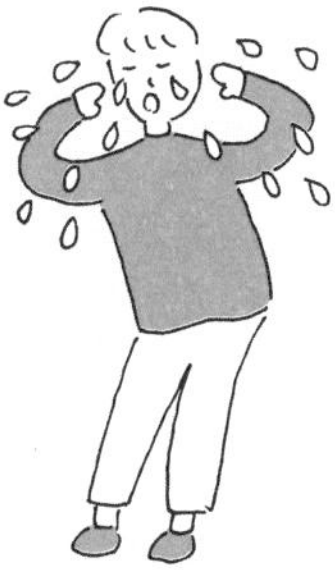
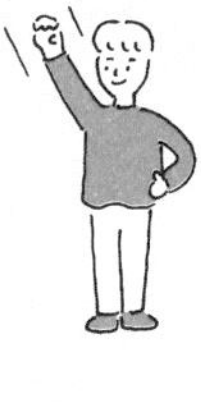
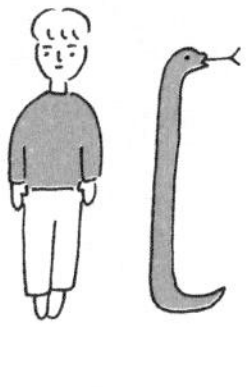
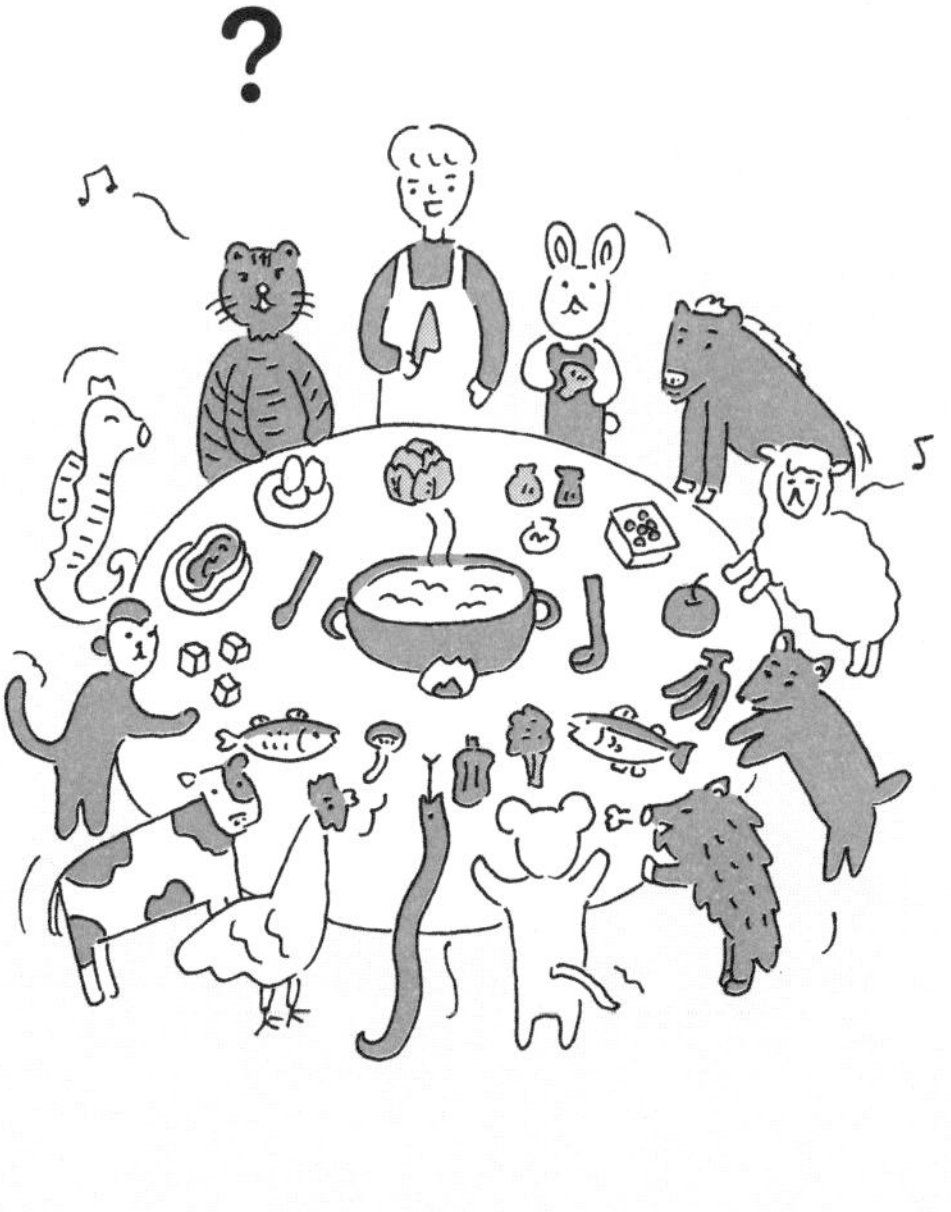

心がバテる3つの原因

私たちの心は、なぜ不調を感じるのでしょうか。

モヤモヤと頭がかすみがかったように働かなかったり、むしょうにイライラしたり、なにをするのもおっくうになってやる気が出なかったり、はたまた人と会いたくなくなったり……。

「私はそういう性格だから」と片づけるのは、ちょっと待ってください。

そんなふうに心がバテるのは、おもに次の3つが原因かもしれません。

◆理由① **元気な心でいるための「栄養」が不足している**

◆理由② **からだに無駄なものがたまって排泄できず、心を乱す「炎症」が起きている**

◆理由③ **私たちをとりまく「自然」が、強く心に影響している**

心がバテる3つの原因

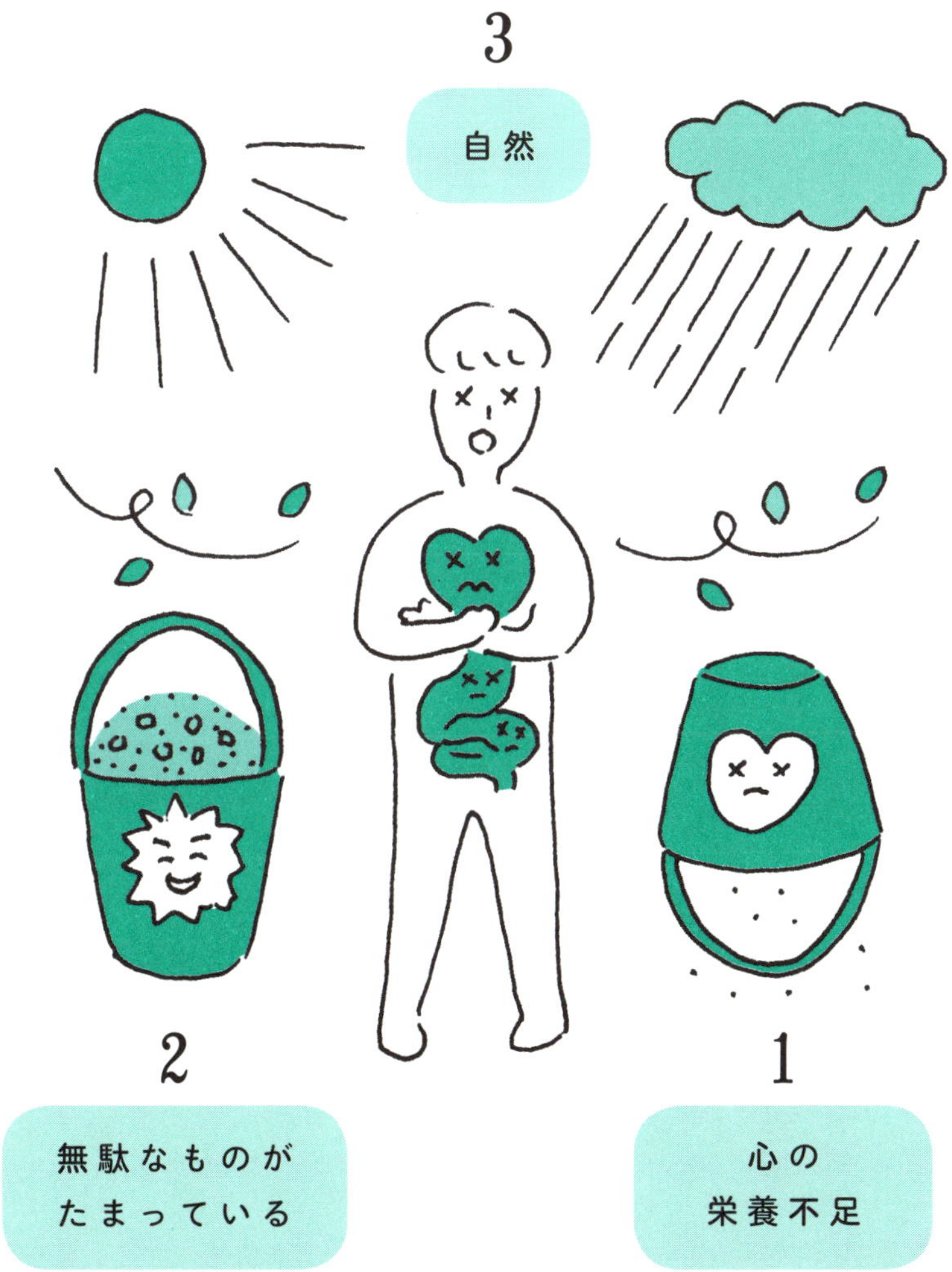
3
自然
2
無駄なものが
たまっている
1
心の
栄養不足

心の「栄養不足」と心を乱す「炎症」ってどんな状態？

さて、理由①を見て、「心が栄養不足を起こすの？」と思うかもしれませんね。

そう、起こすんです！

私たちの心の健康は、さまざまな「ホルモン」が作用して、バランスが保たれています。**その心に必要なホルモンは、ただ黙っていても、自然と豊富に出てきてくれるわけではありません。そのホルモンが必要とする「栄養」がなければ、きちんと安定して分泌されません。**

ホルモンが分泌されなければ、からだや脳の中のバランスはくずれ、心の状態にダイレクトに影響します。心が晴れずなにをやっても楽しくなかったり、うつっぽい症状を感じたり、なんだかやる気がなくなったりといった症状が出てくることもめずらしくありません。たとえ、ふだんはどんなにポジティブな人であっても、そのホルモン分泌のための栄養が不足しているときは、ストレスに負けやすくなったり、ネガティブな感情が芽生えてきたりするものです。

ただし、そのような心のための栄養を、むやみやたらとたくさんとればいいというわけでもありません。食べたものの栄養を吸収し、そのホルモンが受け取れる状態へと変える仕事をしてくれるのは「胃腸」です。つまり、心が必要とする栄養をちゃんと吸収するためには、胃腸をよい状態にしておくことが、とても大切なのです。

また、理由②のように、からだにとって必要のないものをとりすぎて、排泄できないことにより、心を乱す「炎症」をまねいているということもあります。

腸の不調にかかわる「悪玉菌」や「リーキーガット」という言葉を耳にしたことはありませんか？

これらは、本来とるべきではないものを多く食べてしまったことによって胃腸に負担がかかり、未消化物や細菌、重金属などの有害物質が体内に吸収されて起きる「炎症症状」のこと。このように**著しく腸内の環境を乱した状態が、からだの不調となり、心を乱します。**

腸内環境が乱れていることにより、心のための栄養の吸収率が低下します。その結果、情緒不安定になったり、興奮したり、ぼーっとしたりといった症状となって出てくるのです。

漢方も栄養学も、「胃腸が心に影響する」のは同じ

ここで少し、「漢方」のお話をしましょう。この本では、漢方、栄養学、腸活を軸として、バテない心をつくる食薬習慣について説いていきます。

漢方とは、もともとは中国から伝わってきた伝統医学のことです。ただ、現在の日本における「漢方」は、日本人の体質や日本の気候にあわせて発展させてきたものなんです。つまり、長きにわたって、私たち日本人にぴったり合う治療法を積み上げて、現在にいたっているということです。

また、病気や調子の悪い一部分に焦点をあてて治療する西洋医学とは異なり、**漢方は「人間のからだも自然の一部」として「全体」で考えていく医学です。**食事、体質、生活習慣などから見直す「養生」、ツボを刺激しての治療を行う「鍼灸」、漢方の医学理論に基づいて処方される「漢方薬」などの方法を用いて、からだ全体の状態のバランスを総合的に見直すことで、不調、あるいは病気を治していきます。

西洋医学と漢方と、どちらがよくて、どちらが悪いというわけではありません。私たちの心とからだがより調子のいい状態になるために、うまく両方をとり入れていけばいい

いのです。**そのため、この本では、西洋医学の「栄養学」という視点と、漢方の「全体」で見る「食養生」の視点を合わせて「いいとこどり」をしていきます。**

さて、この漢方においては、ざっくり2つに分けると、

◆必要な【血《けつ》】が不足している
◆からだにとって不要な【痰湿《たんしつ》】や【湿熱《しつねつ》】がある

こんなときに、心の病が起こると考えます。

ここでいう「血」とは、気持ちを安定させるものと考えてみてください。

つまり、さきほどお伝えした心の「栄養」は、心を落ち着かせるものという点で、漢方における「血」と同じものといえます。

また「痰湿」とは、からだにたまった「不要なもの」を表します。これは、心やからだの「ダルい」「おもい」といったいわゆる「ダルおも」を感じさせる最大の原因です。

さらに時間がたつと、この不要なものは熱を持ち、炎症を起こし、感情的には興奮を起こし、「湿熱」というものに変わっていきます。

そのため、さきほどお伝えした腸の不調により起きる心を乱す「炎症」とは、漢方における「痰湿」と「湿熱」と同じものと考えることができます。

日本人は胃腸が弱い

さらに、漢方では、人の体質（漢方的には「証」といいます）の判断は、胃腸の状態の良し悪しに左右されると考えます。**つまり、心とからだの健康はすべて、胃腸の状態によって差が出る、としているのです。**

じつは、日本人を含めたアジア人は、昔から胃腸が弱い民族といわれています。そのひとつめの理由が「ピロリ菌」で、胃の不調の原因としても有名な存在です。胃酸の中でも生き延びることができるために、胃酸を中和して住みやすい環境をつくります。

胃酸の分泌の低下は、腸内環境の悪化につながります。本来胃酸があることによって分解されるタンパク質が分解できなかったり、胃で排除されるはずだった菌やウイルスが小腸にとりこまれて繁殖し、腸の中でガスがたまったり、栄養吸収がジャマされてうまくいかなかったりします。また、このピロリ菌ですが、アジアに生息するピロリ菌と欧米に生息するピロリ菌は種類が違い、アジアのピロリ菌のほうが、胃潰瘍や萎縮性胃炎、胃ガンなどの発生リスクが高いといわれています。それが起因し、胃ガンの死亡率は、日本、中国、韓国、モンゴルなどにおいては高く、欧米では低いとされています。

ピロリ菌によって胃腸の状態が悪化

下痢、腹痛、膨満感、
栄養吸収不良、IBS（過敏性
腸症候群）、逆流性食道炎、
リーキーガット症候群の
原因にも！

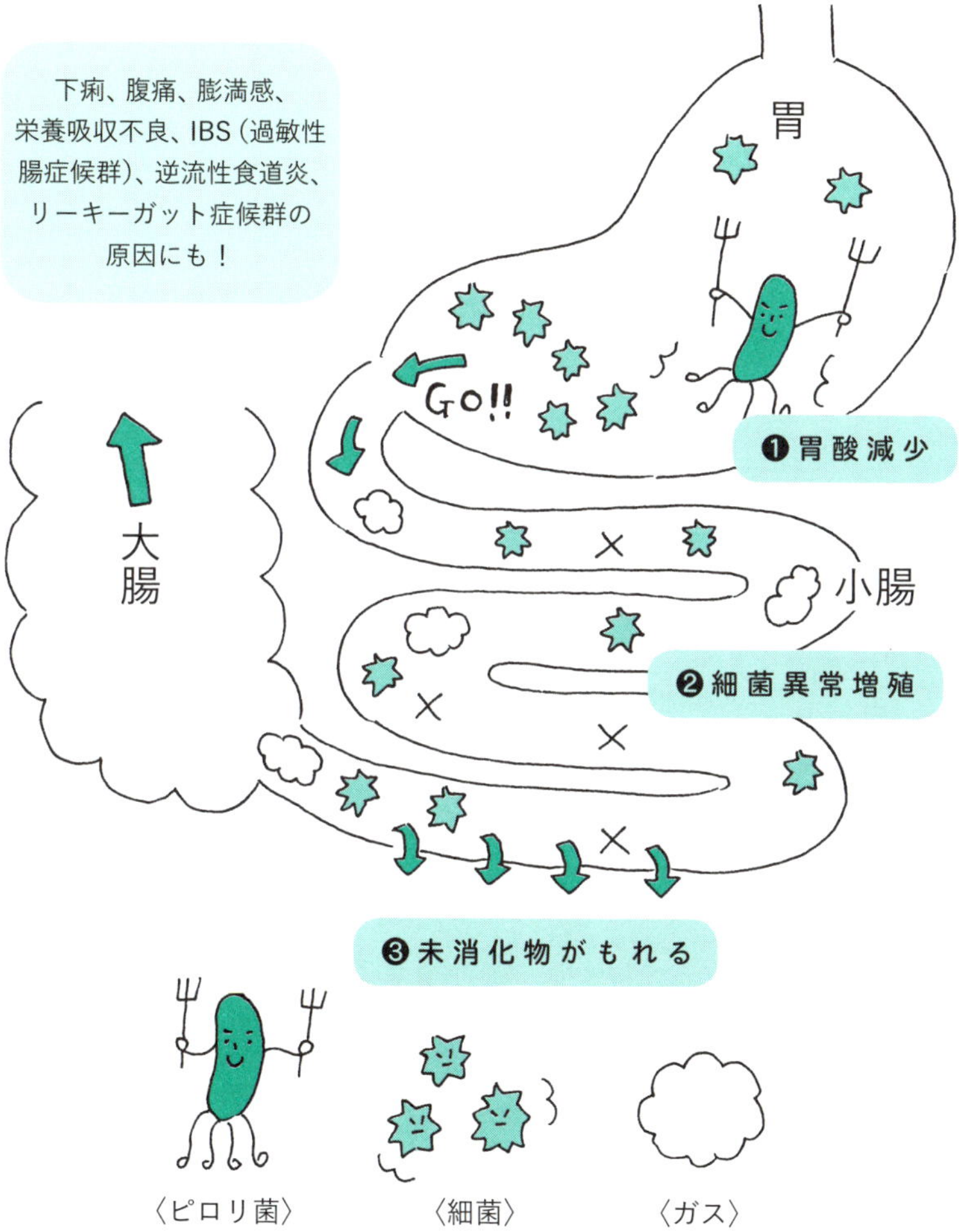

日本人の胃腸が弱いもうひとつの理由として、日本特有の湿気の多い気候がありま
す。

漢方では、**湿気の多いときは、胃腸の働きが低下する**と考えています。日本を含むアジアは、太平洋から吹きそそぐ湿った風により、湿度が高い地域です。そのため、昔からアジア人は、胃腸の働きを整えることが体調を整えるための最優先事項としてきました。

このようなことからも、**心を元気にするホルモンのための栄養を補充する食べものをとり、その吸収をスムーズにするために腸を整えること、心を乱す炎症を起こさないために、腸の環境を悪くする食べものをとらないこと**が必要だということが、わかりますよね。また、心を乱す炎症が起きてしまったときは、「炎症をおさえる栄養」をとることも大切です。

これらの心の栄養や、心を乱れさせる炎症食材については、のちほどP32から、具体的なしくみや栄養、食材名などを交えてくわしくお伝えしていくとして、次のページからは、この本で大切な「**理由③　私たちをとりまく「自然」が強く心に影響している**」点について、お伝えしていきましょう。

私たちの心は、自然の変化に強く影響を受けている

忘れてはならないのが、私たち人間は自然の一部であり、自然の変化は、人の心とからだに強く影響しているということです。

春夏秋冬の移り変わり、日々の温度や湿度の微妙な差、吹く風の強さ・弱さ、雨の冷たさや温かさ、気圧の高い・低い、さらには太陽の光が多い・少ないなどといった自分を取り囲む自然の要素について、ふだんからどのように感じていますか？

意識しないでいれば、それらにはあまり影響を受けていないと感じるかもしれませんが、私たちが一生物である以上、ほかの生物たちと同じように、自然は私たちの心に大きな影響を及ぼしています。

具体的には、私は、次の3つの自然の要素が、心に影響すると考えています。

◆①　**漢方の「陰陽五行」をもとにした自然の移り変わり**

◆②　**季節ごとの日照時間**

◆③　**季節によって変わる雨・風・気圧の変化**

「陰陽五行」で知る季節の移り変わりと心のバテ症状

この本では、私たちが実際に感じている気候の変化にもっとも近いように、季節を定義づけしています。まず、1年の季節を5つに分けていますが、これは、自然も、人の心もからだも、食べものも、この世界にあるすべてのものを5つに分類して考える漢方の「陰陽五行」の思想をもとにしています。

そこで1年は、春夏秋冬に加え「長夏」という季節に分け、「五季」とすると考えます。長夏は、湿度の高い梅雨から台風が終わり秋になるまでのシーズンとし、春の終わりから夏に重なるかたちになります。そして、それぞれの気候に特徴があり、春は「風」、夏は「熱」、秋は「燥」、冬は「寒」、長夏は「湿」となります。（P25、30）

さらにこの「陰陽五行」を使うと、次のように「太陽と月の位置」により、1年を「陰」と「陽」の2つに分類することができます。

- **1日のうちで太陽に面する時間が長くなる時期を「陽」**
- **1日のうちで月に面する時間が長くなる時期を「陰」**

そう考えると、太陽と月の位置の変化により、1年の中で昼夜の時間がほぼ等しくなる「春分」と「秋分」が日照時間の区切りとなります。太陽に面する時間が増え始める春分から「陽」の時期である春がスタートし、月に面する時間が増え始める秋分から「陰」の時期である秋がスタートします。さらに、太陽に面する時間が最も長い「夏至」を夏のスタート、月に面する時間が最も長い「冬至」を冬のスタートとします。

◆春分　太陽が真東からのぼり真西に沈み、昼と夜の長さがちょうど半分になる日（実際には夜のほうが少し長い）

◆夏至　太陽が最も北にあり、昼が最も長い日

◆秋分　太陽が真東からのぼり真西に沈み、昼と夜の長さがちょうど半分になる日（実際には昼のほうが少し長い）

◆冬至　太陽が最も南にあり、昼が最も短い日

太陽の光が地球に降りそそぐ角度は、季節によって違います。そして、それにより日照時間や光の強さ、気温も変化します。

太陽の光の力は、私たちにとって、想像以上に大切です。たとえば、心の栄養としても必須である脂溶性ビタミンの「ビタミンD」は、日照条件によってつくる量が変わり、その減少は、心の不調につながります。日照時間の短い冬や「陰」の時期に心の不調が増える理由のひとつでもあります。また、太陽の位置だけではなく、雲の多い梅雨時も、日照時間は同様に短くなります。そのため、心がバテやすくなります。

からだの5つの特性と季節は深くかかわっている

次のページは、人のからだと季節の「五行の関係」を表しています。このように、人のからだは「肝・心・脾・肺・腎」の五臓に分けることができ、その5つの働きや機能がそれぞれ影響し合ってバランスをとりながら、よいコンディションを保ったり、ときには乱したり、私たちの「個性」や「体質」をつくったりしています。

また、それとはべつに、人のからだに重要なものとして「気」「血」「水《すい》」がありま す。「気」は「気力」というように、私たちの心とからだを動かすエネルギーのことです。「血」は、文字通り血としてからだの栄養となり、心をささえるもの。「水」は、からだをうるおすものです。

五行の関係
―人のからだと季節はリンクしている―

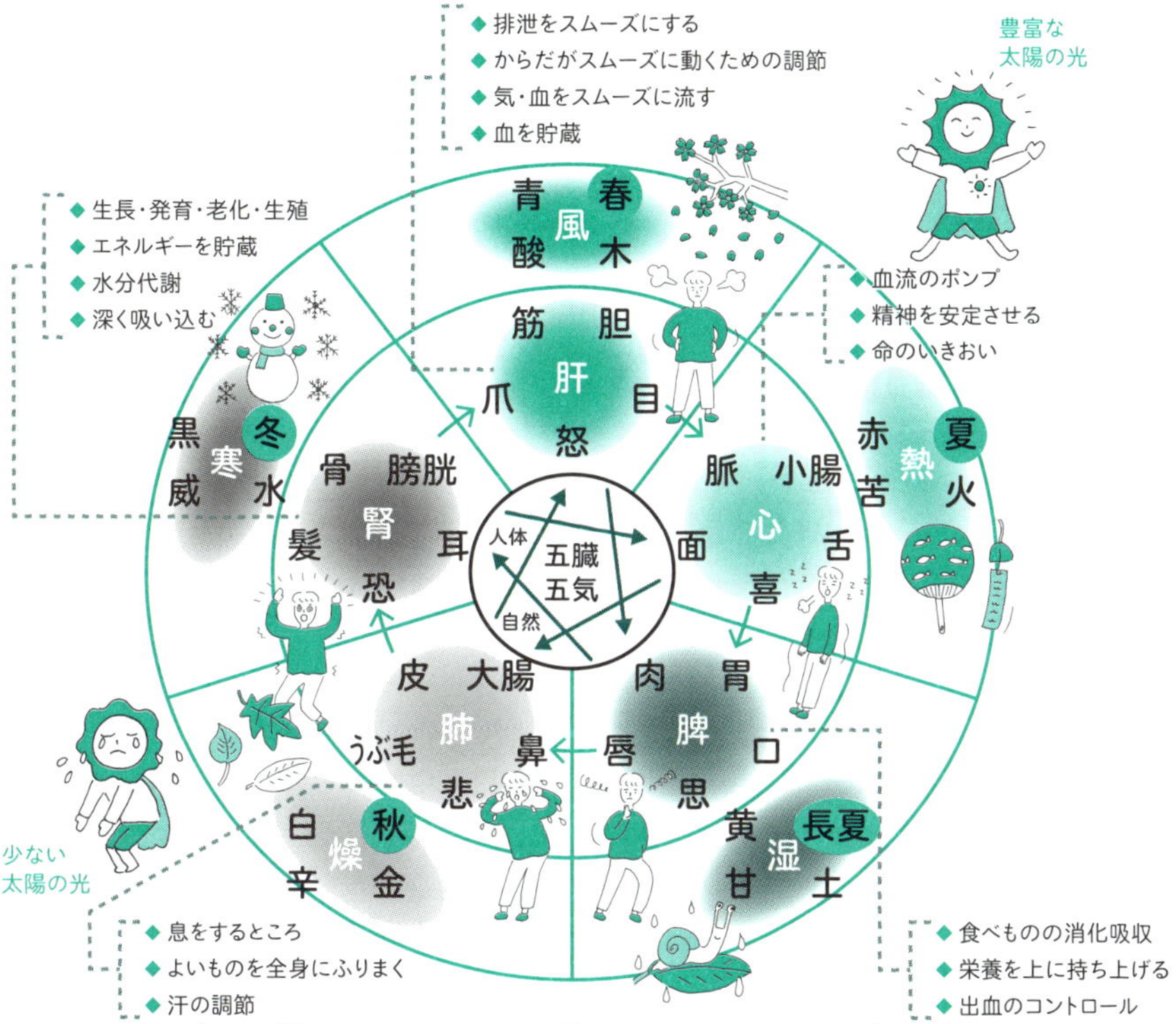

気

- 元気のみなもと
- 動かす力
- からだを温める力
- 代謝、血・体液を流す
- 必要なものを
  ためておく力
- からだを守る力

血

- からだの
  滋養となるもの
- 精神を
  安定させるもの

水

- からだのうるおい
- 冷却水
- 正常に流れている水分

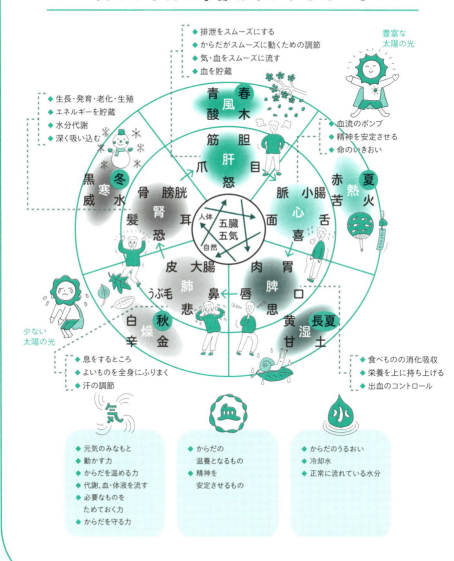

からだの5つの特性は「春・夏・長夏・秋・冬」の五季それぞれとリンクします。たとえばこの図で見ると「春」は「肝」が弱りやすく、「怒」を感じやすい、「目」が疲れやすいなどの特徴があり、ほかの季節も同様に考えることができます。**この特徴ともいえる弱点にそれぞれ合わせて食事をとることで、季節ごとの心の疲れや悩みを解決することができます。**

人のからだの5つの特性と、5つの季節とのかかわりは、**この本の中でも毎月、毎週登場するので、この図をイメージしながら心の管理に役立ててみましょう。**

さらに、こういった基本的なからだの機能と季節の変化をもとにした全員共通の大きな軸に対して、個人的な体質やそのときの体調を五行で分析することもできます。

たとえば、「私は雨の日に憂うつになりやすい」「季節の変わり目に眠れなくなる」「冬に引きこもりがちになる」などといった症状に、思い当たりませんか？　こういった自分のタイプを五行で分析し、弱点を知っておくと、あらかじめ心の不調に対して準備することができます。

そこでP27、28を使って、今の体調から、自分が「弱い臓器」「乱れやすい季節」「心の傾向」「食薬のポイント」をチェックしてみましょう。

自分の弱点がわかる「五行しつもん」

しつもん 1 （肝）

☐ 頭痛、肩こり、
背中の張りがある
☐ 眼精疲労、ドライアイがある
☐ 歯ぎしり、食いしばりがある
☐ 顔の筋肉が
ピクピクする

つ

しつもん 2 （心）

☐ 顔が熱く、下半身が冷える
☐ 動悸や息切れを感じやすい
☐ 少しの運動で汗をかく
☐ 手足がむくみやすい

つ

しつもん 3 （脾）

☐ 痩せやすいor太りやすい
☐ 口内炎、口角炎など
唇周辺が荒れやすい
☐ 胃もたれ、膨満感を感じる
☐ よだれが多い

つ

しつもん 4 （肺）

☐ アレルギー体質
☐ よく便秘or下痢をする
☐ 汗をかきにくい
☐ のどや鼻が弱い

つ

しつもん 5 （腎）

☐ トイレが近いor遠い
☐ 生殖器系の
疾患になりやすい
☐ 白髪or抜け毛が多い
☐ 耳鳴りや
耳の閉塞感がある

つ

チェック項目が多かったのは
どれでしたか？
最も多くチェックがついたところが
自分の弱点が出やすい臓器だと
思ってください。
次のページで説明していきます。

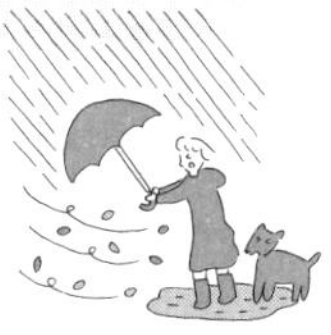

自分の弱点を五行でチェック！

弱点 1 （肝）

・心が乱れやすい時期……春
・心の傾向……怒りやすい
・体調を乱す引き金……ストレス過多

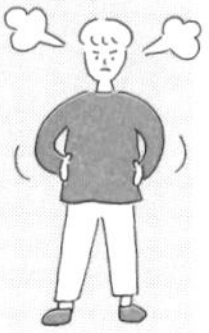

◆ **食薬のポイント** ◆
タンパク質・鉄などのミネラル・ビタミンC・アブラナ科の野菜（たまご・牛肉・豚肉・鶏肉・レモン・ピーマン・ブロッコリー・小松菜・菜の花etc.）

弱点 2 （心）

・心が乱れやすい時期……夏
・心の傾向……不安感・不眠
・体調を乱す引き金……運動不足

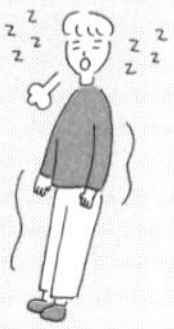

◆ **食薬のポイント** ◆
夏野菜・青魚・油の取り方（オクラ・モロヘイヤ・トマト・イワシ・サケ・ココナッツオイル・枝豆・クルミetc.）

弱点 3 （脾）

・心が乱れやすい時期……長夏
（梅雨から台風まで高温多湿の時期）
・心の傾向……考えすぎてしまう
・体調を乱す引き金……食事の不摂生

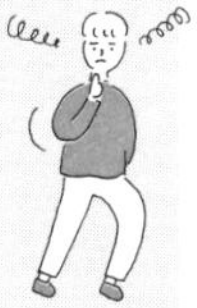

◆ **食薬のポイント** ◆
精製糖・油・飲み物の食べ過ぎ注意（ラーメン・サンドイッチ・冷凍食品・ジュース・お酒・チョコレートetc.）消化補助食品

弱点 4 （肺）

・心が乱れやすい時期……秋
・心の傾向……悲しくなりやすい
・体調を乱す引き金……便秘・下痢

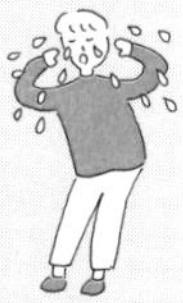

◆ **食薬のポイント** ◆
整腸食品・ビタミンB群・ハーブ/スパイス・ミネラル（バナナ・リンゴ・納豆・高野豆腐・落花生・ニンニク・オニオン・ネギ・ショウガetc.）

弱点 5 （腎）

・心が乱れやすい時期……冬
・心の傾向……恐怖心・驚きやすい
・体調を乱す引き金……寝不足

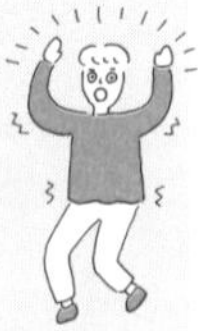

◆ **食薬のポイント** ◆
亜鉛などミネラル・ビタミンD・消化補助食品（シジミ・カキ・キクラゲなどのキノコ類・スルメ・山芋・昆布・ワカメetc.）

季節の移り変わりに連動して
人の心の状態も変わります。
自分の心と体調に向き合いながら、
今の自分にあった「食薬習慣」を
とり入れるのが大切です。
体調を乱す引き金となる
ポイントは、季節にかかわらず
いつも意識していきましょう。

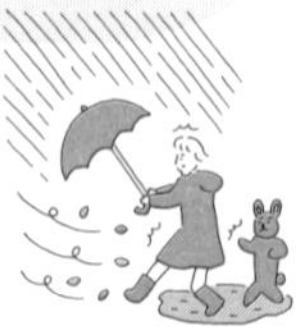

風が季節をつくり、私たちの心に影響する

心の乱れに影響する自然の条件の中で、忘れてはならないのが、「風」の存在。日本付近には、北極に近いところで発生する冷たい寒気団「シベリア気団」「オホーツク気団」と、赤道に近いところで発生する暖かい暖気団「小笠原気団」「揚子江気団」「赤道気団」などがあります。これらの暖気団は広い地域を覆っている高気圧ですが、気圧の低いほうへと流れていきます。これに加え、一年中同じ方向に吹く「恒常風」と、夏と冬で方向が変わる「季節風」が影響しあうことで、季節がつくられています。

また、暖気団の温暖前線と寒気団の寒冷前線の2つの気流が同じくらいの勢力の場合には「停滞前線」となって日本の上空にとどまります。このとき、私たちは、長期的に気圧の変化を感じることとなります。とくに低気圧のときには、ダルくなったり、頭痛を感じたりと不調を感じる人は多いでしょう。個人差はありますが、気圧の変化は神経に影響し、集中力の低下、やる気の喪失などをもたらすことがあります。気圧の変化を長期的に感じさせる停滞前線には、「菜種梅雨」「梅雨前線」「秋雨前線」「山茶花梅雨」などがありますが、この時期は心がバテやすくなります。

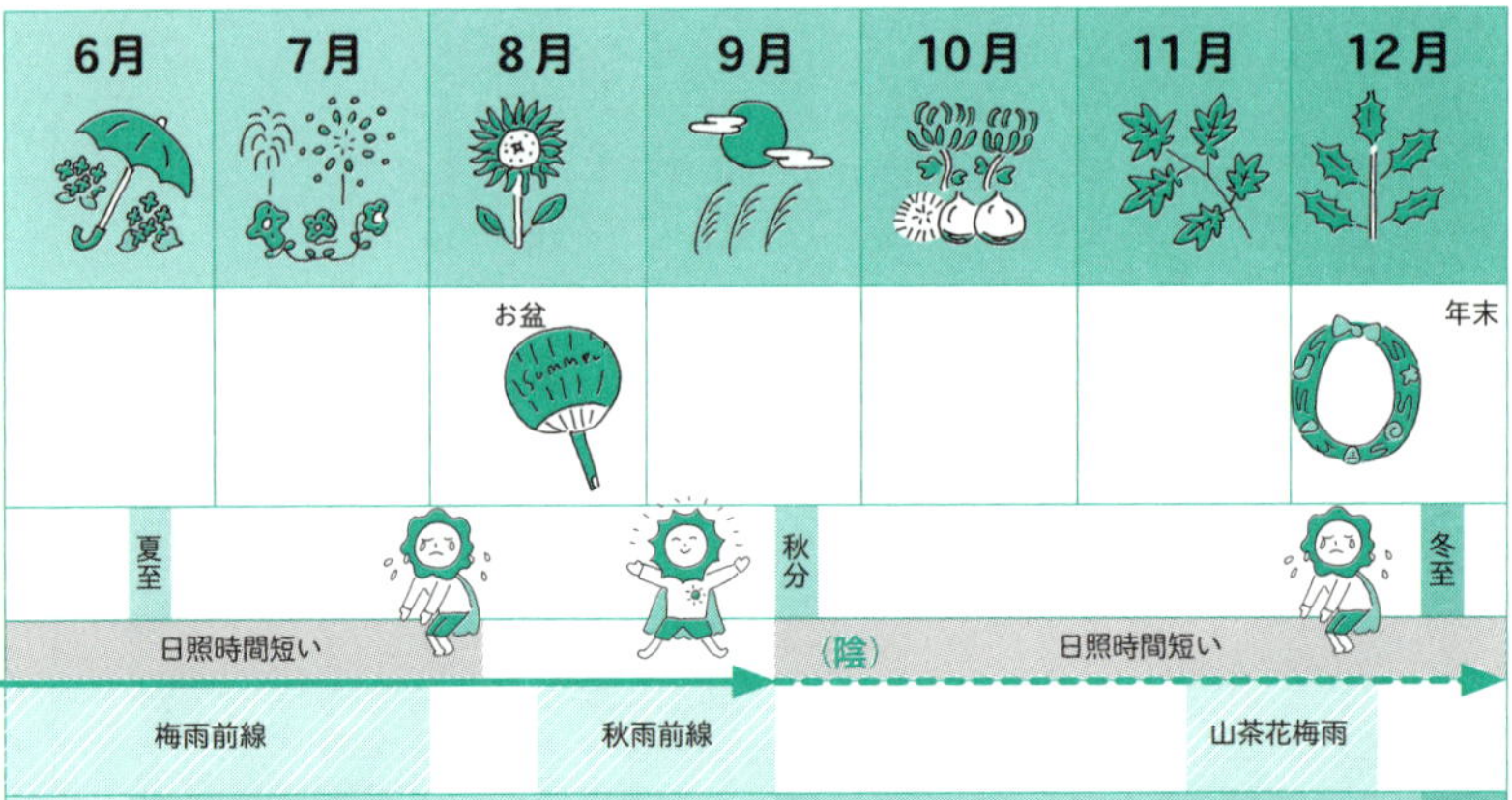

夏（心） 不安感、不眠

秋（肺） 悲しくなりやすい

冬（腎） 恐怖心、驚きやすい

長夏（脾） 考えすぎてしまう

6月	7月	8月	9月	10月	11月	12月
自分を責める	落ち着かない	考えすぎて眠れない	何も挑戦できない	泣きたくなる	自分に失望する	落ち込みやすい
脾胃湿熱	痰熱内擾、脾気虚	心脾両虚、心熱	陰虚燥結	肺陰虚、燥邪犯肺	肺腎陰虚、閉蔵	脾腎陽虚、腸胃積滞
◆梅雨による気圧の変化、日照条件悪化の時期 ◆ドーパミンの分泌を増やす食べものに頼りがちに。食でのストレス発散に注意	◆高温多湿で体温調節ができず、自律神経が乱れ、熱がこもることで、気力が低下	◆汗によりミネラルが不足。蒸し暑さ、紫外線、冷房、気圧の変化などで活性酸素が発生	◆秋の気候は便秘になりやすく、腸内環境悪化により、ビタミンB群の吸収が低下し、エネルギーを作るミトコンドリアの働きが低下 ◆脳腸相関による心の乱れ	◆秋の特徴である放射冷却、乾燥した空気などによる「秋バテ」 ◆9月に引きつづき腸が弱る季節は、腸からのミネラルの吸収が低下	◆乾燥した秋は、唾液の分泌を低下させるため味覚が鈍くなりやすい	◆おなかからの冷えや食事の不摂生による胃腸の働きの低下 ◆胃酸の分泌を低下させる胃薬の常用に注意
砂糖・グルテン・高脂肪食・アルコール類を控える	消化吸収能力を低下させる冷たい飲みものをやめる	オメガ6脂肪酸を減らし、トランス脂肪酸を食べない	日頃から白湯をとったり、水分補給を意識する	腸内環境を整える短鎖脂肪酸を増やす整腸食品をとる	加工食品などの食品添加物を多く含むものを控える	暴飲暴食、糖質過多、脂質過多に気をつける
タンパク質 鉄 ビタミンB群	常夏の食材 （夏野菜、ココナッツオイル）	オメガ3 脂肪酸	整腸食品 ビタミンB群	ミネラル類	手作り調味料	消化を助ける 食材

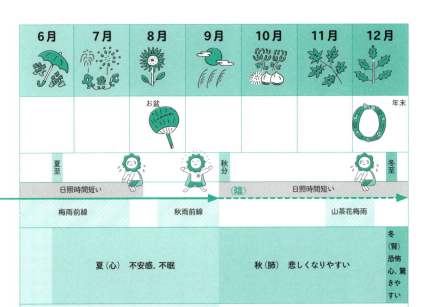

季節と心の移り変わり年表

月		1月	2月	3月	4月	5月
行事		お正月			新年度	GW
自然の移り変わり	太陽の位置の変化			春分		
	日照条件	（陰）日照時間短い		（陽）		
	低気圧（停滞前線）			菜種梅雨		
心の動き	季節ごとの心の動き	冬（腎）　恐怖心、驚きやすい		春（肝）　怒りやすい		
	月ごとの心の動き	人に会いたくない	パニックに陥りやすい	つねにイライラする	攻撃的になる	不満を感じやすい
臓腑弁証（漢方の診断）		腎陽虚、閉蔵	腎陽虚、心腎不交	肝血虚、肝陽上亢	肝血虚、肝気鬱結	肝風、肝胆湿熱
心とからだに起きる炎症		◆太陽の光に当たる時間が短くなり、セロトニン、ビタミンDが減少 ◆不規則な生活によるサーカディアンリズムの乱れ→コルチゾールの乱れ	◆寒冷ストレスなどさまざまなストレスによりコルチゾールを分泌する副腎の疲労 ◆副腎疲労による血糖調節の不良	◆春に活発になる肝臓にダメージ ◆陰から陽へと変わり、ためこんでいた感情が、爆発しやすい季節	◆先月に引きつづき、肝臓に負担がかかる	◆不摂生により、常在菌であるカンジダ菌が腸内で増えすぎることも ◆4月の緊張・ストレス緩和 ◆6月の梅雨入りにむけてのメンテナンス期間
炎症をおさえる行動		太陽の光をあび、起きる時間を固定	血糖値が急上昇する食べものを控える	整腸食品や消化補助食品をとり、動物性タンパク質の消化の負担を軽減	抗炎症食品で解毒を促進	砂糖・グルテン・高脂肪食・カゼイン・アルコール類を控える
必要な栄養		ビタミンD	ビタミンD 亜鉛	動物性 タンパク質	鉄 ビタミンC	抗炎症食品

心を元気にする「栄養」を補充する

さて、p14で、心の栄養不足を解決するためには、心を元気にしてくれるホルモンや、その部位に効果的な「栄養」をとることの大切さをお伝えしましたね。

ここからは、その栄養素について、くわしくお伝えしていきます。

感情を豊かにする「タンパク質」「ビタミンB群」「鉄」

私たちが喜んだり、笑ったり、ワクワクしたり、落ち込んだり、緊張したり、不安になったりと、感情表現が豊かになるのは、なぜでしょう?

これは、脳内の「神経伝達物質」のおかげです。**そして、この「神経伝達物質」にとって、とくに大切な栄養は、「タンパク質」と「ビタミンB群」と「鉄」です。**

私たちが摂取したタンパク質は、胃腸で「アミノ酸」に分解されて脳に送られていき、神経伝達物質になりますが、その流れの中で、ビタミンB群（B_1、B_2、B_3（ナイアシン）、B_6、B_{12}、パントテン酸、葉酸、ビオチン等）と鉄が助ける働きをしてくれます。

心を豊かにする神経伝達物質のしくみ

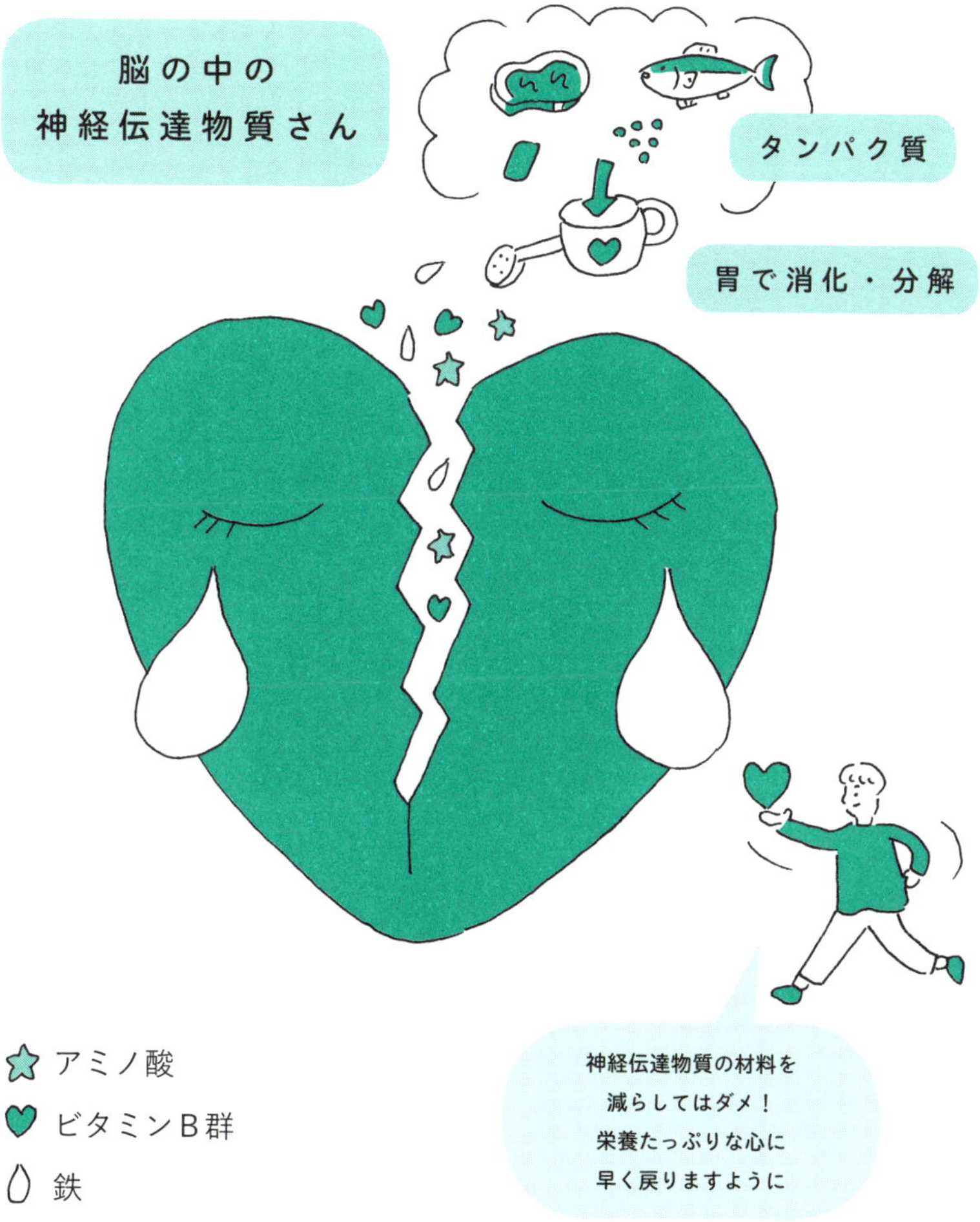

ところが、ビタミンB群は、タンパク質だけでなく、からだの中の糖質や脂質などの代謝にも使われます。

糖質やアルコールなどをとり過ぎると、それらの代謝にビタミンB群が大量に使われてしまい、神経伝達物質をつくるための材料が減ってしまいます。

つまり、ストレスを解消しようとして、ビールなどのお酒を飲むことで気分転換しようとすることは、心の健康にとっては逆効果!

また、忙しかったり、疲れたりしたときに、チョコレートやコーヒーを口にし、終わったらお酒を飲むという人も多いかと思いますが、これは心の栄養不足を加速させる行動になってしまいます。

ストレスに対抗するホルモンの素「ビタミンC」「ビタミンD」「亜鉛」「マグネシウム」

今度は、ストレスに対抗してくれるホルモンについてお話しします。

ストレスがかかると、からだの「副腎皮質」というところから分泌されるホルモンのひとつに「コルチゾール」というものがあります。ストレスを感じると分泌が増えることから、「ストレスホルモン」とも呼ばれています。ちなみにストレスとは、精神的なもの以外にも、気圧、気温、湿度なども含まれます。

このコルチゾールの分泌バランスを乱さないためにも「副腎」を整えることが、心をバテさせないために重要なのですが、そのために必要なのが、「ビタミンC」「ビタミンD」「亜鉛」「マグネシウム」などの栄養素です。

からだがストレスに対抗しようとするとき、コルチゾールはどんどん分泌されていきますが、いつまでも安定して分泌しつづけられるものではありません。副腎がバテてしまうからです！

副腎がバテてしまうと、コルチゾールを分泌できなくなっていきます。その結果、集中力が低下したり、疲れを感じたり、無気力になったり、うつっぽくなったりしてしまいます。

さらにコルチゾールは、目を覚ますときに分泌されるホルモンですから、朝分泌が多くなり、夜になるにつれて減っていくという特徴を持っています。ところが、ストレス過多により、夜の分泌量が多くなってしまうと、睡眠障害を引き起こします。

また、とくに女性の方は、強いストレスを感じたときに、ＰＭＳ（月経前症候群）や更年期がひどくなったり、生理周期がおかしくなったり、性欲が低下したりしたという経験はありませんか？　コルチゾールと同じ原料からは、数種類の「性ホルモン」がつくられますが、からだがストレスを感じることで、性ホルモンよりもコルチゾールの分泌を優先させます。その結果、性ホルモンが少ない状態になったことで、こういった症状を引き起こします。

さらに、慢性的なストレスによってコルチゾールの分泌が多くなると、インスリンや甲状腺ホルモンの分泌バランスにも影響し、うつと似た症状を感じることがあります。インスリンの分泌コントロールができないことで低血糖症を引き起こし、心の病気となっていくことも、とても多いケースです。

このように、コルチゾールはストレスに対抗するためのホルモンですが、出過ぎることによる弊害も起きるため、コルチゾールを分泌する副腎を整える栄養素をとることで、「バランス」を目指すことが大切になります。

ストレスによるコルチゾール過剰分泌のしくみ

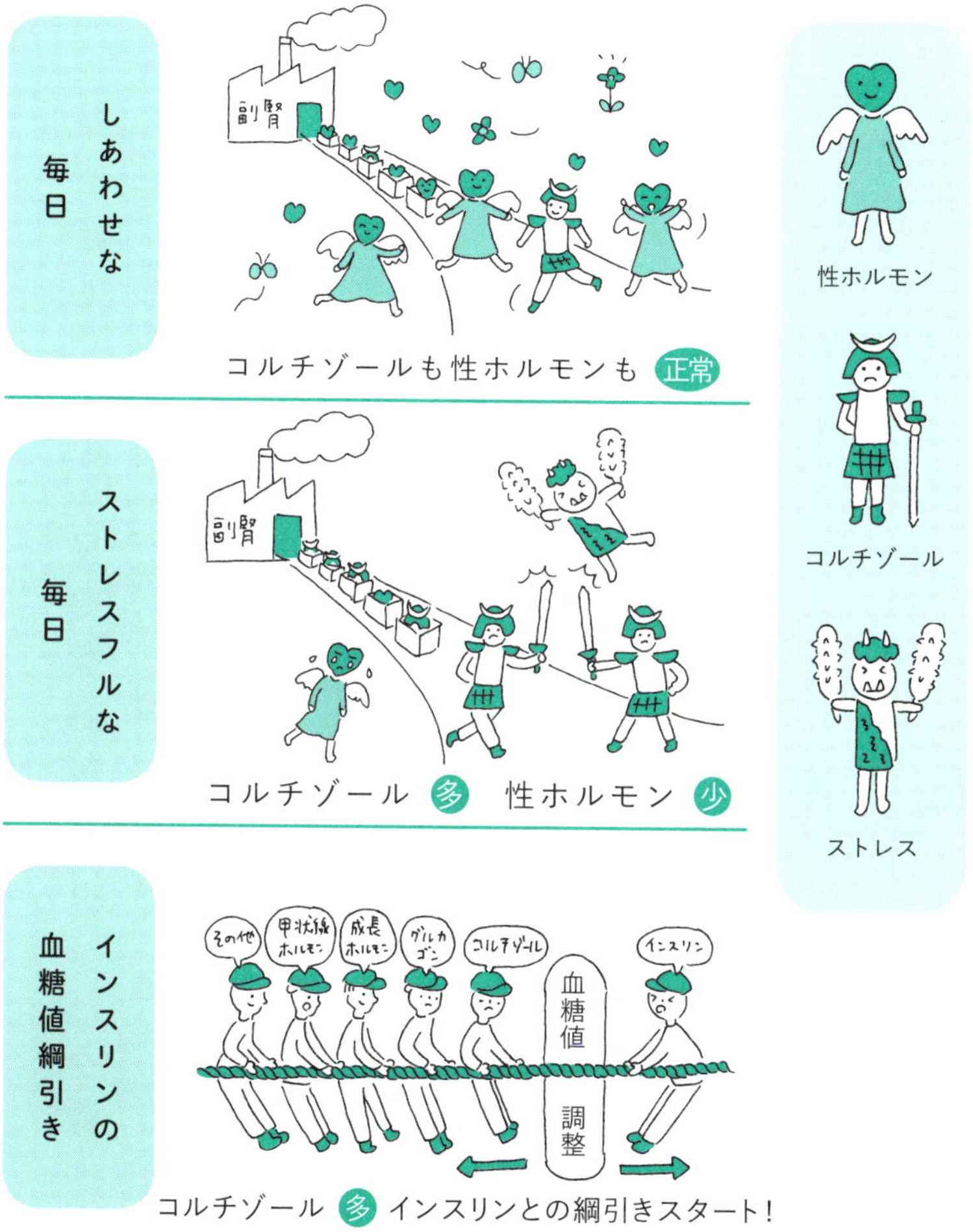

コルチゾールも性ホルモンも 正常

コルチゾール 多　性ホルモン 少

コルチゾール 多 インスリンとの綱引きスタート！

血糖値を下げるホルモンはインスリンだけ。
血糖値の調整は、ストレスによる
コルチゾールの過剰分泌によって乱れてしまいます。

やる気を出すための「良質な脂質」「タンパク質」「ビタミンB群」「鉄」「マグネシウム」

私たちのからだを動かしているエネルギーに「ATP」というものがあります。どんなに一生懸命食べものを口にしても、ATPに変換されないかぎり、からだを動かしてくれるエネルギーとして機能しません。人には37兆個の細胞があるといわれていますが、その細胞一つひとつでATPはつくられています。食べたものを胃腸で最小単位に分解し、「ATPをつくる栄養素」を血液やリンパ液にのせて、全身の細胞に運び、エネルギーを生成しているのです。

そして、この**ATPをつくるための栄養素が、「脂質」「タンパク質」「糖質」「ビタミンB群」「鉄」「マグネシウム」**です。中でも、原料としては、糖質がとくに優先されてATPがつくられるのですが、糖質からつくられるATPは量が少ないという特徴があります。つまり、糖質のとりすぎは、脂質やタンパク質からの効率的なATP生成のジャマをするため、結果的にATPが充実せずに疲れやすい状態にしてしまいます。効率的にATPをつくるには、糖質を控え、鉄やビタミンB群をとることが大切です。

やる気の素「ATP」は原料でこんなに違う

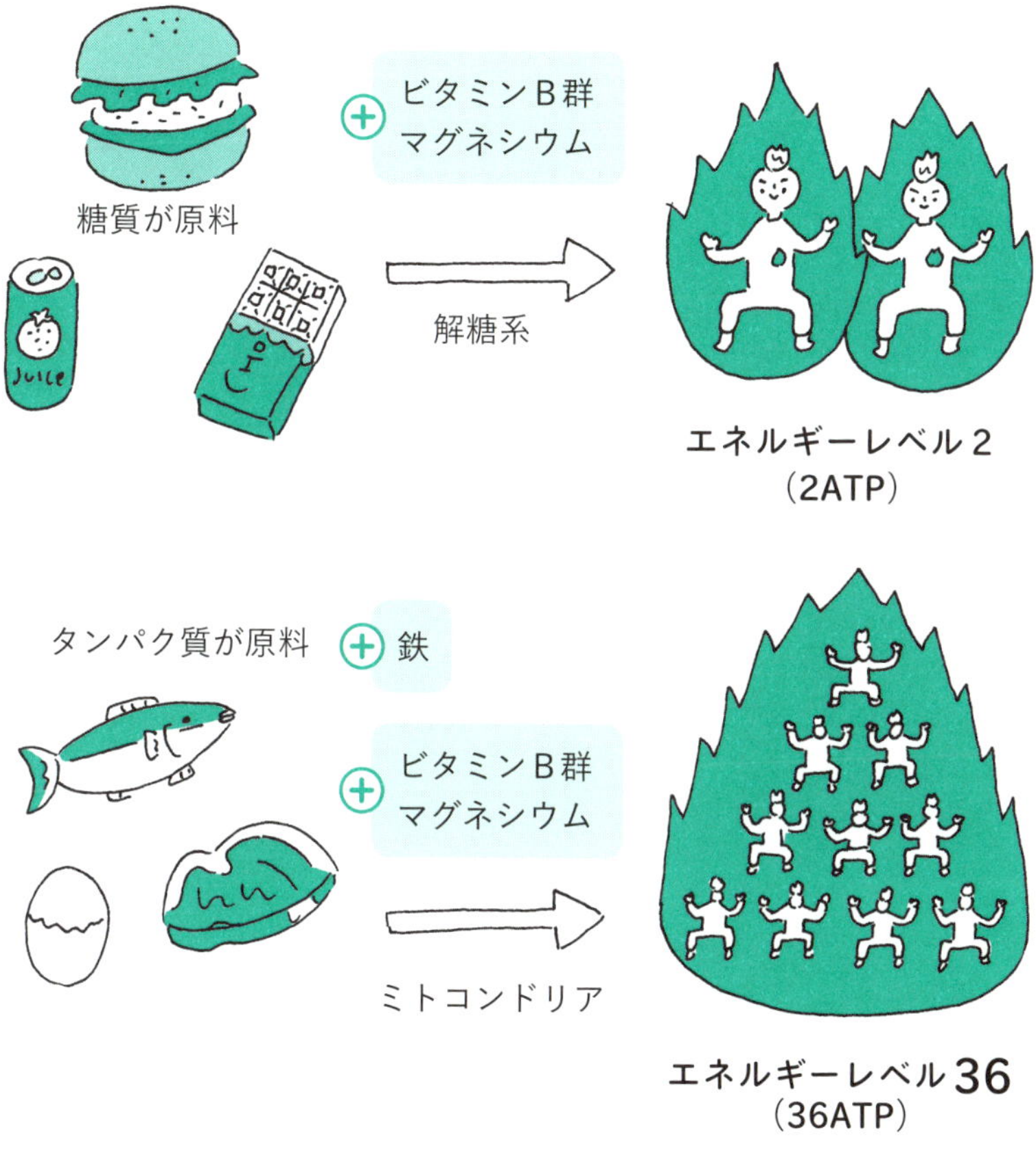

鉄はエネルギーをつくるためにとくに必要。
やる気アップ！

必ずとるべき心のための栄養とは？

さて、感情を豊かにしてくれて、ストレスに対抗できるようになり、やる気を出すために、もっとも欠かせない重要な栄養素とは、なんでしょうか？

それは、**「タンパク質」と「鉄」**です。ただし、タンパク質と鉄といっても、動物性と植物性の食材があり、どちらでも効率よく吸収できるわけではない点に注意しましょう。

タンパク質の質を示す指標を「アミノ酸スコア」と呼びます。タンパク質を構成するアミノ酸は、体内でつくることができない「必須アミノ酸」と体内でつくることができる「非必須アミノ酸」に分けられています。食品に含まれている必須アミノ酸がどれくらいバランスよく満たされているかで、アミノ酸スコアは算出されています。このアミノ酸スコアは、植物性よりも動物性の食材のほうが高い傾向にあります。

また、鉄には、「ヘム鉄」と「非ヘム鉄」の2種類がありますが、吸収率は、動物性の食材から補えるヘム鉄のほうが優れています。

つまり、心の栄養として必須の食材は、たまご、鶏肉、豚肉、牛肉、魚、貝類などの動物性の食材！ これらは、毎月、毎週の食薬プログラムでお伝えしていきます。

心を元気にする栄養と食べもの

1 タンパク質	牛肉、鶏肉、豚肉、たまご、マトン、ブリ、シジミ、エビ、シラス、アジ、イカ、カニ、タコ、サケ、アサリ、ホタテ
2 ビタミンB群	タラコ、イクラ、スジコ、カズノコ、バナナ、きな粉、玄米酵素ごはん、オートミール、納豆、豆腐、カボチャ、豚肉、レバー類、牡蠣、落花生、枝豆、たまご
3 ビタミンC	レモン、ブロッコリー、カボチャ、ピーマン、パプリカ、キウイ、キャベツ
4 ビタミンD	サバ、アジ、イワシ、シイタケ、キクラゲ、たまご、シラス、マイタケ、マッシュルーム、サケ、レバー類
5 ミネラル類	タラコ、イクラ、スジコ、カズノコ、ワカメ、きな粉、牡蠣、ラム肉、ヒヨコ豆、牛肉、高野豆腐、玄米酵素ごはん、豆腐、シラス、落花生、スルメ、切り干し大根、レバー類、たまご、豚肉、シジミ、アサリ、エビ、ホタテ、サンマ、小松菜、水菜
・亜鉛	牡蠣、落花生、切り干し大根、スルメ、たまご、牛肉、豚肉、エビ、ホタテ
・鉄	レバー類、たまご、イワシ、アサリ、牛肉、シジミ、小松菜、水菜、サンマ、切り干し大根
6 オメガ3脂肪酸	あまに油、えごま油、クルミ、アジ、サバ、イワシ、チアシード、シラス、ヘンプナッツ
7 中鎖脂肪酸	ココナッツオイル、MCTオイル
8 整腸食品	オクラ、モロヘイヤ、納豆、味噌、アボカド、バナナ、ワカメ、昆布、リンゴ、オリーブオイル、ゴボウ、切り干し大根、麹、山芋、オートミール、キムチ、塩麹、玄米酵素ごはん、甘酒、オリゴ糖
9 抗炎症食品 ・スパイス／ハーブ／香味野菜	ショウガ、カレーパウダー、ココア、ワサビ、クローブ、山椒、コショウ、五香粉、ニンニク、シソ、シナモン、オニオン、ローズマリー、ミョウガ、パセリ、ミント、パクチー、バジル、フェンネル、サフラン、ネギ、オレガノ、タイム、唐辛子、コリアンダー、クミン、ターメリック
・アブラナ科の野菜	キャベツ、ブロッコリー、ブロッコリースプラウト、ルッコラ、わさび菜、小松菜、カブ、大根、白菜、ちんげん菜、ケール、カリフラワー、菜の花
・夏野菜	モロヘイヤ、オクラ、ゴーヤ、セロリ、トマト、キュウリ、ズッキーニ、カボチャ、枝豆
10 消化補助食材	山芋、キャベツ、大根、昆布、カブ、オクラ、モロヘイヤ、梅干し

心を乱す「炎症」をおさえる

Ｐ12で、心がバテる理由の②としてあげていた、心を乱す「炎症」についても、お話ししていきましょう。まずひとつめ、さきほど登場したコルチゾールの存在です。

心を乱す理由①　炎症により分泌される「コルチゾール」

コルチゾールは、先ほどお話ししたように、ストレスに対抗するために必要なホルモンですが、それに加え、からだの中のどこかに炎症を起こしたときにも、それをおさえるために分泌されます。すると、ストレスとからだの中の炎症をおさえるためにコルチゾールが消費されて、それを生成する機能がオーバーヒートしてしまいます。その結果、ストレスに対抗するためのコルチゾールが十分に生成されなくなり、ストレス耐性が弱くなってしまいます。これが、心を乱す理由です。

心を乱す理由②　「悪玉菌」による炎症

さて、さらに腸内環境が乱れているときに増えるのは、「悪玉菌」と呼ばれる、腸内で炎症を起こす原因となる菌です。有名ですよね。

この悪玉菌は、「食べ過ぎ」に反応します。心とからだによいといわれているタンパク質でさえも、多く食べすぎると悪玉菌が増殖し、有害物質であるアンモニアやスカトール、硫化水素などを発生させ、腸に炎症を起こします。これらのガスは肝臓や脳にまでダメージを与えてしまいます。肝臓や脳は心に影響する臓器ですから、心を乱す炎症にダイレクトにつながってしまうのです。

心を乱す理由③　「リーキーガット症候群」による炎症

3つめの心を乱す炎症の理由です。ここでポイントとなるのは、「腸壁」です。腸壁の細胞同士のつながりが、菌の一種であるカンジダ菌が増殖したり、グルテン、カゼインなどを過剰に摂取することで、ゆるくなることがあります。そうすると、有害物質などの本来吸収すべきではない大きな分子のものも体内に吸収してしまうことがあります。これを「リーキーガット症候群」といいます。

この「リーキーガット症候群」により、腸に炎症が起こると、その炎症の影響が脳を始め、全身に広がることがあり、心のバテや、アレルギーの原因となります。

その原因のひとつが、カンジダ菌です。つねにからだにいる菌で、女性特有のカンジダ膣炎の原因として有名ですが、消化器官にも存在しています。いつもは影響はないのですが、食事、ストレス、医薬品などによって腸内環境が乱れたときに増殖し、悪い影響を与え始めます。このカンジダ菌は、甘いものやパン、麺類を好物として増殖します。また、抗生物質、ステロイド、ピルなどの医薬品の摂取によっても増殖します。そして、**カンジダ菌は体内にある鉄分を奪い、鉄不足に陥らせて鉄欠乏貧血を起こし、疲労やうつを感じやすくさせる**ことがあります。

次に、もうひとつの原因、小麦や乳製品に含まれるグルテンやカゼインについてです。グルテンやカゼインは、分解されにくい構造をしているため、消化されずに腸にたどり着き、腸の粘膜に炎症を起こす場合があります。

さらにこれらには中毒性があります。そのため、食べ過ぎてしまいやすく、炎症を起こす確率が高くなりますから、からだの不調が心の不調を生み出し、**情緒不安定になったり、興奮したり、ぼーっとしたりという症状が出てしまいます。**

心を乱す理由④　「糖質」による炎症

糖質のとりすぎにより、余った糖と体内のタンパク質が結びつき炎症を起こします。このときにできる有害物を「終末糖化産物」と呼びますが、これは脳にも影響し、神経細胞にダメージを与えることがわかってきました。

また、糖質の分解にはビタミンＢ群が使われるのですが、Ｐ34でお伝えしたように、心の栄養として必須であるビタミンＢ群を消耗することにつながってしまいます。

炎症が起きたときに活躍する３つの食べもの

このように、心を乱す炎症がからだの中で継続的に起こることで、心のコントロールが効かなくなっていきます。これらをおさえるために必要なのが次の３つです。

- **①　炎症をおさえ、抗菌作用のある「油」**
- **②　炎症をおさえ、抗菌作用があり、解毒をうながす「抗炎症食品」**
- **③　腸の環境を整える善玉菌を増殖させるための「整腸食品」**

①炎症をおさえ、抗菌作用のある「油」

まず、炎症をおさえる油についてお話ししましょう。油には、常温で固まる油と固まらない油の2種類があります。固まりにくい油には、「オメガ3脂肪酸」「オメガ6脂肪酸」「オメガ9脂肪酸」があります。そして固まりやすい油には、「短鎖脂肪酸」や「中鎖脂肪酸」「長鎖脂肪酸」があります。

この中に2つ重要な油があります。1つめは、**オメガ3脂肪酸**です。これは、炎症をおさえる働きだけではなく、細胞膜の材料にもなるので、細胞の動きを活性化する効果もあります。あまに油やえごま油がこれにあたります。

2つめが、**中鎖脂肪酸**です。これは、抗菌作用があるだけではなく、すぐに代謝されてエネルギーとなることに加え、「ケトン体」という物質になり、「ブドウ糖」に代わる脳のエネルギー源にもなります。MCTオイルやココナッツオイルがこれにあたります。

逆に気をつけたい油もあります。オメガ6脂肪酸はからだに必要な脂肪酸ですが、過剰に摂取すると炎症を起こしてしまうため、バランスが大切です。また、油は体内の油の多い箇所にたまりやすい傾向があります。からだの中でも脳には油が多いため、トランス脂肪酸は脳に蓄積しやすく、炎症を起こしてしまいます。からだに必要な油ではないので、取らないようにしましょう。

②炎症をおさえ、抗菌作用があり、解毒をうながす「抗炎症食品」

さらに、心を乱す炎症をおさえ、排泄を促す働きをもつ代表的な食材を紹介します。それは、肝臓の解毒を助け、ストレスに強くし、抗菌作用を発揮する働きも持っている、ハーブ・スパイス・香味野菜です。

じつはこれらは、組み合わせ次第で漢方薬となります。たとえば、シナモン、ショウガ、クローブ、フェンネル、シソ、カルダモンなどは、漢方薬の材料としてよく使われるものです。

③腸の環境を整える善玉菌を増殖させるための「整腸食品」

次に、善玉菌のエサとなる「整腸食品」です。

善玉菌は、腸を整える重要な役割を果たしているのですが、そのエサとなるのは**「発酵食品」**、**「オリゴ糖」「食物繊維」**です。

善玉菌がこれらのエサを食べることで、腸内で「ビフィズス菌」や「乳酸菌」などの良質な菌が増殖し、悪玉菌を減らします。これにより、炎症を起こすリスクを減少させてくれます。

いかがでしたか？　毎月、毎週の気候に合わせて、これらの食材を分担してとっていく食薬プログラムをお伝えしていきます。

心を乱す炎症を起こしやすい食材は、次のページの表を参考にしてみてくださいね。

心を乱す炎症を起こす食べもの

おもに 糖　質 （小麦粉含む） でできているもの	チョコレート　ラップサンド　サンドイッチ ケーキ　練り物　パン　ラーメン　ピザ シリアル　粉物　焼き菓子　カレールー シチューのルー　うどん　パスタ　加糖ヨーグルト 砂糖がついたドライフルーツ　グラノーラ 栄養補助クッキー　おせんべい　おまんじゅう パンケーキ　インスタントスープ
飲みもの	冷たい飲みもの（スムージーも）全般 コーヒー　アルコール　牛乳 栄養ドリンク　市販の野菜ジュース スポーツドリンク
オメガ6系脂肪酸、 トランス脂肪酸 などの油を 含む食べもの	マーガリン　ショートニング　ファストブレッド スナック菓子　ハンバーガー　フライドポテト からあげ　アイスクリーム　サラダ油　紅花油　コーン油 冷凍食品　カップラーメン レトルト食品

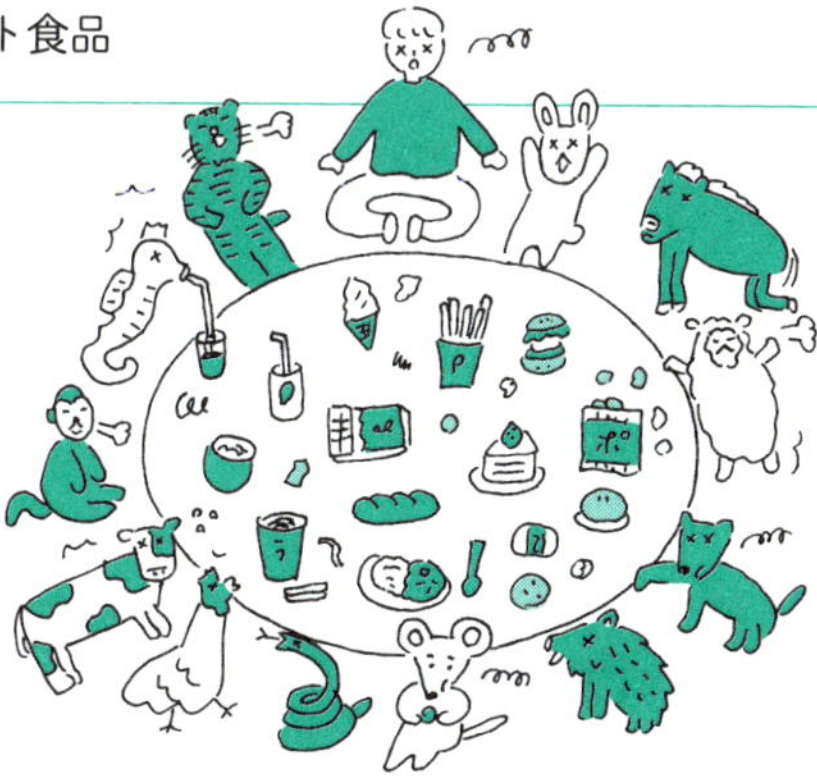

毎日の心の健康の基本、調味料の「選び方」と「食べ方」

調味料を選ぶときに、「毎日使うものだから、安価なものにしよう」と考える人がほとんどではないでしょうか。

しかし、調味料には、心によい栄養素がたっぷり含まれています。毎日無意識にからだにとり入れるものだからこそ、意識して選ぶようにしましょう。

本来調味料は、発酵させてつくるものが多く、腸内環境を整えるのに役立ちます。

しかし、発酵段階を省略し、味を調整してつくっているものには、よい影響は期待できず、ブドウ糖や化学調味料など、からだに負担を与えるものが含まれていることがあります。

また、甘味料や塩からは、本来心の栄養となるミネラルやビタミンB群などをとることができるはずなのですが、自然な製品ではなく、人為的に精製したり合成したりしてつくっているものを選ぶと、それらの栄養素の摂取はできないものと考えてください。

このように、本来心やからだによい効果を与えることができたはずが、選び方を間違えることによって、むしろ悪い影響を受けてしまうことがあります。

意外と気がつかずに、「醤油風」や「みりん風」などの「〇〇風調味料」を使っていることも多いもの。残念ながら、これらも人為的につくり出しているものになります。

ふだんの調味料を気をつけて選ぶだけで、自然と心のための栄養をとることができます。「便利なサプリ」だと思って、毎日の調味料を選ぶようにしましょう。

◆醤油を選ぶポイント

醤油は、大豆、小麦、塩を発酵させてつくられています。原材料として、これら以外の余分なものの表記がないものが安心です。カラメル色素、脱脂加工大豆、外国産の大豆、アミノ酸、甘味料などが原材料欄に記載されていないものを選びましょう。

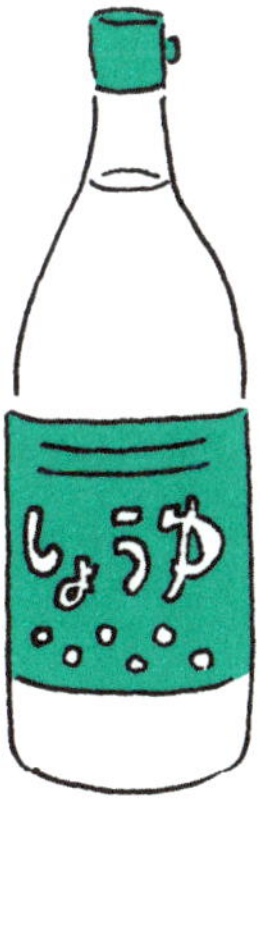

◆みりんを選ぶポイント

「本みりん」は、もち米、米麹、本格焼酎を熟成させてつくられています。アルコールを14％程度含み、食材の臭みなどをとったり、煮崩れの防止になります。アルコール1％程度と極端に少ないものでないこと、ブドウ糖、みずあめ、香料、アミノ酸、色素などの表示がないものを選びましょう。

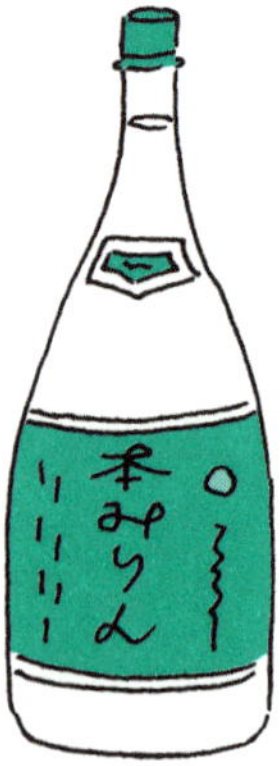

◆塩を選ぶポイント

「精製塩」ではなく、「天然塩」を選ぶようにしましょう。精製塩は、化学的につくられた「塩化ナトリウム」という塩辛い化学物質です。

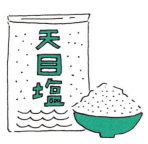

◆砂糖を選ぶポイント

オリゴ糖やミネラルをとることができる、あまり加工されていない「黒砂糖」や「きび砂糖」などが理想です。三温糖は、茶色いため、白い砂糖よりもからだによさそうに見えますが、茶色い色は加熱したことでカラメル色になっているだけ。白い砂糖と同様に血糖値を上昇させてしまいます。

◆味噌を選ぶポイント

味噌は、大豆、米または麦、天然塩を使い、麹菌で発酵させてつくられます。「天然醸造」と表示があり、大豆、米、麦、塩、麹以外の表示がないものが安心です。成分にアルコール（酒糖）の表示があるものは、よい発酵を止めてしまっています。大豆は、遺伝子組み換えではないものを選びましょう。

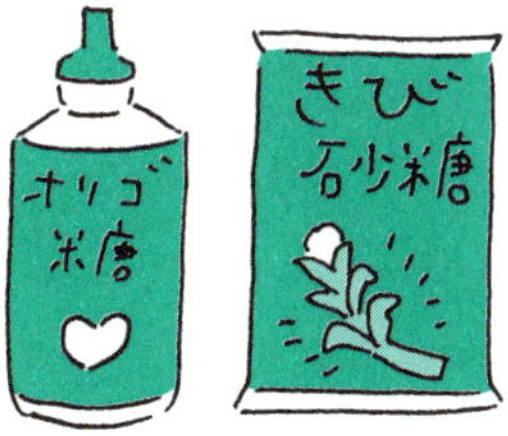

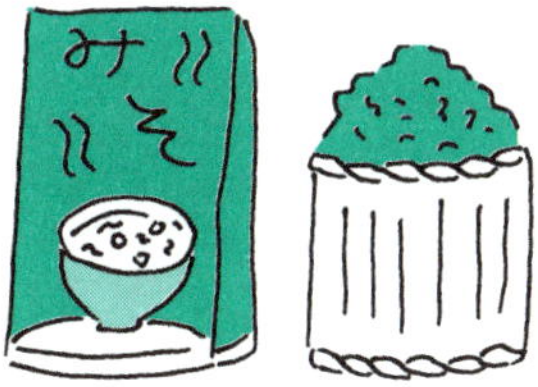

◆お酢を選ぶポイント

「醸造酢」を選びましょう。酢は、分類すると醸造酢と合成酢があります。醸造酢は発酵によってつくられ、合成酢は合成した酢酸を水で薄め、甘味料や食塩、化学調味料などで味つけしたものを指します。

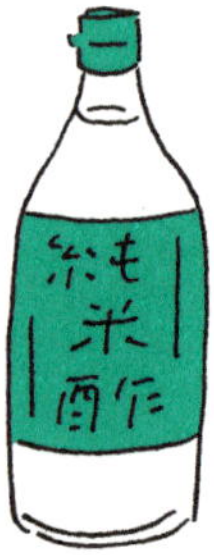

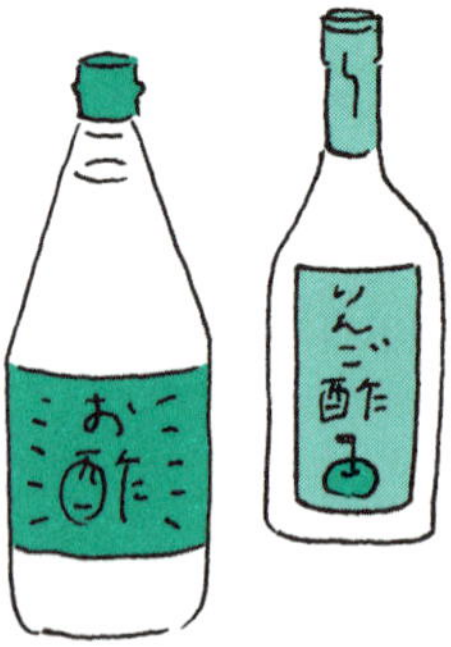

◆油を選ぶポイント

加熱料理には「米油」「エキストラバージンオリーブオイル」「ココナッツオイル」などが向いています。

加熱しない料理には、「あまに油」「えごま油」などがあると便利です。

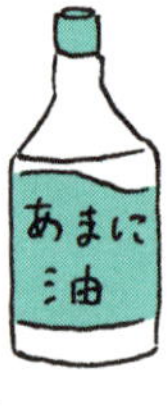

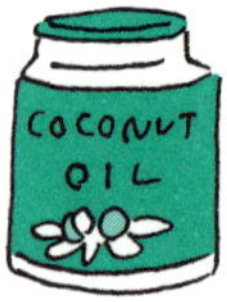

基本的な調味料を、天然の成分が生きているものでそろえられると、ポン酢やドレッシング、麺つゆなどといった人為的に味を生み出しているものを買う必要がなくなります。これらの天然の調味料を混ぜ合わせることで、じつはドレッシングなどは簡単につくることができるからです。

自分で調味料をつくる楽しさと安心感については、くわしくは、P217の11月の章でお伝えしましょう。

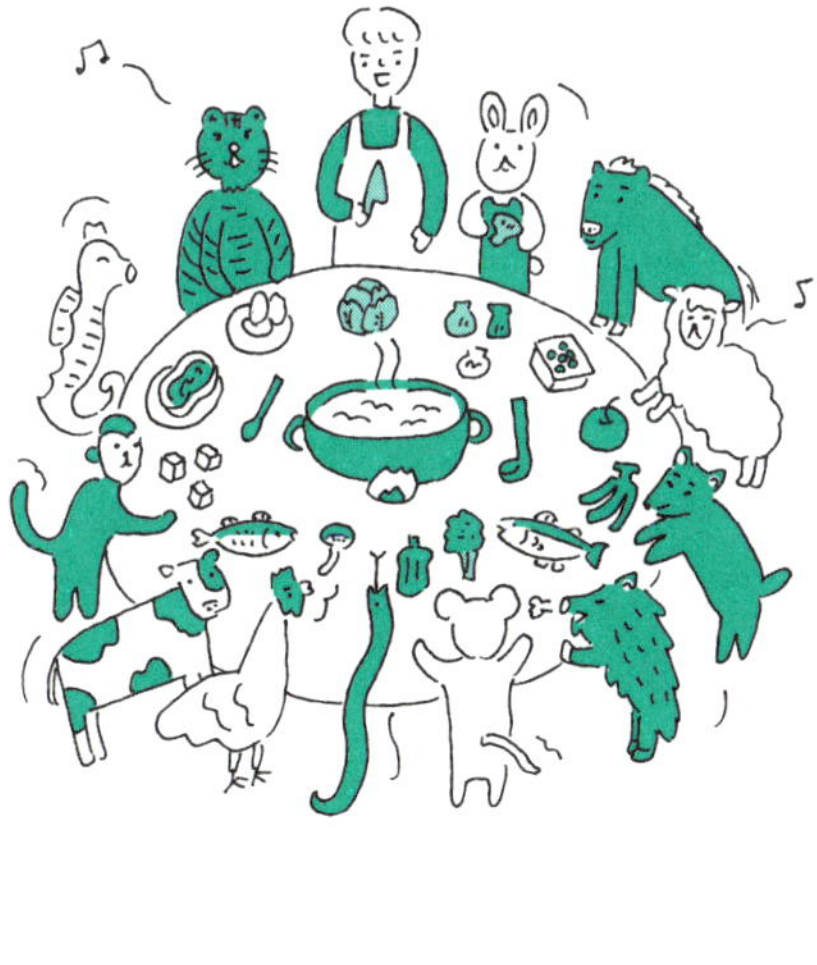

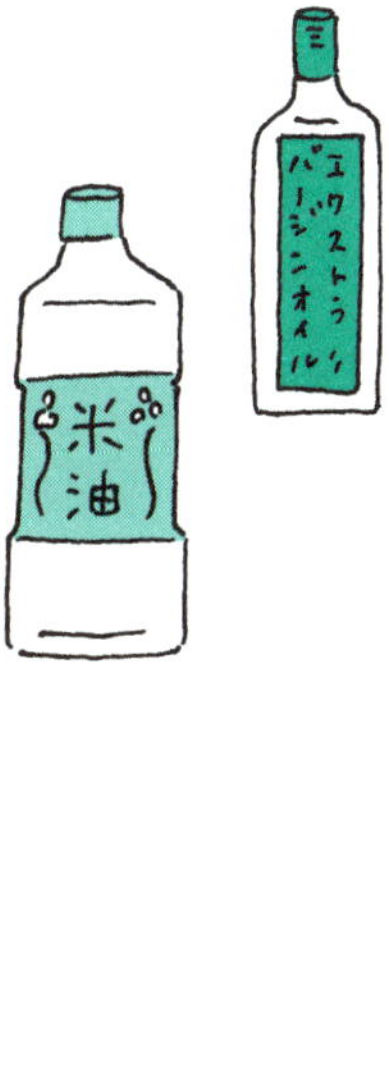

毎日の「食べ方」を気をつけよう！

1
姿勢を正す。猫背にならないようにする、肘をついたりしない

消化器官が圧迫されてしまいます。

2
食べものを味わって食べる

ながら食いは量や味が把握しづらく、満足感が得られにくくなります。

3
「1回1動作」でゆっくり食べる

食事は最低でも20分以上かけて食べましょう。

4
食べる順番も大事！薄味のものから食べる

薄味のものから食べることで、食べものの味がわかりやすくなり、無駄に濃い味にする必要がなくなります。糖質はできる限り最後にとるようにしましょう。

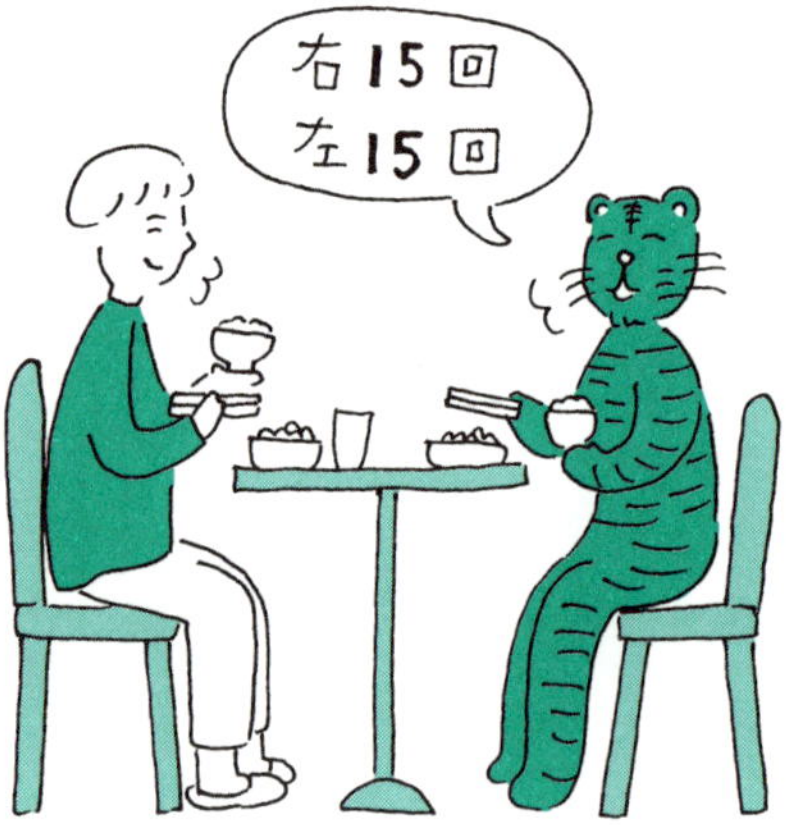

5
1口食べたら右側のアゴで15回、左側のアゴで15回噛む

口も消化器系の一部。胃腸に負担がかからないように、よく噛んで食べましょう。さらに、片方のアゴで噛む癖のある人が多いのですが、そうすると、片側の筋肉が緊張する一方で反対側の筋肉は伸びるため、顔が歪み、肩こり・首こり・頭痛の原因となることもあります。

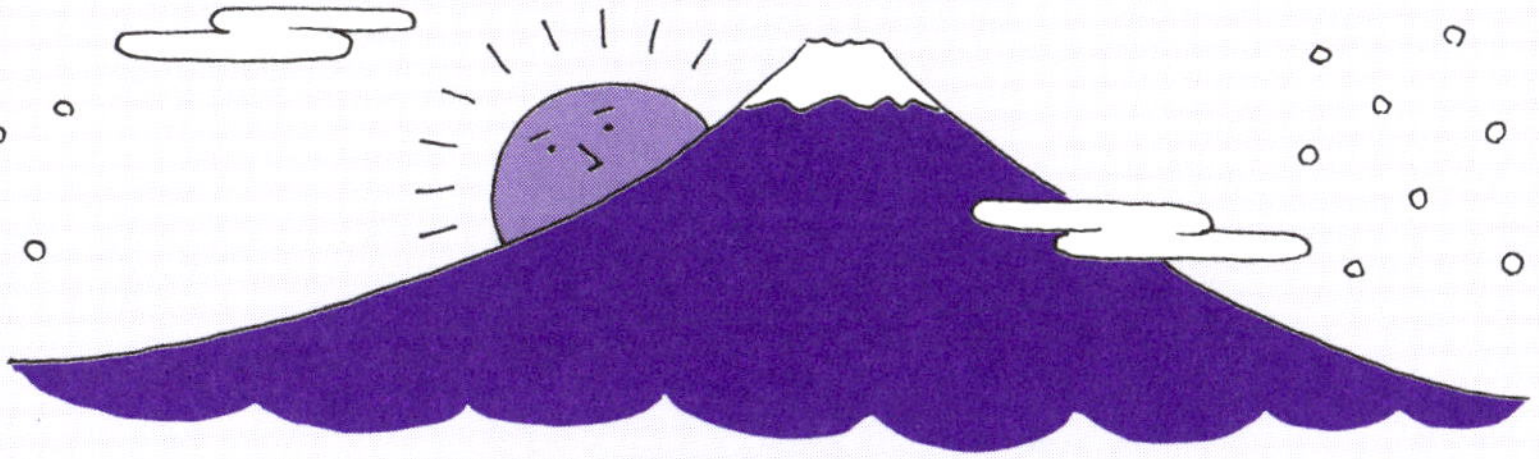

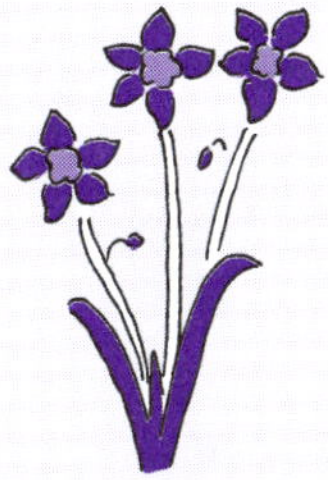

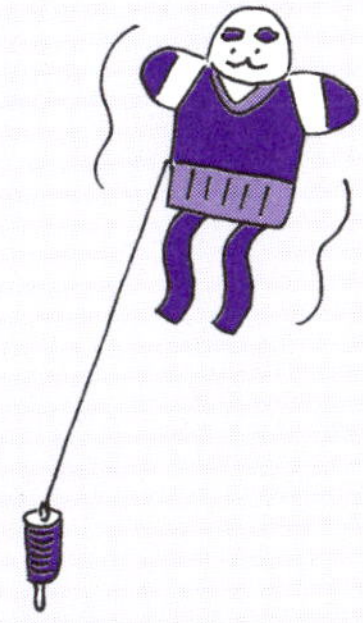

1

月

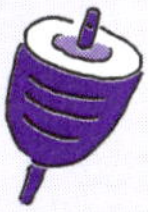

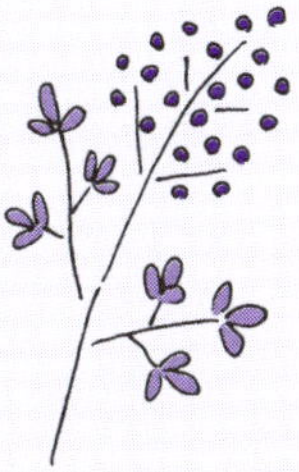

冬

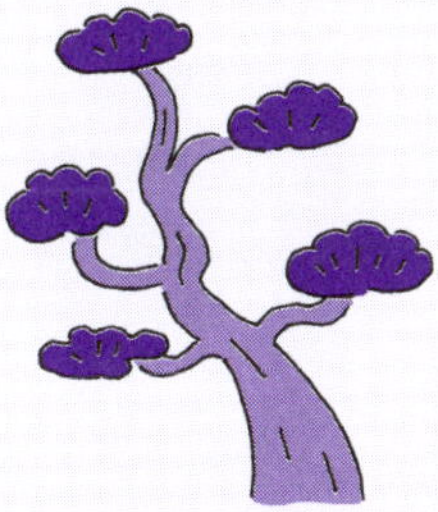

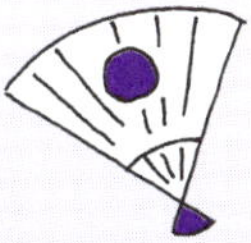

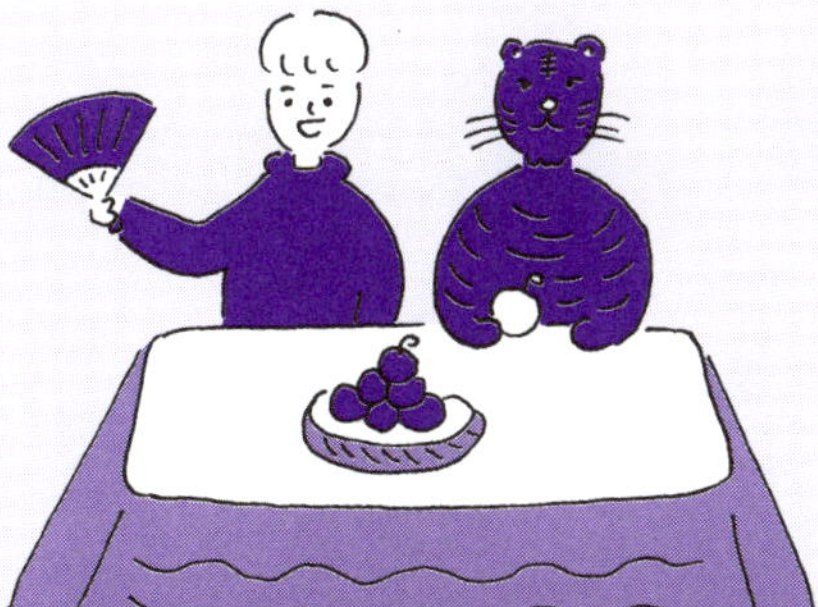

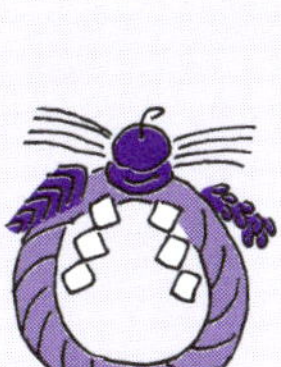

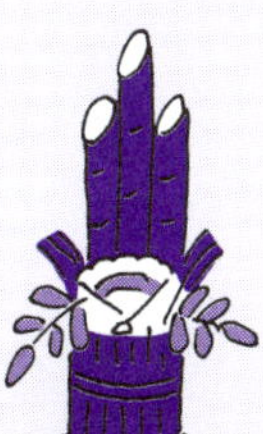

1月は、光をあびて心のスイッチオン

太陽の光による恩恵が少なくなることで足りなくなってしまう心のための栄養を、とり入れる月

新しい1年の始まり。でも、その明るいムードに反して、なぜか周りと壁をつくってしまったり、いつのまにか会話が減ったりするなど、心はどんどん暗くなりがちです。

それは、光がつくりだしてくれる心に必須の栄養、「ビタミンD」と「セロトニン」が不足しているからかもしれません。

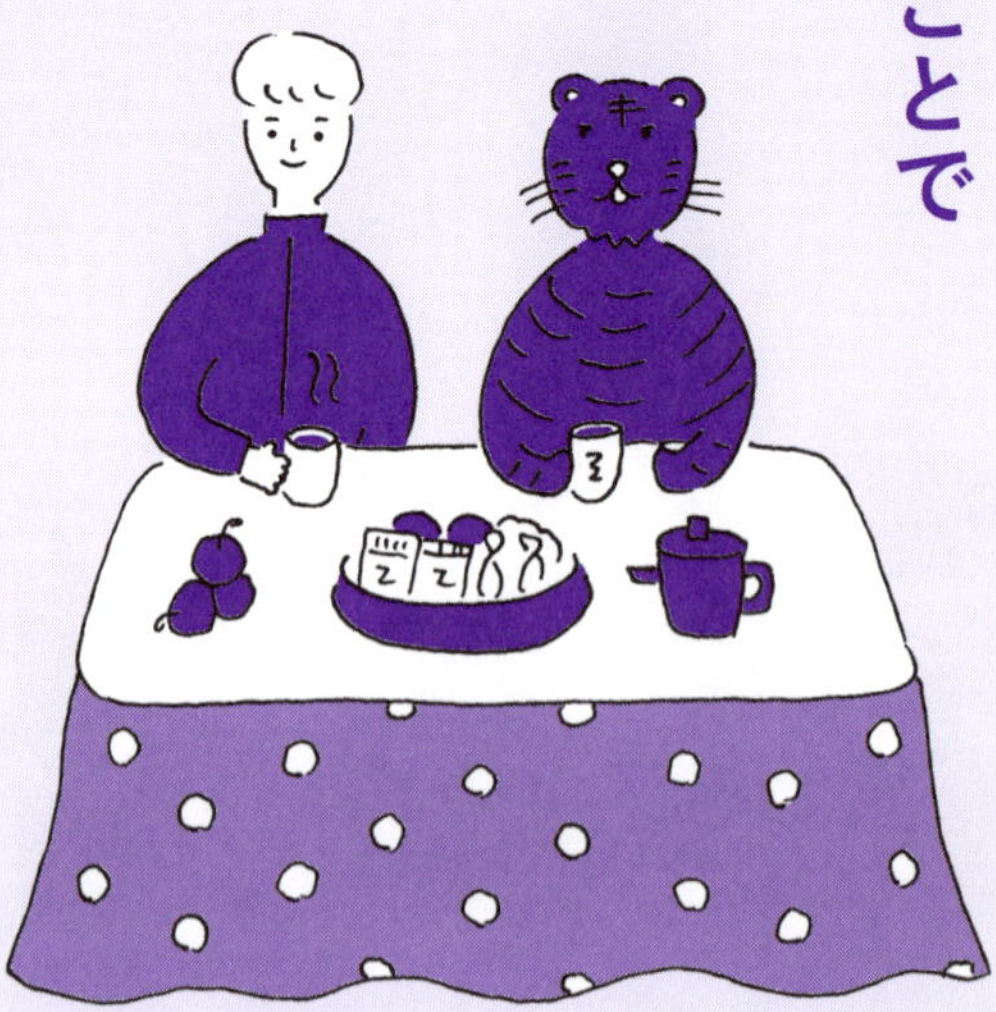

太陽の光と心の栄養不足で心もからだも「冬眠」へまっしぐら！

お正月、新年会などの新年の晴れがましい雰囲気とは裏腹に、「なんだか憂うつ」「会社に行くのがイヤでたまらない……」などと感じることはないでしょうか。もちろん、お休み明けだから、ということもありますが、じつは漢方では、**1月のこの季節は、「腎《じん》」が弱るため、その特徴として自然と恐怖を感じやすくなったり、驚きやすくなったりする時期**とされています。

ちなみに「腎」とは、からだの腎臓と副腎を合わせた部分のこと。そして**副腎とは、腎臓のすぐ上にある臓器で、さまざまなホルモンを分泌しています。**副腎は、副腎皮質と副腎髄質の2つに分類することができます。副腎皮質は、ストレスに対抗して、糖利用の調節をしたりするコルチゾール、性ホルモン、水分や血圧の調整をするアルドステロンなどのホルモンを分泌します。副腎髄質は、アドレナリン、ノルアドレナリン、ドーパミンなどの、生命維持にも、心にも必要なホルモンを分泌しています。

ところで、今年の初日の出は、見れましたか？　じつは、お正月だけではなく、毎朝太陽を眺めることは、心にとってプラスになります。

太陽の光が影響するホルモンとして代表的なものが、腸でつくられるセロトニンと副腎から分泌されるコルチゾールです。これらは、心にとって欠かせないホルモンです。（P34）

通常、太陽の光をあびるとセロトニンが分泌され、それが夜になると、質のよい眠りのために重要とされるメラトニンに変化し、眠りにつきやすい状態になります。それとは別に、コルチゾールは、朝起きたときに分泌が増えて、夜になると減少していきます。

このように、太陽の光は、睡眠にかかわるホルモン分泌に大きな影響を及ぼすため、冬に日照時間が短くなることで、**これらのホルモンやビタミンDの量が減ると、寝つきが悪くなったり、深夜に目が覚めてしまったりと、睡眠の質が低くなっていきます。**

年末年始の不規則な生活で夜更かししていたり、昼まで寝ていたりする人は、太陽の光をあびることができず、さらにダメージを受けやすくなってしまいます。

また、「季節性感情障害」といって、冬になると「うつ」を感じる症状があります。この原因のひとつとして、ビタミンD欠乏が関係しています。ビタミンDは、脳内の神経伝達物質の働きを改善したり、脳の保護作用もあるからです。

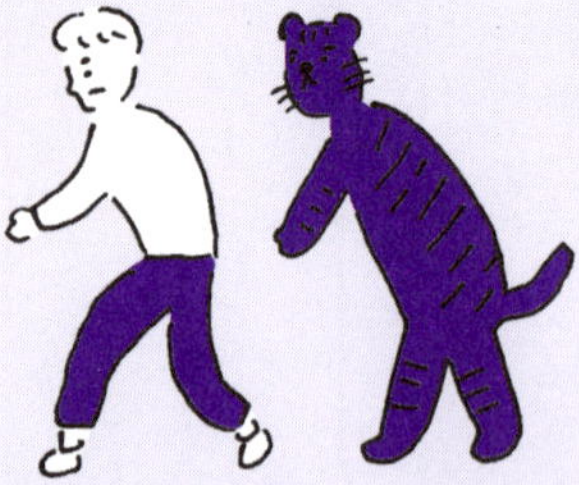

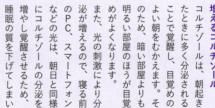

◆光の刺激で分泌が増えるコルチゾール

コルチゾールは、朝起きたときに多く分泌されることで覚醒し、目覚めのよい朝をむかえます。そのため、暗い部屋よりも明るい部屋のほうが目覚めがよくなります。

また、光の刺激により分泌が増えるので、寝る前のPC、スマートフォンなどの光は、朝日と同様にコルチゾールの分泌を増やし覚醒させるため、睡眠の質を下げてしまいます。

「朝は明るく、夜は暗い」という当たり前の環境を整えましょう。

ためずにどんどんデトックスを促す「腸活」が大切

さらに、1月を含む冬の時期を、漢方では「閉蔵《へいぞう》」といい、自分の殻に閉じこもり、内向的になりがちとされています。あまり人と会いたくなくなることも多く、さきほどのような気持ちになることは、ごく自然なことです。

さらに「閉蔵」のもうひとつの特徴として、エネルギーを蓄える働きがあります。**それは、よいものも悪いものも蓄えるということ。**

お休み中に暴飲暴食や偏食をしていた人は、悪いものを多く蓄えてしまい、その結果として、腸をはじめ、さまざまな場所に炎症を起こしやすくなります。コルチゾールはからだの中の炎症をおさえる働きもあるホルモンですから、生活が乱れていた人は、コルチゾールが出過ぎることにより、「うつ」のような症状を引き起こすということも、忘れないようにしましょう。

このような背景もあり、昔の人は心とからだのために、1月7日には「腎」や胃腸にやさしい栄養素がふんだんに入った「春の若菜」を用いて七草粥を食べ、乗り越えていました。その基本的な考えは今も変わりません。**1月は野菜やキノコなどの食物繊維はもちろん、腸管粘膜を強くするために必要なビタミンD（シイタケ、キクラゲ、たまご、サバ、イワシ等）を意識して食べるようにしましょう。**

◆干しシイタケのススメ

干しシイタケの味噌汁は、戻し汁を入れれば、出汁いらず！　切り干し大根かタマネギを具材にすると、味に深みも出て、腸内環境にもやさしい一品になります。

1月の
＋レスキュー

「葛《くず》」の力で消化の働きを整えて からだにリズムをつける

朝日をあびながら白湯《さゆ》に葛粉を入れて飲んでみましょう。朝に温かい飲みものを胃腸に入れることで、胃腸が動き、からだの中から目を覚ますことができるので、体内時計が整います。さらに、**葛粉は、年末年始で負担のかかった働き過ぎの胃腸を助けてくれます。**ショウガや塩昆布などで味を整えると、バリエーションを出すこともでき、寒さや食べ過ぎ、飲み過ぎなどによるダメージをやわらげることにもつながります。

1月の
からだ知識

ダルくて、ゴロゴロ寝る日も、起きる時間だけは固定する

1月は、お正月休み明けで仕事に行くのが不安になったり、会う人に気をつかいすぎてストレスのかかる月。できるだけ引きこもりたいときにも、一つだけ守って欲しいのが、起きる時間を固定すること。**人のからだは、目を覚まして、光をからだが感じ取ってから約15時間後に眠くなるようになっています。**そのため、寝る時間よりも**起きる時間を固定するほうが、睡眠のリズムを壊しにくい**のです。だらだらと過ごしたいときも、3時間以上起きる時間をずらさないようにしましょう。

◆葛粉
葛の根は葛根湯にも使われていることで有名です。胃腸の働きを助け、整腸作用が期待できます。でも、一口に「葛粉」と言っても葛粉以外の甘藷澱粉、馬鈴薯澱粉などのデンプンが入っていることも多々あります。本葛粉１００％の商品を選ぶようにしましょう。

◆ショウガ
ショウガは、漢方でもさまざまな処方に使われています。風邪予防、消化不良、二日酔いなどにも役立ちます。

◆塩昆布
昆布には、水溶性の食物繊維が含まれているので、腸内環境を整えたり、アルギン酸やフコイダンが含まれることで、胃や腸の粘膜を保護してくれます。

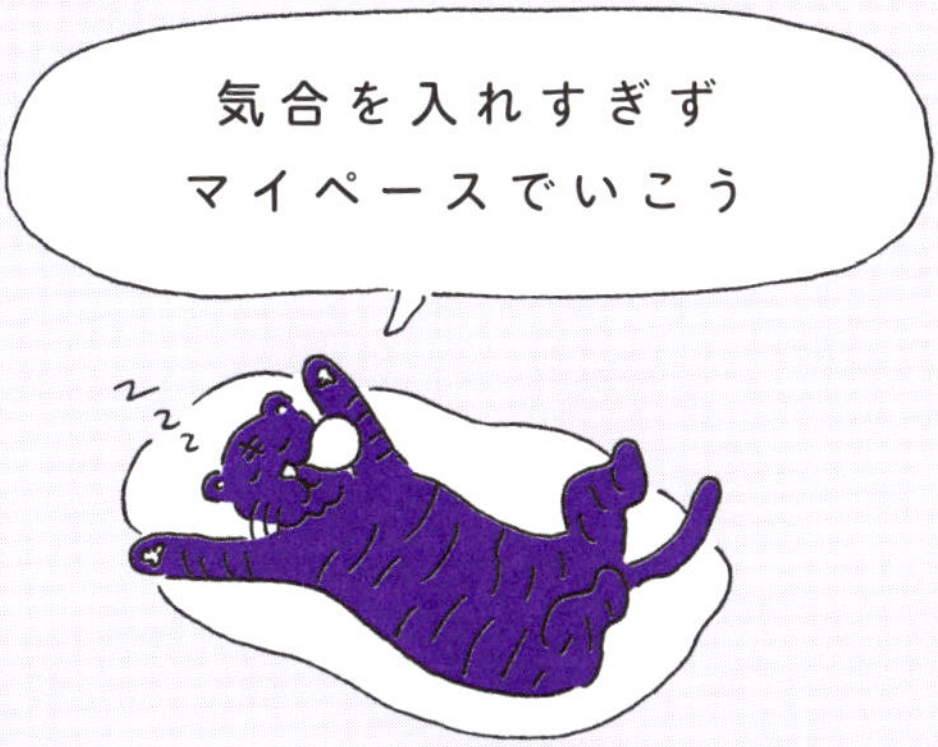

1年の始まりは、清々しく、街並みも明るい雰囲気に包まれます。ただ、「今年こそ目標達成に向けて一直線！頑張るぞ！」と気合を入れ、新年早々元気よく突き進むことのできる人は、ごくわずかなのではないでしょうか。雰囲気的に気持ちは先走りますが、自然とともに生きる私たちは、新年早々アドレナリン全開で過ごすことは、少し難しいものです。

冬眠からゆっくり目を覚まして、太陽が明るく暖かい季節がきたときに、思う存分自分の力を発揮できるよう、今から備えておきましょうね。

◆日光浴は1日どれくらいがベスト？

日光浴は多すぎても短すぎても問題です。日本の中でも地域差が大きい日照時間ですが、日光浴の時間には目安があります。WHOでは、顔と両手・両腕に、1週間に2、3回、夏は約5～15分。環境省では、両手の甲くらいの面積が15分間日光に当たる程度、または日陰で30分くらい過ごす程度。つまり、季節で変わりますが、1日10分～30分程度の日光浴が必要になります。

太陽の力を借りて、意欲的に1年をスタート！

太陽の力×キノコ×セロトニンの原料＝「しあわせな明日」

新しい年が始まりました。お正月休みはのんびりと過ごすという人は多いでしょう。そこで気になるのが、夜更かしと朝寝坊です。そしてゴロゴロと過ごすこと。ただでさえ日照時間が短いのに、朝ゴロゴロしていると、太陽に当たる時間が短くなり、年明け早々に体内時計が狂ってしまいます。ちょっとでも新年から心を入れ替えたいという人は、**早起きして、毎朝太陽を眺めることが、何よりの特効薬**です。そうすることで、心を健康にするホルモンであるセロトニンやコルチゾールの分泌を整えることができます。

漢方では、1年を社交的な「陽」と内向的な「陰」の2つに分けることができますが、日照時間の短いこの時期は「陰」にあたります。そのため、心は内向的になり、考え方が暗くなり、人とかかわることにストレスを感じやすくなります。

そんな1月1週目の食薬プログラムでは、今年こそ新しい自分になるために、太陽の光をあびる時間が少なくなることで減ってしまう「セロトニンの原料」と「ビタミンD」を食べる習慣をとり入れます。

腰にカイロを貼ろう

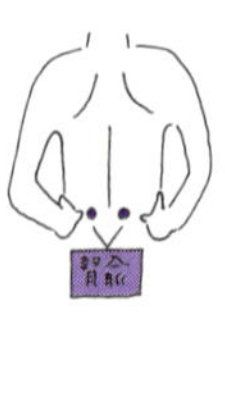

腰には、「腎兪《じんゆ》」という冬に弱る「腎」の働きを助けるツボがあります。腎兪は、尾てい骨から腰骨にかけての脂肪が少なく、熱伝導がよい部分にあるので、ここにカイロを貼ることで、効率よくからだが温まります。とくにおなかが冷えているときには、悪玉菌が増えて善玉菌が減りやすくなるため、からだからおなかを温めることは腸内環境を整えるのにも役立ちます。

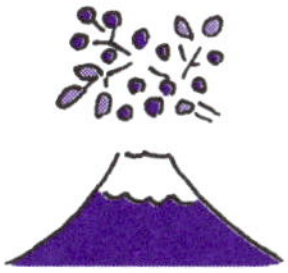

第1週目 1/1→1/7

◆今週食べるとよい食材◆

キノコ類

キノコ類は、太陽の光でつくられるビタミンDが豊富に含まれます。それだけでなく、ビタミンB群、食物繊維も非常に豊富です。シメジ、マイタケ、エリンギ、シイタケなどのさまざまなキノコを食べましょう。

また、**生のものよりも干しシイタケのほうが栄養価が高く、旨味も凝縮され、日持ちもする**ので、使い勝手もよいです。ビタミンDは脂溶性のビタミンなので、炒め物など、油と一緒にとると吸収がよくなります。

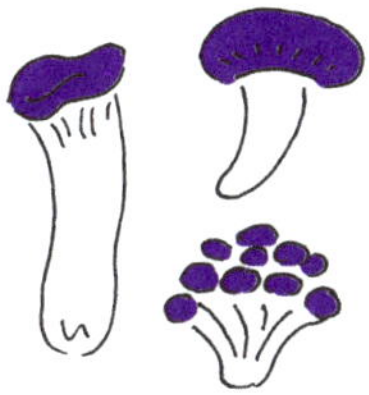

◆合わせて食べるとよい食材◆

たまご

たまごは、**太陽の光が影響するセロトニンの原料トリプトファンをたくさん含みます。**そのほか、ビタミンC以外の心に必要な栄養素もそろっています。「好きなキノコとたまごを合わせたスープ」「キノコとたまごのオムレツ」など、朝食を充実させられる楽しくて手軽なメニューはたくさんありますよ。

そのほか、「卵黄の味噌漬け」はあらかじめたくさん仕込んでおけるので便利です。卵黄を、味噌の中に2、3日漬けておくと、おつまみやごはんのお供になります。残った卵白は、お味噌汁に入れるなどして使いましょう。

つづけるポイント

キノコ類は、冷凍保存が便利です。冷凍保存することで、長持ちするだけではなく、細胞壁が壊れることにより、栄養の吸収と旨味がアップします。キノコたっぷりの食薬習慣は、できそうであれば、引きつづき来週以降もつづけてみてください。

真冬の低気圧と寒さによる「心の疲弊」を撃退！

キクラゲ×補腎食×太陽の光＝「めげない心」

晴れの日がつづいたかと思うと、成人の日のあたりは、雪が降ることが多いものです。これは「南岸低気圧」の影響によることが多く、冷たい雲に地表が覆われて、どんどん外気が冷え込み、気圧も低下していきます。

気圧の低下は、心の低下。今は、なんでもからだにため込みやすい「閉蔵」の時期ですから、年末年始の暴飲暴食や運動不足により、ほかの季節以上にいろいろなものをため込んでいる状態です。そんなときに訪れる低気圧は、自律神経を乱し、なにかと不安になったり、とつぜん起きたことをうまく受け入れられなくなったりと、心とからだに悪い影響を与えます。

とくに気圧の変動に体調が乱されやすい人は、冷えが加わることで、さらに心も閉鎖的になり、ひとりで勝手にすねてしまったりと、自分で自分をもてあまし、無駄に疲れる……なんてことも。

そんな1月2週目の食薬プログラムは、強い心をつくるために、脳の神経発達物質の働きを改善するビタミンDを摂り、冷えに弱い「腎」の働きをささえる食材をとり入れることです。

余計なことを考えすぎるときはフラクタルなものを見よう

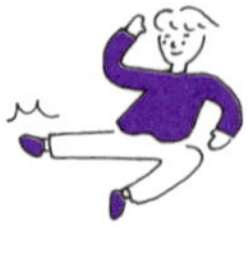

「フラクタル」とは、自然界に存在するもので、複雑な形に見えてもパターン化できるものを表します。たとえばダリアの規則的に並ぶ花びらなど。写真でもよいですが、可能であれば公園などに出かけ、自然の中でフラクタルなものを見つけ、無心で見つめてみましょう。心を落ち着かせる働きがあります。「フラクタル　自然」などで画像検索しても出てきます。

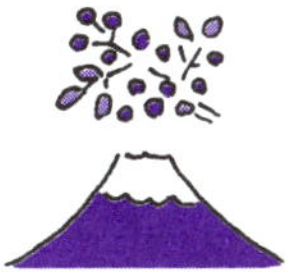

第2週目
1/8→1/14

◆今週食べるとよい食材◆

キクラゲ

キクラゲは、漢方では「血」を補い、かつ「腎」の働きも補うとされています。

また、**ビタミンDの含有量がトップクラス**です。

そのほかにも、鉄、カルシウムなどのミネラル、食物繊維も多く含んでいます。

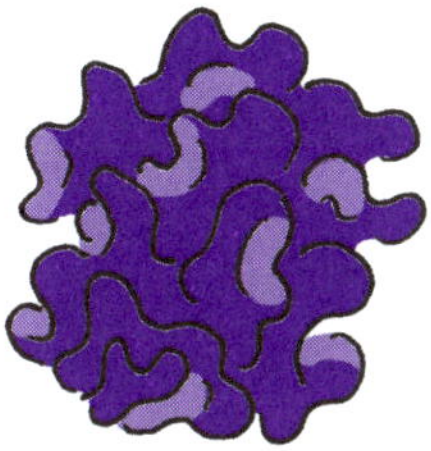

◆合わせて食べるとよい食材◆

エビ

漢方では、エビは、**冬に弱る「腎」の働きをささえ、からだを温めてくれる食材**です。

また、高タンパク質、低脂質であるため、心の栄養を補う働きがあります。さらに、冬にとどこおりがちな血行を改善するビタミンEも含まれています。

たとえば、「キクラゲとエビのたまご炒め」「キクラゲとエビのアヒージョ」などのメニューがおすすめです。

つづけるポイント

キクラゲは、先週の干しシイタケもともに、乾物で買うと日持ちがして、便利です。レシピに悩むときは、お味噌汁を！　いつものお味噌汁にそのまま入れると、水で戻す手間もなく食べられるので、つづけやすくなります。食物繊維とビタミンDが非常に豊富なので、つづけられる人は、これからも意識してとるとよい食材です。今月をきっかけに常備し、気分がふさぎがちだったり、からだが「おもダルい」ときにはとり入れてみましょう。

◆**キクラゲは万能選手**
キクラゲの中でも、「アラゲキクラゲ」には、ビタミンDが最も多く含まれています。

中国では、キクラゲとナツメを一緒に煮込んだスープが、生理痛を始めとした婦人科系不調の養生に使われていました。

たまりつづける「不満」と「不調」をデトックス

小魚×抗炎症食品×太陽の光 ＝心とからだの「解毒」

まだまだ、日照時間の短い寒い冬はつづきます。気圧や温度変化、ときには雪が降ったりなど、冬の気候の変化に翻弄されて、ただ「寒い〜」「冷える！」「調子わるい！」などと心もからだもちぢこまり、対策をとれていない人は……そろそろ体重が増えてくるころかもしれません。

ためこみの「閉蔵」である今の時期は、からだを動かさず、好きなものを食べつづけていると、いつもより余計に「無駄なもの」がたまって、心とからだを重くしていきます。

からだにとっていらないものがたまることを「湿熱《しつねつ》」といいます。実際、その**湿熱が、イライラしたり、不安になったり、不眠になったりといった心のバテ症状として現れてきます。**

そこで、1月3週目の食薬プログラムは、引きつづき冬に必須のビタミンDをとることはもちろん、「湿熱」をとりのぞき、「副腎を強化する食材」をとり入れましょう。

朝日をあびて ラジオ体操

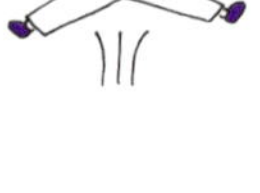

人のからだには、睡眠など生理現象を調節する「体内時計」がありますが、朝日をあびることで体内時計が整いやすくなります。朝日をあびながらラジオ体操、踏み台昇降、スクワットなど、気軽にできる運動にチャレンジしてみましょう。

第3週目
1/15→1/21

◆今週食べるとよい食材◆

シラスなどの小魚

シラスは、カタクチイワシ、マイワシ、イカナゴなどの稚魚の総称です。これらは**まるまる1匹、その内臓や骨などすべての栄養をとることができるので、栄養バランスがよく、冬の落ちこむ心に必要なビタミンDまでとることができます。**そのほか、カルシウム、鉄、亜鉛、マグネシウムなどのミネラル、DHAやEPAなどのオメガ3脂肪酸、ビタミンB群など心の栄養もたくさん！　どの季節の心の不調にもおすすめです。

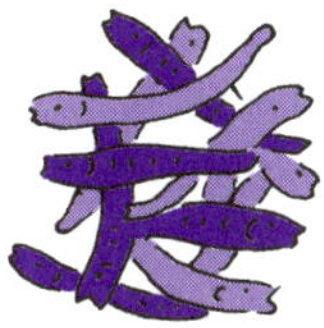

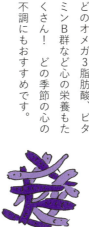

◆合わせて食べるとよい食材◆

シソ

シソは解毒作用があり、お正月にいろいろためこんだ副腎への負担を軽減します。また、この時期多いインフルエンザや風邪の予防にもなります。さらに、精神安定、抗炎症、咳止め、発汗解熱、整腸などの作用があるとして、古くから漢方薬として使われていました。シソの香りは、「ペリルアルデヒド」という成分によるものですが、防腐効果、食中毒予防、腸炎の緩和などの働きがあります。βカロテン、ビタミンC、ビタミンEなどの抗酸化物質、鉄やカルシウム、カリウムなどのミネラルも豊富です。

つづけるポイント

たとえば、温かいお豆腐にシソとシラスをたっぷりのせるメニューはいかがでしょうか。小魚アーモンドやシシャモ、ちりめん山椒など、気をつけて見てみると、小魚を食べやすい商品は意外とたくさんあります。いつものメニューにのせたり、かけたり、間食にしたりするのが、「小魚習慣」を無理なくつづけるポイント。

◆「ちりめんモンスター」を探せ！

ストレスでつまらない、なにを食べても美味しくない。そんなときは、少し多めにちりめんを購入してみましょう。その中に隠れている小さなカニやお魚などを探しながら食べてみると、少しテンションが上がりますよ。

代謝と免疫を上げて
加速するバテ症状をストップ！

イワシ×抗炎症食品×太陽の光
＝「じょうぶな心とからだ」づくり

冷え込みがより厳しく感じられる週です。日本では、とくに今週あたりから2月の頭くらいまでの寒さや冷え込みが、もっとも厳しいといわれています。

P30の1年の表を見ていただくとわかるように、3月の半ば過ぎまでは、日照時間の少ない状態がつづきます。秋口から始まったこの太陽の光の減少により起こる心のバテ症状は、まだ終わりません。

具体的には、心の状態に深くかかわるセロトニンやコルチゾールの分泌の乱れと気圧の変化などにより、**妙にイライラしたり、生理不順、頭痛、耳鳴りなどの症状に悩まされたり、風邪を引いたりなど、心とからだ両方に不調を感じ始めることが増える時期**です。会社や学校などで風邪を引いている人が増えてきたり、なんとなく調子の悪そうな人が増えてくるのも、今の時期です。

そんな1月4週目の食薬プログラムは、引きつづき太陽の恩恵不足からのストレスに対抗するためにビタミンDを補いながら、「スタミナと免疫をつける食材」をとっていきます。それにしても、太陽の恩恵は偉大ですね。

寝る前に
目元を温めよう

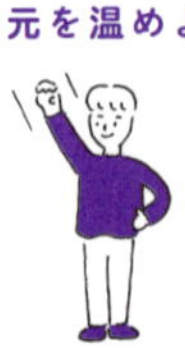

寝る前にハンドタオルを濡らして絞ってから、電子レンジで1分程度温めて、目の上にあて、5分程度横になってみてください。目元が温まることは、眼精疲労や頭痛の症状に効きます。副交感神経も優位になります。さらに、目元が暗くなることで、睡眠へと導くメラトニンの分泌を助けてくれます。

第4週目

1/22→1/28

◆今週食べるとよい食材◆

イワシ

イワシにはビタミンDを始めEPA DHA、タンパク質、ビタミンB群、鉄、カルシウムなどの心の栄養として欲しいものがたっぷり含まれています。ただ、生のイワシをお料理するのが面倒なら、缶詰を。**オイルサーディン缶はマイワシやウルメイワシを塩漬けにしたあと、油で煮込んだもの**です。癖が少なく、そのままでも食べることができます。

アンチョビ缶は、カタクチイワシを油と塩に漬け、熟成、発酵したもので、塩辛く香りに癖があります。調味料として使うのがいいでしょう。

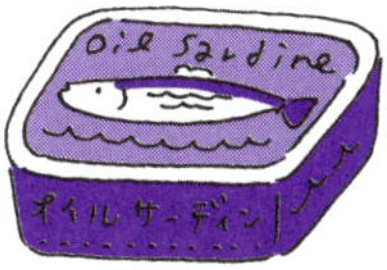

◆合わせて食べるとよい食材◆

ニンニク

ニンニクは、ビタミンB1の吸収を高め、代謝を上げるためのスタミナを補充してくれることで有名です。また、ニンニクに含まれるアリシンには強い殺菌作用があります。そのため、心を乱す炎症をおさえる働きがあります。

ただ、アリシンのとりすぎは、胃に刺激を与え、腸で善玉菌まで攻撃することがあります。**個人差があるので、胃もたれをしたり、おなかが張ったり、下痢をしたりする場合には、量を調整しましょう。**

キャベツやタマネギ、オイルサーディンをニンニクであえて食べると、上向きな心をサポートしてくれますよ。

つづけるポイント

オイルサーディンやアンチョビは、缶詰や真空パックで販売されていて、保存が効くため、忙しい人でも使いやすい食材です。買いおきもできます。漬け込む油に、オリーブオイルを使っているものを選びましょう。

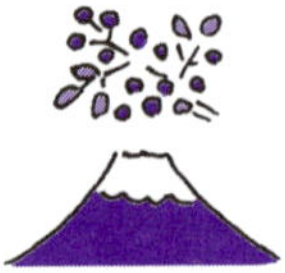

最終週

1/29→1/31

1月の心とからだの振り返り

光をあびて「自然」と「心」の声に耳をかたむけよう

1月は、ストレスに対抗し、心を安定させるホルモンの素となる栄養の補給と、ためこんだいらないもののデトックスを心がけることを大切にしてきました。

1月の最後に、来月も引きつづきとるといい食材についてお伝えしておきます。

◆冬に弱る「腎」にプラス◆エビ・ラム・シナモン・黒豆
◆光にプラス◆キクラゲ・キノコ類・小魚・たまご
◆腸にプラス◆シソ・昆布・キャベツ・ワカメ・山芋

今年の目標と計画をつくり、どんどん自分の意見を発信していこう！　と勇み足を踏みがちな月ですが、「閉蔵」という時期であるからこそ、コツコツと地道に努力と経験を重ねて、力を蓄えていくのに適しています。

自然のペースを見つめ、それに合わせて過ごすと、心に無理をかけずに日々を送ることができるはずです。

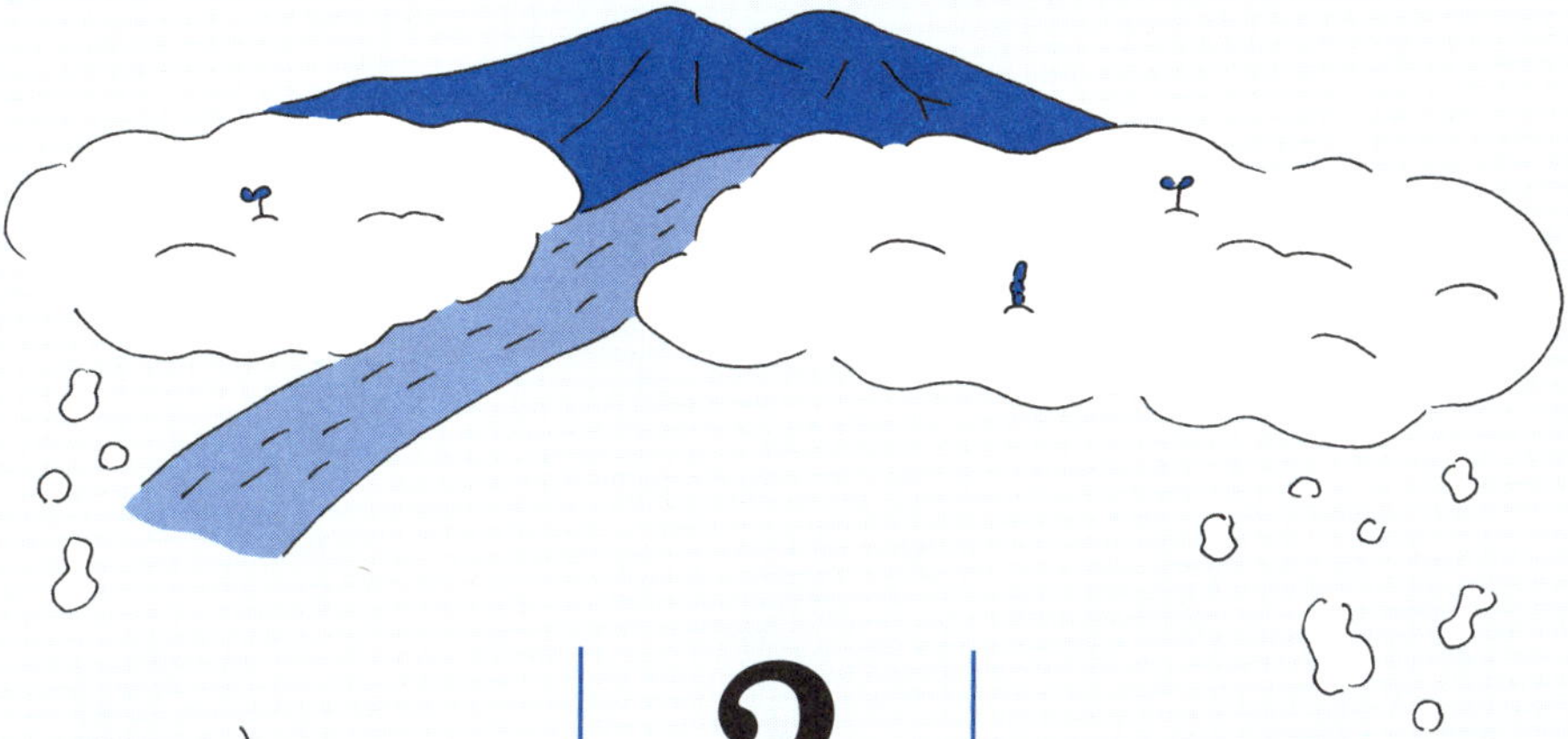

2月

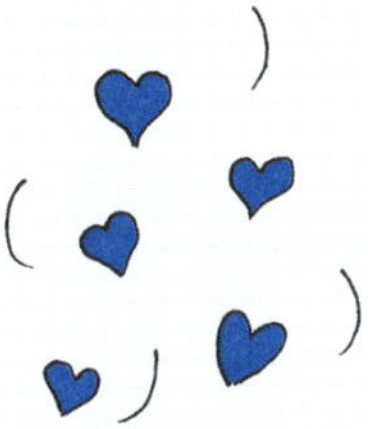

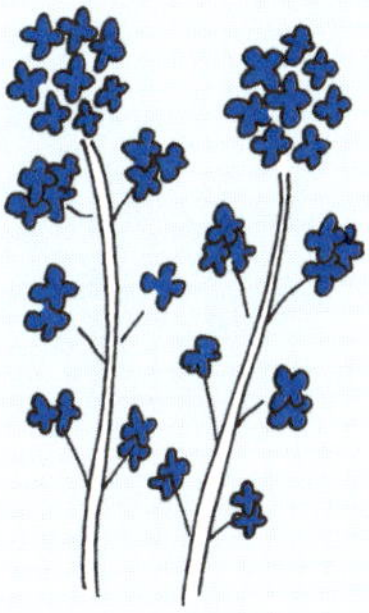

冬

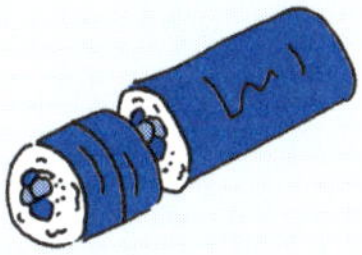

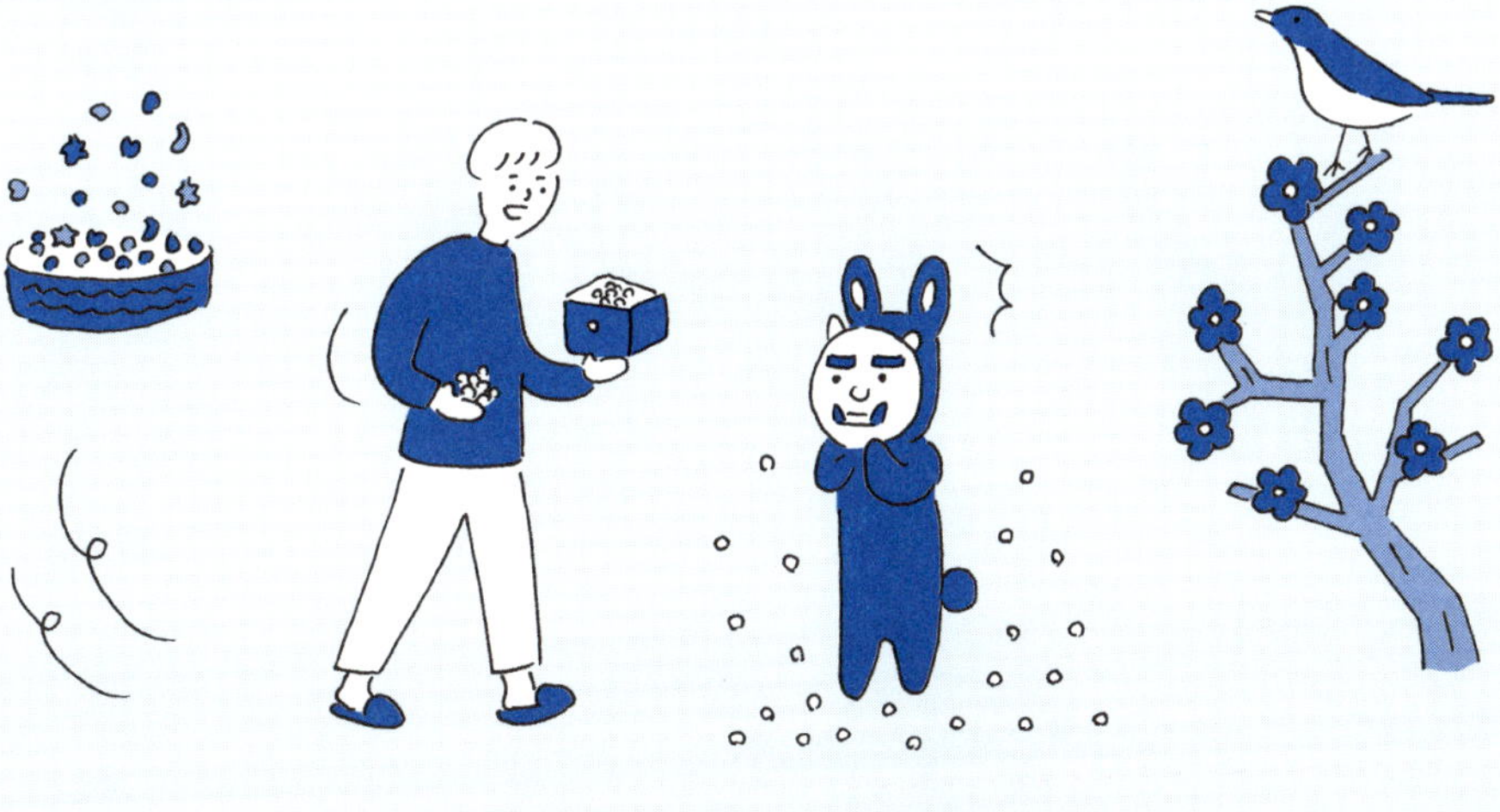

2月は、副腎をいたわり心をしずめる

寒さや血糖値の上昇で、なにかと心を乱されやすい月
「糖質」のとり方に注意して炎症による「心のバテ症状」を鎮火！

立春をむかえ、暦の上では春ですが、からだはまだまだ冬の状態です。
そんな2月は、寒暖差や気圧の変化などによるストレスで、
周りからの視線になぜかビクビクしやすかったり、
やりたいことがあっても、なにもできず、落ち込んだりすることも。
おだやかな心の大敵、血糖値の急上昇に気をつけて、
動じない心の基礎をつくりましょう。

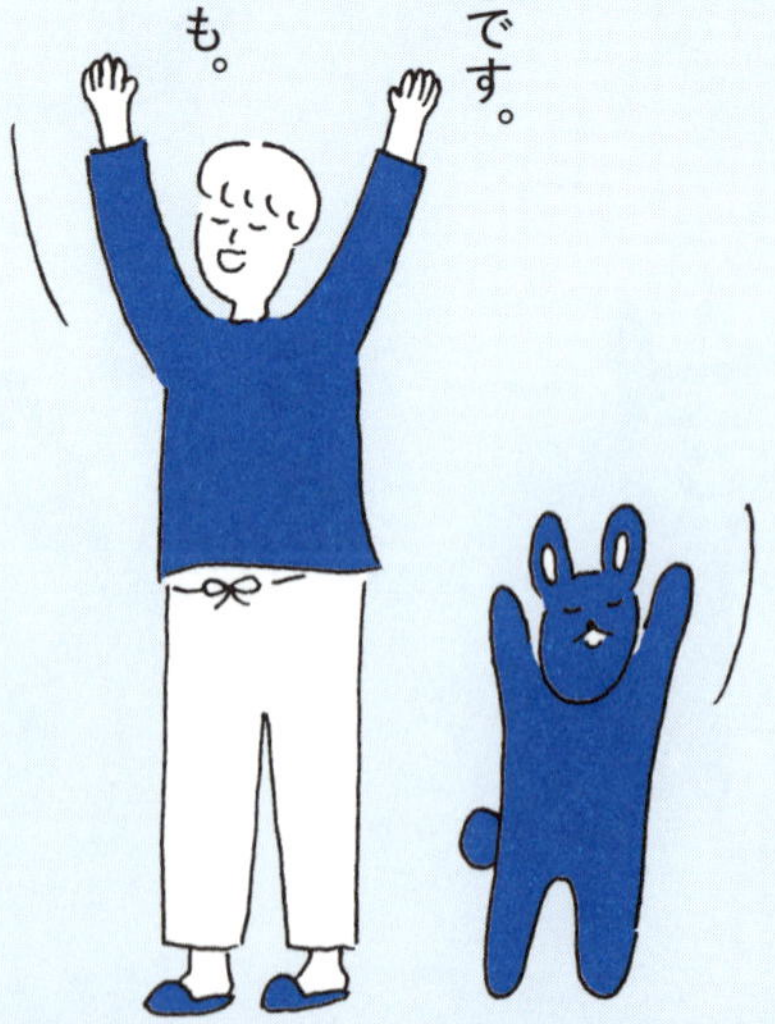

1 気候のストレス×日常のストレスにより「副腎」が疲労困憊

年で一番寒いといわれる時期をむかえていますが、ようやく春へと向かっています。1月につづき、2月も「腎」が弱りがちな季節ですから、その特徴である恐怖や圧迫感、驚きや動揺を感じやすい時期です。これまで知らず知らずのうちに、寝不足や不規則な生活リズムなどで「腎」に負担をかけて過ごしていた人は、今月はさらに敏感になり、小さなことにもビクビクして焦ったり、パニックを起こしやすくなることも。

日光やブルーライトなどの光に影響しやすい副腎から分泌されるホルモン・コルチゾールは、ストレスや体内の炎症などに対処するために分泌されます。**対人関係やメンタルにかかわることだけではなく、寒暖差や気圧の変化なども、「ストレス」としてからだは認識しますから、「寒い！」と凍えてちぢこまっているだけでも、コルチゾールは分泌されていきます。**寒さも、ストレスのひとつなんです。

そして、コルチゾールがたくさん出過ぎることで、副腎はくたびれます。それだけでなくコルチゾールの出過ぎは、血糖値の調整をしているインスリンの分泌にまで悪い影響を与えてしまいます。

甘いものが副腎の疲労を加速させる！
心が病まないためにできること

副腎が疲れると、血糖値の調節がうまくいかず、眠気がひどくなったり、パニック状態になったりと、心が落ち着かなくなります。これも2月の心の悩みの特徴です。

ところで、「インスリン」とはどのような存在か、知っていますか？　もしかしたら、健康診断の血液検査などで、インスリンの値について、チェックがついた人もいるかもしれませんね。

インスリンとは、膵臓から分泌されるホルモンのひとつで、血糖値の上昇をおさえる唯一のホルモンです。食事をして血糖値が上がると、それに反応してインスリンが分泌されます。そしてインスリンは、体内に取り込まれた糖をエネルギーとして利用したり、蓄えたりすることで、血液中の糖の濃度を一定に保とうとします。

このインスリンの分泌には、ビタミンDや亜鉛が関係しています。とくに冬は、太陽の光が少ないことからビタミンDが減りやすいため、**インスリンがうまく分泌されず、血糖値がちょうどいい量に調整されないという問題が起こってしまいます。**そんなたいへんなときなのに、糖質の多すぎる食べものをとると、インスリンが処理しきれず、血糖値が安定しにくい状態となり、心がバテてしまうのです。

またお昼ごはんの後などに、インスリンの分泌がうまくいかないせいで、急に血糖値が下がり、眠気や集中力の低下を感じやすくなることがあります。このとき、血糖値を上げて元の状態に戻すために、またまた登場するのが副腎です。副腎からコルチゾールがたくさん出ることがつづくと、副腎はくたびれて、焦りや不安感、イライラなどといった「うつ」のような症状を引き起こし、「自分はうつ病なの？」と勘違いしてしまうこともあります。（P36）

そこで、2月は、血糖値が急激に上がりそうな甘いものを控えましょう。

仮に食べたとしても、**血糖値の急上昇を防ぐような食材**を合わせてあげるといいですね。

また、**インスリンの分泌の調整に役立つビタミンDや亜鉛**も、一緒に食べるようにすると、さらに気持ちを落ち着かせて過ごすことができます。


1月からおなじみのビタミンDは、シイタケ、キクラゲ、たまご、サバ、イワシなどから。亜鉛は、牡蠣、落花生、切り干し大根、スルメ、たまご、牛肉などからとりましょう。

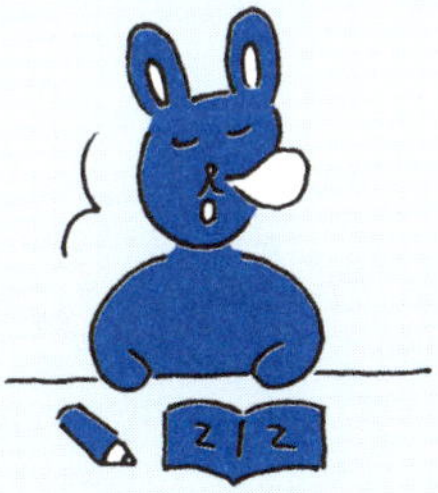

2月の＋レスキュー

お菓子をフルーツに替える

血糖値コントロールで一番はじめに気をつけることは、お菓子を控えることです。とはいえ、甘いものを一気にカットするのはとてもつらいので、お菓子の代わりに、**血糖値の急上昇を起こしにくい、心を乱さないフルーツ**を食べましょう。一年中手に入りやすいものとしては、オレンジ、グレープフルーツ、レモン、キウイ、リンゴなどがあります。

2月のからだ知識

「浮き指」の人は注意！

「浮き指」という言葉が初耳という方は多いかもしれません。浮き指とは、足の指が床についていない、もしくはほとんど体重がかかっていない状態のこと。つまり、足の指を使わずに生活していますから、重心が後ろに偏り、バランスをとろうとするために、膝、腰、肩、首などに負担がかかります。

そしてこれは**「腎」が弱っているときの特徴**なので、浮き指対策をしていきましょう。足の指を1本ずつ手で左右共に10回ずつ、全部の指を回していきます。ふだんから足の指を使おうと意識して歩くことも大切です。

◆「浮き指」って？
極端に例えると、逆立ちをしたときに手の指を使っていないような状態。バランスをとるために、さまざまな関節に負担がかかっていることが、想像できますよね。

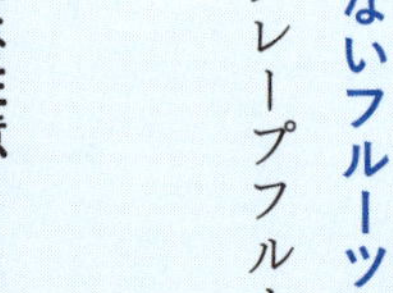

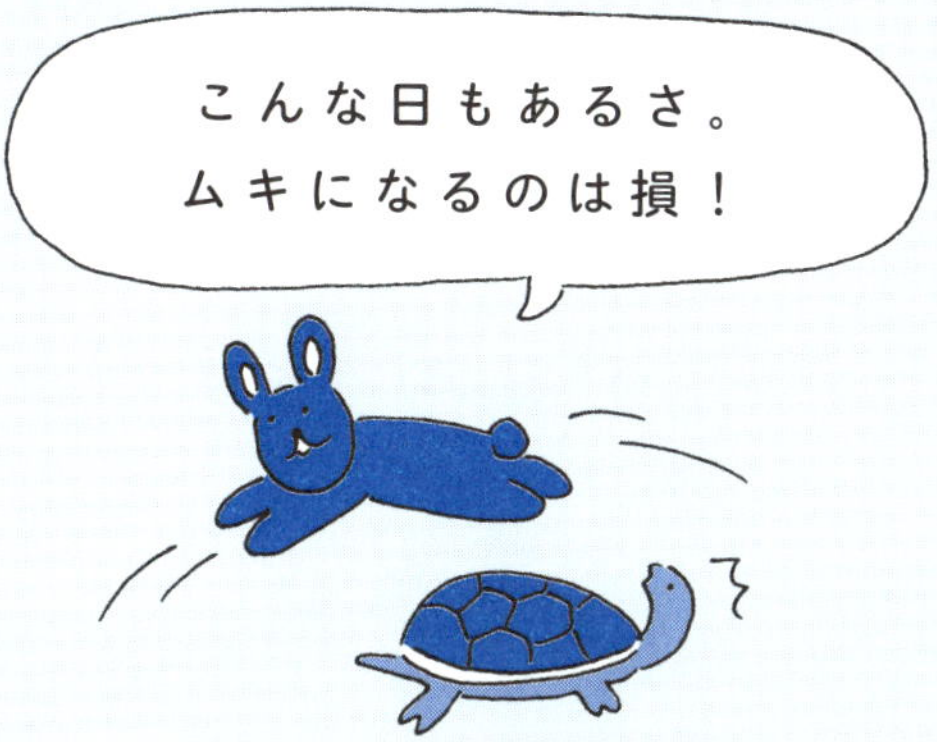

2月は、いつもの自分ではないような感覚を感じ、パニックを起こしたり、妙にイライラしてしまうことも多いでしょう。うまく物事が進まず、毎年決まってこの時期に心を乱してバテてしまっている人が、たくさんいます。

それは、長くつづいた冬に、心もからだもドッと疲れを感じているから。

春に移り変わるには、いろいろな感情を経ていくものです。心の乱れや自分のものではないような感情も、すぐに過ぎるものと考え「こんな日もあるさ」とムキにならず、ちょっと気を抜いて過ごしてみませんか？

◆「ダルオモ」は甘いものも起因！

甘いものを食べすぎたときには、「砂糖の代謝で消費されてしまう栄養素」を補いましょう。糖代謝のためには、ビタミンB1が使われ消耗されます。すると、いざというときに必要なエネルギーが落ち、ダルくて疲れやすい状態になります。

そこで、どうしても甘いものを食べたいときには、ビタミンB1を含む食材も、意識して一緒にとりましょう。ビタミンB1は、豚肉、大豆、魚卵に多く含まれています。

冷えきってかたまった心のストレスを噛み砕いて消化

アタリメ×発酵食品で 噛めば噛むほどストレス解消

地域によっては、立春（2月3日ごろ）を過ぎるあたりから、ほんの少し寒さがやわらぐように感じる日が出てきます。しかし、まだまだ油断できません。

漢方では、**冬の寒さで冷え切っていることを「腎陽虚《じんようきょ》」と考えます。その特徴として、恐怖を感じやすく、他人の顔色を見て行動しやすくなるということがあります。**また、疲れやすく、寝不足から耳鳴りを感じたり、むくみ、膀胱炎などを起こしやすくなりますから、思い当たる症状がある場合は、とくに気をつけましょう。

そんな2月1週目の食薬プログラムは、冷えきった「腎」の働きを整えていく食材を選びます。

でも、ただ食べるだけではなく、食べ方も大事です。よく噛むことができて、間食としても食べられるものをとり入れていきます。**噛む動作は、急激に血糖値が上がるのを防いだり、ストレスを発散させたり、消化を助けて栄養の吸収率を上げたりします。**ですから、どんなときも、「ながら食い」や「早食い」は控えるようにしましょう。さらに、腸を整え、からだを温める食品も、合わせてとり入れます。

ストレスを感じたら
とにかくよく噛んでみよう

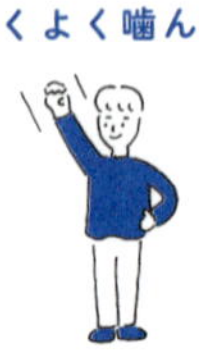

ものを噛む動作には、ストレスを軽減させたり、記憶力をアップさせたりする効果があることがわかっています。イヤなことがたくさんあるときや、それから逃げられないときは、アタリメやガムなど、何度も噛めるものを口にしてみましょう。

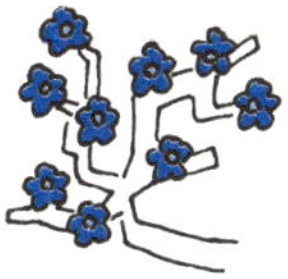

第1週目
2/1→2/7

2月

副腎をいたわり心をしずめる【冬】

◆今週食べるとよい食材◆

アタリメ or イカ

漢方でアタリメ（スルメ）、つまりイカは、冬に弱る「腎」の働きを強化するとされています。アタリメは、イカの内臓を取り除いて素干しにしたもので、イカと塩だけでできています。低糖質、低カロリー、高タンパクで、ビタミンB群、血糖値の調節のために必要な亜鉛などのミネラル、ビタミンEも含みます。

噛む回数は減りますが、アタリメだけでなく、生のイカでも栄養価は同じなので、積極的にとり入れましょう。

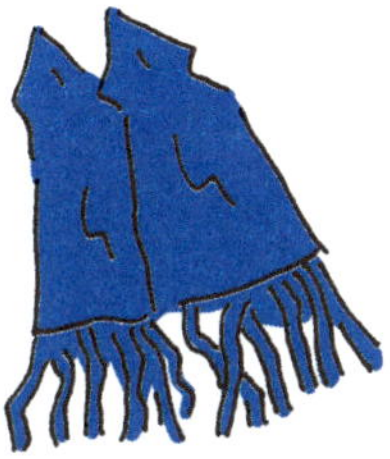

◆合わせて食べるとよい食材◆

キムチ

キムチはからだを温める発酵食品。発酵食品には、食材を分解し、旨味を増し、消化吸収しやすくする働きがあります。アタリメと一緒に食べることでその栄養素の吸収を高め、腸内環境を整えます。「キムチのアタリメ和え」が◎。

イカのキムチ炒め

材料

◆イカ：1杯
◆キムチ：100g

作り方

イカとキムチを適当な大きさに切り、一緒に炒めるだけ。味付けはほとんど必要ありません。

つづけるポイント

アタリメやキムチはコンビニでも売っているので、手軽に手に入り、つづけやすいのがポイントです。また、歯ごたえがあり、噛む回数が自然と増えるので、満腹中枢が刺激されて満足感を得ることができ、間食にぴったりです。

◆アタリメで簡単副菜も

アタリメを割いて、塩麹をまぶし、10日間程漬け込むとやわらかくなります。簡単に副菜が一品できあがります。

ごほうびスイーツのはずが心がバテバテに！

負けるな副腎！
血糖値の上昇を豆乳×お酢でやわらげる

春に向けての気圧の変化や、寒さによるストレスは、4月の半ばくらいまでは落ち着かないことでしょう。

気候は一気にポカポカの春へと移り変わるのではなく、寒くなったり暖かくなったりを繰り返しながら、徐々に振れ幅が小さくなり、春になります。そしてそれは、人の心も同じです。

ストレスを感じると、からだは、それに対抗するホルモンであるコルチゾールを副腎から分泌しますが、気候の変動に翻弄され、そろそろそれにも疲れてきているころ。この状態を漢方では**「腎虚《じんきょ》」といい、パニックや挙動不審に陥りやすい**と考えますが、これによってP76でお伝えしたように、さらに血糖値の調整にも負担がかかります。とくに今週はバレンタインもあるため、甘いものへの誘惑が多くなりますが、**この時期に甘いものを食べ過ぎることで、さらに血糖値の調整に負荷がかかり**、心の不調が一気にスピードアップしてしまうこともあります。

そこで2月2週目の食薬プログラムは、血糖値の上昇をおさえる食材をダブルでとって、心を安定させることです。誘惑が多い月だからこそ、気をつけましょう。

アロマオイルをハンカチにつけて持ち歩こう

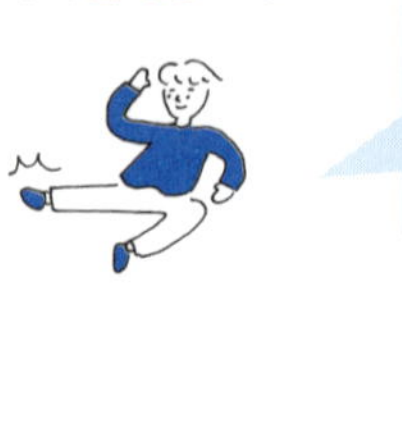

ハンカチに好きなエッセンシャルオイルを数滴たらし、持ち歩きましょう。香り情報は視床下部に伝わり、自律神経系や内分泌系にまで影響するため、ストレスの緩和につながります。入浴するときに、エッセンシャルオイルを数滴たらしてもリラックスできます。

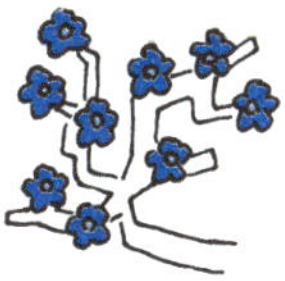

第２週目
2/8→2/14

◆今週食べるとよい食材◆
豆乳

豆乳には、血糖値の上昇をおさえる働きがあります。また、タンパク質を多く含む豆乳は、**からだを潤し粘膜を強くする食材。花粉症や風邪などに効果がある**だけでなく、**腸にも働きかけ便秘の解消**にもつながります。

また、豆乳には、大豆レシチンが含まれ、これは、神経伝達物質であるアセチルコリンの原料です。アルツハイマー型認知症の原因はアセチルコリンの減少であるともされていますから、物忘れが気になる人は、牛乳よりも豆乳がいいでしょう。

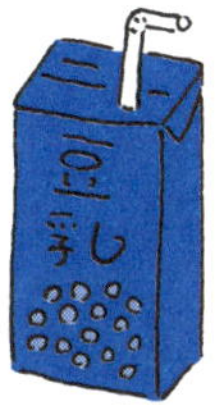

◆合わせて食べるとよい食材◆
お酢

お酢の特徴として、血糖値の上昇をおさえる働きがあります。また、**血圧や内臓脂肪の値もおさえてくれます。**

とくに黒酢がおすすめです。「豆乳のお酢割り」（オリゴ糖で甘みをつけるといいですね）は、手軽に飲めます。

豆乳とお酢を合わせたメニューでご紹介したいのが、「鹹豆漿《シェントウジャン》」。台湾の朝ごはんメニューの定番で、簡単なのに美味しく、今週の心に効果絶大です。温めた豆乳２００ccに大さじ１杯のお酢を入れ、炒った干しエビを大さじ１入れて、醤油とゴマ油で味付けをしたら完成です。

つづけるポイント

ポタージュやグラタン、お菓子づくりなど、今まで牛乳を使っていたところを豆乳に置き換えれば、自然ととり入れることができます。

ただし、豆乳は、必ず無調整のものを選びましょう。

◆しょっぱいものが食べたくなるときは、要注意！

漢方では、「腎」が弱いと、しょっぱいものが食べたくなると言われています。

「腎」の一部である副腎の働きのひとつとして、ナトリウム、カリウム、マグネシウムの調整があります。副腎が疲れている人は、その調整がうまくできないため、塩辛いものを食べたくなるのですね。

気温はアップダウンだけど やる気のアップダウンは回避

心を温めながら血糖値を安定させ、心の乱れ幅を最小限にする

春

一番が吹くころ。この時期は、1日のうちの寒暖差が大きくなりはじめることで、自律神経が乱れやすくなっています。とくに温度差が大きいときには、1日のうちに20度もの変化を感じることも！　このような**急な気温の上昇は、やる気を失わせたり、眠気やダルさを感じさせます。また急な気温の低下は、肩こり・頭痛・腰痛などの血行不良による痛みや不調を生じさせます。**　暖かくなる春までは、必然的にこの変動を通過しなければなりません。

漢方では、このような**気温のアップダウンで血行がよくなったり滞ったりする不調を「瘀血《おけつ》」と呼びます。**また、この寒暖差の冷感ストレスにより副腎が疲れて、今月おなじみの血糖値の調整に不具合を生じます。その結果、やる気がなくて眠かったと思えば、イライラして頭が痛くなったりと、落ち着きなく心が変動するのは、この時期によくあることです。

2月3週目の食薬プログラムは、血糖値の急な上昇をおさえ、血行をよくしていきます。アップダウンのない安定した心の状態にすることが目的です。さらに、抗菌作用があるものを選ぶことで風邪の予防と腸内環境の改善もしていきましょう。

空いている時間に 腰を8の字に回そう

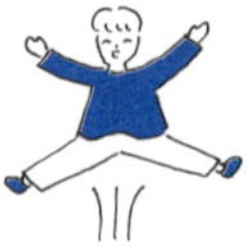

腸に効く運動で、ぽっこりおなかを改善しながら、「心のつまり」も解決していきましょう。お尻とおなかに力を入れながら、腰を8の字に、時計回りと半時計回りで各20回、回します。腸腰筋、腹横筋、内腹斜筋などが鍛えられて、便秘を改善してくれます。こうした単調な動きは、ストレスを緩和してくれます。

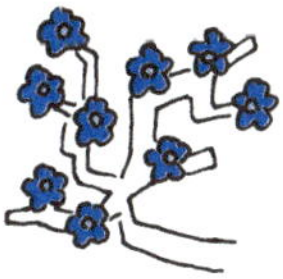

第3週目
2/15→2/21

◆今週食べるとよい食材◆

シナモン

シナモンには、血糖値の上昇をおさえる働きがあります。漢方では「桂皮」と呼ばれ、「瘀血」と表現される血行不良の改善に使われていて、心の炎症をおさえる作用もあります。

ほかにも、**からだを温めたり、消化機能を高めたり、抗菌作用などもあります。**

またこの時期にとり入れると、風邪予防になるので、寒暖差が大きく風邪も流行る今の時期には、必需品ともいえる食材です。

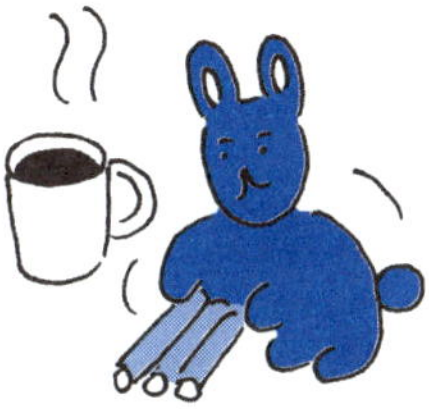

◆合わせて食べるとよい食材◆

ココア

ココアには、血糖値の上昇をおさえる働き、血行の促進、強い抗酸化・抗菌作用があります。それだけでなく、リラックス効果があるテオブロミン、食物繊維、鉄、亜鉛、マグネシウムなどのミネラルも豊富に含まれています。

ただし、必ず、ココアのみが含まれる「ピュアココア」を選んでください。

たとえば、「シナモン入りココア（クローブやカルダモンも合います）」を毎晩飲む習慣をとり入れるのはどうでしょう。甘味は、腸内で善玉菌のエサとなるオリゴ糖を使いましょう。

つづけるポイント

最近は、チェーンのカフェなどにも、自分でトッピングできるようにシナモンが置いてありますよね。いつもさっと一振りする習慣をつけてみてください。この時期は、シナモンを小さいボトルに入れて、携帯するのもいいですね。

アレルギー×イライラ炎上を鎮火させる

ダブルの抗炎症食品でわずらわしい心とアレルギーを増やさない

春に向けて、気圧と気温の変化が、より大きくなってきました。昼夜の寒暖差が大きいときには、遠くの景色や月がかすんでぼんやりきれいに見える「春霞」や「朧月」などの春の風物詩が見えることでしょう。

でも、ここ何年かは「黄砂」や「PM2・5」「花粉」などといったさまざまなものが偏西風に乗って飛んできていることも重なり、この春の神秘的な光景が、単純にきれいでよいものとはいえなくなっています。このような「飛んでくるもの」によるアレルギー症状をひどく感じる人も多いのではないでしょうか。

漢方ではアレルギーを「湿熱」と考えます。（P17）これは、からだの中でも、とくに**腸に毒素がたまっていることが原因です。**その結果として、**アレルギーだけでなく、肝臓にも毒素が影響して、気が張ったり、興奮しやすかったり、寝つきが悪くなったりするといった心の不調が現れます。**

そんな2月4週目の食薬プログラムは、心を乱す血糖値の急上昇をおさえると同時に、「湿熱」をとり除く食材をとること。腸の毒素をこれ以上ためこまないような食事をとりましょう。

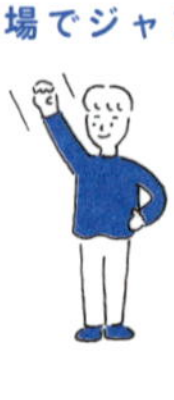

時間が空いているときに
その場でジャンプ！

朝仕事に行く前やトイレに行ったついでなどに、10回その場でジャンプしましょう。ジャンプすることで、心拍数が上がります。心拍数が上がると、心を安定させるホルモンであるセロトニンの分泌が増えるのです。

第4週目 2/22→2/28

◆今週食べるとよい食材◆

ショウガ

生のショウガに含まれる「ジンゲロール」には、血糖値の上昇をおさえる働きがあります。**さらに、強力な抗酸化、抗炎症、抗菌、血行促進、胃腸を整えるなどの作用もあり、「温熱」をとり除くにはもってこいです。**漢方でも、咳止め、解熱、健胃、冷え改善などオールマイティに使われています。

栄養としては、マグネシウム、カルシウム、カリウムなどのミネラルなどが含まれています。

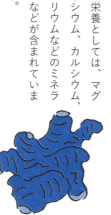

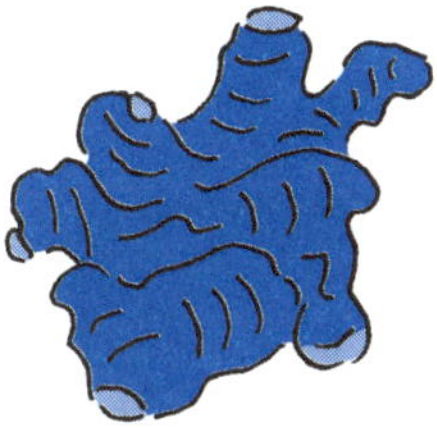

◆合わせて食べるとよい食材◆

桑の葉

桑の葉には、「デオキシノジリマイシン」という成分が含まれていて、血糖値の上昇をおさえてくれます。そのほかにも、ビタミン、ミネラル、GABAなどが含まれています。

でも、桑の葉をバリバリ食べるのはあまりイメージしづらいので（笑）、名脇役として食事にとり入れましょう。

まずは、お茶。「桑の葉ティー」にショウガを加え、「桑の葉ジンジャーティー」にしてみましょう。ショウガと桑の葉を細かく刻み、ハンバーグや餃子などに混ぜてしまってもいいですね。

つづけるポイント

ショウガは、冷凍しても栄養価が変わらない優れもの。買ってきたら、すぐに千切りにしたり、すりおろしたりして、1回分ごとに冷凍しておくと、使いたいときに、すぐに使うことができます。

◆ショウガのすごい働き

ショウガには「ジンゲロール」と「ショウガオール」という成分が含まれています。加熱するとジンゲロールが変化して、ショウガオールになります。

ジンゲロールには、殺菌作用、健胃、吐き気止めなどの働きがあり、ショウガオールには、血行を促進し、からだを芯から温める働きがあります。

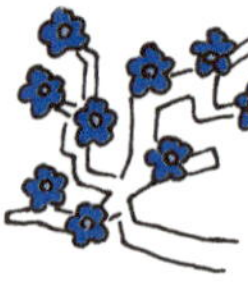

最終週

2/29

2月の心とからだの振り返り

めまぐるしい心の変化を感じたら、気候のせいにしてしまおう

2月は、副腎をささえながら、寒冷ストレスと血糖値上昇の対策を、大切にしてきましたね。2月の最後に、3月も引きつづきとってほしい食材、控えたい食材について、その作用とともにお伝えしておきます。

◆冬に弱る「腎」にプラス◆アタリメ・クルミ・枝豆
◆副腎にプラス◆岩塩・にがり・青魚・梅干し
◆腸にプラス◆キムチ・豆乳・ココア
◆心にマイナス◆チョコレート・ケーキ・コーヒー

今月ご紹介したシナモンとショウガは、漢方にも頻繁に使われる食材です。この時期の冷え、風邪予防、おなかの不調、花粉症などのアレルギー対策にとオールマイティ！今月をきっかけに1年を通して常備し、心もからだもなんだか不調を感じるときの「食薬ファーストチョイス」としてとり入れていきましょう。

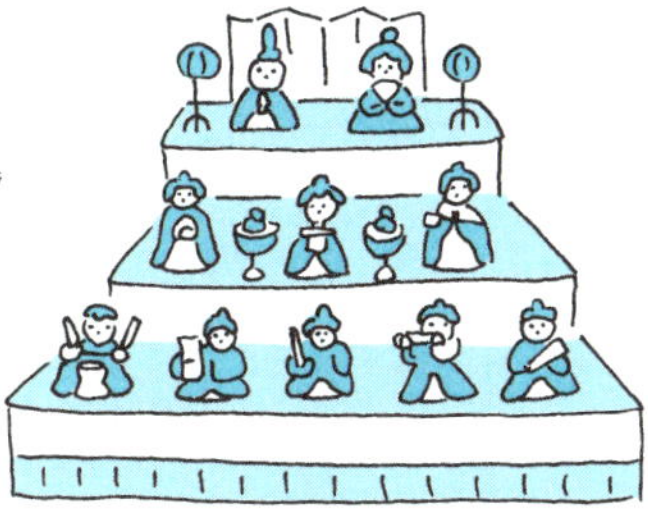

3月

冬から春へ

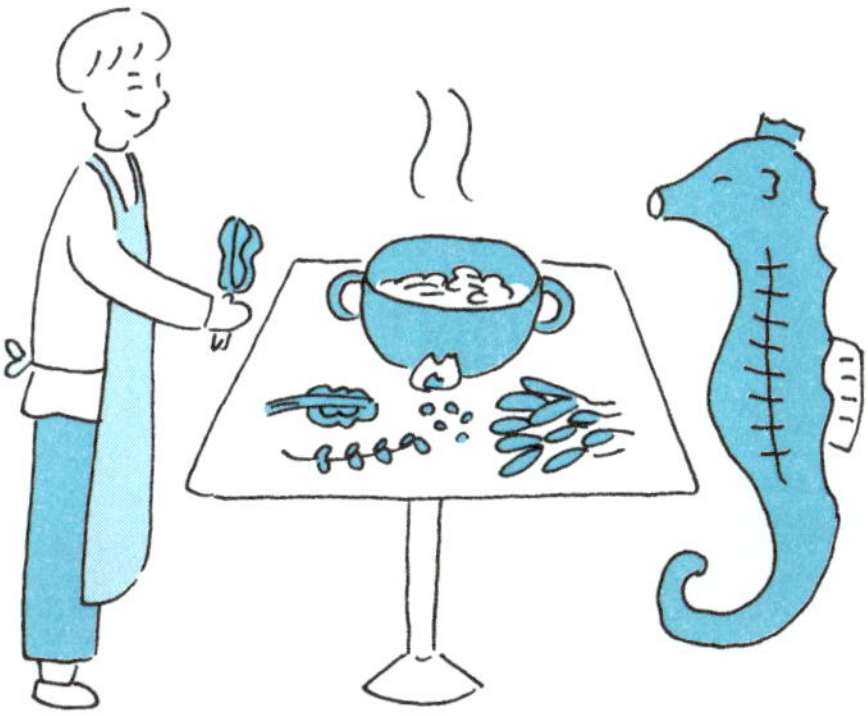

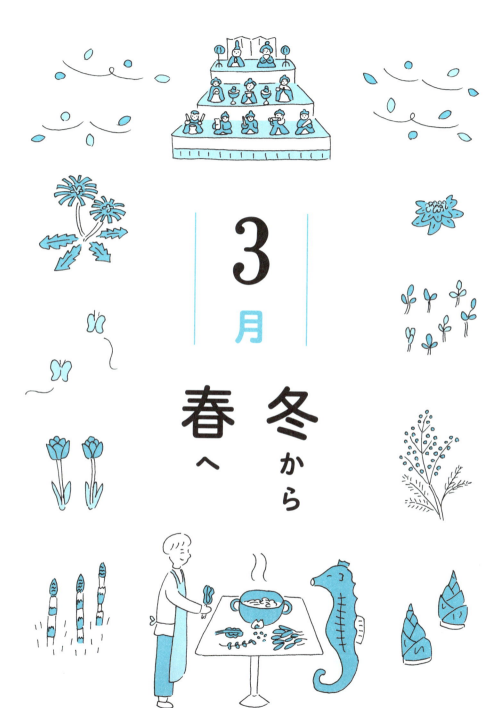

3月は、肝臓とともに、心を強くする

季節の変わり目の「イライラ」は、春が来たという合図
「必須アミノ酸」で肝臓をサポート

季節は春へと変わり、
内にこもり悶々としていた感情が、外に発散されやすい月。
気持ちばかりが先走って、物事が段取りよく運ばないことも。
のびのびとした毎日を送るために、
バランスよくアミノ酸を含む
「動物性タンパク質」を食べましょう。

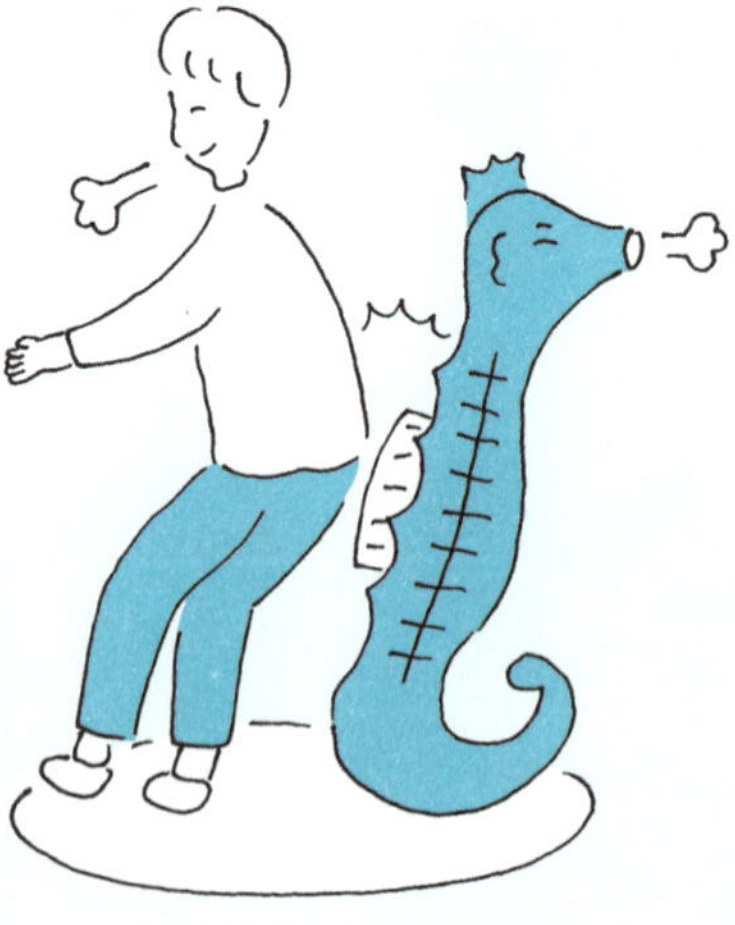

暖かくなる春は、「肝臓」が活発に働く瞬間

春分（3月20日ごろ）をむかえ、太陽は春の位置に移動します。日照条件は、先月と比べるとよくなってきました。暖かさを感じる日が増え始めますが、ほんとうの春は、まだ足踏みをしています。

漢方では、3月を寒い「陰」から、暖かい「陽」へと移行する大きな変わり目と考えます。そのためか、春の暖かさを感じると、「陽春の候」と表現することもあります。からだによいものも悪いものもすべてためこむ季節から、解毒と代謝をする季節に移り変わる時期です。

この解毒と代謝の働きをしてくれるのが漢方でいう「肝《かん》」です。これは文字通り「肝臓」のことですが、現代の医学でも、肝臓は同じ働きをします。春は、生物が顔を出し、植物も芽を出し始めるなど、生命エネルギーが急に活発に働きだします。それは人間も例外ではなく、肝臓が活発に動き始め、負担がかかります。

負担がかかることで、「肝」の特徴としての「怒り」が出やすくなります。そのため、この時期は、ちょっとしたことにムカついてイライラしてしまいがちです。「特徴だから仕方がない」と放置できないほど、心を抑制できないのが、この冬から春の変わり目なのです。

また、「菜種梅雨」が訪れ、寒暖差や気圧の変化が激しくなることにより、心とからだに加わるストレスに拍車をかけます。

心とからだの土台をつくり、「肝」の働きも助ける「タンパク質」

1年の中でも3月は、気候も、心の変動も大きくなりやすい時期です。これを乗り越えるためには、2つのポイントがあります。

ひとつめが、からだの土台をつくるタンパク質をしっかりとり、ちょっとした気候の変化からの肉体的な刺激や、環境変化による精神的な刺激には動じない心とからだをつくることです。

2つめが、冬の「閉蔵」の性質により体内にためこんできた不要なものを解毒するために、春に活発に動く「肝」をサポートすること。そのために、「肝血《かんけつ》」、つまり「肝臓の栄養」となるものをとっていきます。

肝臓には、タンパク質を代謝する機能がありますが、その肝臓自体の栄養（肝血）となるのもまた、タンパク質です。

タンパク質は、からだの中で、つねに分解と合成を繰り返すことで、細胞が正常な状態を保つことができています。このため、最低でも1日に50〜60g程度のタンパク質を、食事からとらなければなりません（厚生労働省も提示）。

また、ここで重要なのが、「アミノ酸」のバランスです。アミノ酸は、何種類もありますが、その中の9種類が、体内で合成することのできない「必須アミノ酸」です。**1種類のアミノ酸をたくさんとるのではなく、必須アミノ酸をバランスよくとることが**大切です。そのバランスのよいタンパク質は、鶏肉、牛肉、豚肉、マトン、レバー、たまご、シジミ、イワシ、アジ、サケ、イカ、エビ、カニ、タコ、など動物性のものに多く含まれるので、食べられる食材をしっかりとるようにしましょう。

「胃腸が弱いから」「太るから」などという理由でお肉を食べないでいると、胃腸の粘膜も消化酵素もタンパク質からできているため、どんどん消化能力は低下してしまいますので、注意しましょう。

そして、とくに**「心がバテた！」と感じるときには、「いつもより『肝』の栄養が不足しているんだな」と思ってください。そして、タンパク質量を1日100gを目標にとるようにしてみましょう。**目安は、赤身の豚肉か牛肉を1日200gでタンパク質を約40g、たまご3個でタンパク質を約20gとることができます。

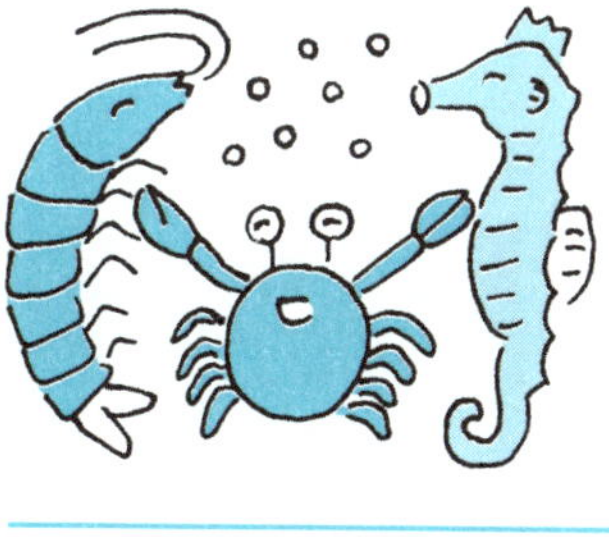

◆手軽なタンパク源に注意！

忙しい朝などに、ちくわ、ソーセージなどの練り物からタンパク質をとる人は多いものです。ものによって差はありますが、その多くに塩分と糖質が多く含まれています。「便利だから」と食べ過ぎている人は注意が必要です。

タンパク質をとるときには、加工品ではなく、自分で塩分や糖質の量を調整できるように、肉、魚、たまごなどの素材からとるようにしましょう。

3月の＋レスキュー

動物性タンパク質を食べると、胃もたれや下痢をする人は「キウイ」を試そう

過量な動物性タンパク質は、腸内で悪玉菌のエサとなり有害物質をつくります。腸内環境が乱れている人、油の多い肉を食べると下痢になる人、適量を超えて食べ過ぎた人などは、とくに要注意。でも、そんな人は「キウイ」を一緒に食べてみましょう。キウイには、タンパク質の分解を促進する「アクチニジン」が含まれています。胃酸の影響にも負けず、体内でタンパク質の分解を助けてくれます。

3月のからだ知識

「耳たぶ」をつかんでグルグル回してみよう

日中眠気を感じたり、集中力がなくなったりしたときには、両耳をつかみ、前後にグルグルと回してみましょう。これには2つのメリットがあります。

ひとつめは、ツボを刺激できること。耳にはたくさんのツボがあるため、耳をつかんで回すことにより、自然とたくさんのツボを押すことができます。とくに「神門」というツボは、自律神経を整え、不眠に有効です。2つめは、リンパの流れをよくすること。頭部のリンパの流れ、耳鳴りや顔のむくみの改善にもつながります。面倒な人は、両耳に輪ゴムをかけて過ごすのも、同じ効果がありますよ。

◆便で悪玉菌優位になっていないかどうかチェック

タンパク質が、からだの負担になっていないかどうか、便でチェックしましょう。

□おならがすごく臭い
□便が黒い
□便が便器に沈む
□便器に便がベトリと付く

どれかがあてはまる人は、タンパク質を食べる量を自分のからだと相談しながら決めていきましょう。

◆耳のツボ「神門」

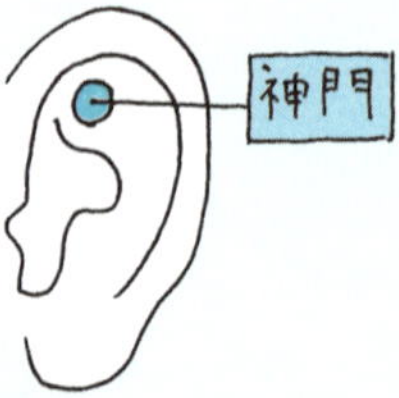

イライラは春の知らせ。春の楽しさに目を向けて

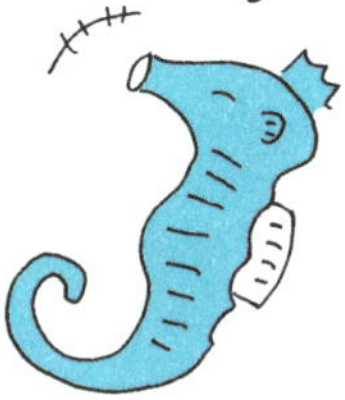

芽吹く春は、陽気とともに心は明るく、前向きに、社交的にと移り変わっていく時期。ただ、活発で落ちつかない「陽」の性質により、人によっては心がソワソワ落ちつかなかったり、神経過敏になったり、不眠になったりしてしまうことがあります。とくに、春分前後のお彼岸の時期には、不快を感じる人が増えるのではないでしょうか。

季節の変わり目は、年に4回ありますが、とくに冬から春への変わり目に心の疲れを感じることが多くなります。もし不快な気持ちになってしまったら、心の風邪を引いてしまったくらいの感覚で、ゆっくり寝て、この時期に合った食材で栄養をつけて、たくさん笑って、のんびりして、養生しましょうね。

ぼんやりかすみがかった頭を目覚めさせる「食べ合わせ」

赤身肉×発酵食品
＝「肝」を強くする必須アミノ酸を補完

雨が降るごとに暖かくなってきています。暖かくなるのはうれしいのですが、低気圧と雨が訪れるときは、心がバテやすくなるタイミングだと思ってください。

疲労感がたまったまま、心もからだも疲れを引きずって過ごしていると、悪天候をきっかけに、**ささいなことでムスッと不機嫌になってしまうものです。**かといって、いい天気になればなるで、花粉や春特有のチリやホコリっぽさで、頭がぼーっとしてやる気を失う……。そんな状態を繰り返していることもあるのではないでしょうか。つまり、**春とは、このような忙しい変化が怒濤のように押し寄せ、いつでも心や頭がモワッと不快な気持ちになりやすい時期**なのですね。

徐々に冬の寒さの終わりが見えてきたこの時期の「肝血」（肝臓の栄養）の不足は、このような不機嫌症状を後押ししてきます。

そこで3月1週目の食薬プログラムは、本格的な春に備えて「肝血」を補い、胃腸にやさしく、必須アミノ酸を含む食材（P40、93）をとり入れることです。

生花を目につくところに飾ろう

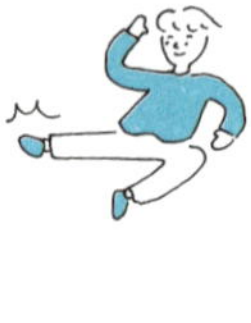

花と緑にはストレスを軽減させる効果があります。一度にまとめてお花を購入してもよいですが、今週は、毎日お花屋さんで少しずつ購入しても、気分転換になりますよ。

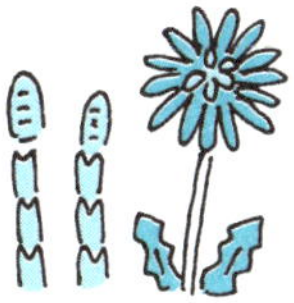

第1週目 3/1→3/7

◆今週食べるとよい食材◆ 牛肉

牛肉には、必須アミノ酸がバランスよく含まれ、鉄や亜鉛もとることができます。さらに、穀物だけでは不足しがちな「リジン」も多く含まれるので、**体力や抵抗力をつけるのにも役立ちます。**脂身の多い部分は、消化に負担がかかるので、赤身の部位を選びましょう。

また、牛肉は和牛・国産牛・輸入牛と分けることができますが、輸入牛＜国産牛＜和牛の順に脂が多くなっていきます。

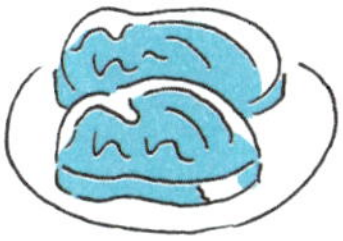

◆合わせて食べるとよい食材◆ 発酵食品

牛肉を食べた後にお腹が張る、もたれるという人は、意外と多いものです。そんな悩みは、発酵食品と一緒にとると軽減させることができます。発酵食品は、腸内環境を整え、善玉菌を増やし、悪玉菌を減らしてくれるので、悪玉菌を分泌するアンモニアなどの有毒物質や、それを解毒する肝臓への負担も減ります。また、牛肉と発酵食品とが合わさることで、**牛肉の旨味も栄養の吸収もアップ**します。発酵食品は、味噌、甘酒、ヨーグルト、キムチ、塩麹など、好きなものを使いましょう。

つづけるポイント

牛肉は、冷凍保存すると、1ヵ月程度もちます。ポイントは、空気にふれないように密閉すること。お肉の油分が酸化し、品質の低下につながるためです。1回分ずつ小分けにして、ラップでつつみ、ジッパー付きの袋に入れて保存します。そのほかにも、下味をつけたり、加熱調理をしてからでも、冷凍保存は可能です。

◆健康×保存食が可能です!

牛肉をジッパー付きの袋に入れ、好きな発酵食品を加え、肉の表面に満遍なくなじませます。袋を手でよく揉み、1時間程度冷蔵庫で寝かせたら下準備が完了です。そのまま焼いたり、野菜と一緒に炒めたりするなど、アレンジして使ってみてください。たとえば、「牛肉の塩麹漬け」「牛肉キムチ」などがおすすめです。

つい余計な言葉を口にしたくなる衝動をおさえる

「肝」を強くする貝類×レモンで栄養吸収力をアップ

少しずつ暖かくなり、道端には寒い時期には見られなかった小さな花や、モンシロチョウなどを見かけることができるかもしれません。日照時間は来週の春分に向かって少しずつのびてきています。今週は、気持ちも少しずつ内向きから外向きに移り変わっていく時期になります。

3月は、冬から春への変わり目ですから、「腎」が弱り他人の視線を気にして言葉少なくなりがちな季節から、「肝」が弱り周りにひとこと多く意見したくなる季節へと移行していく時期だと思ってください。ですから、無表情で気難しい顔をしていたことで誤解されたり、言わなくてもいいことを言ってしまったり……そんな後悔や失敗が、よく訪れる季節ともいえます。

そんな3月2週目の食薬プログラムは、**肝機能を高めながら、自分の中のイライラ、ムカつき、怒りに耐性をつけ、春に強い心とからだを準備することです。**高タンパク質でありながら、心の栄養として大切なミネラルを多く含む食材と、その吸収を助ける食材を、一緒にとり入れましょう。そして、ちょっといつもと違う目線で、通勤中に植物を見るようにすると、心の緊張が和らぎますよ。

「膻中《だんちゅう》」というツボは、両乳首を結ぶ線の真ん中、胸骨の真ん中にあります。このツボを、親指で痛くない程度にゆっくり押しましょう。自律神経を整え、動悸や息切れなどにもよいとされています。

トイレに行くタイミングで、ツボを押してみよう

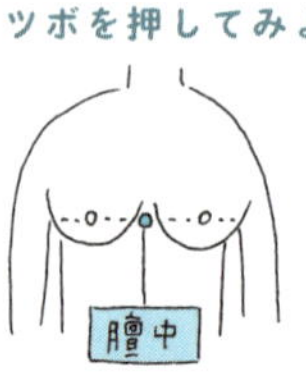

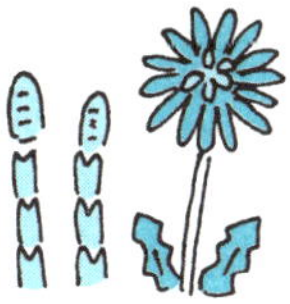

第2週目
3/8→3/14

◆今週食べるとよい食材◆

貝類

貝類は、高タンパク・低カロリーな食材です。そして、肝臓機能を強化し改善もするタウリンやオルニチンなどのアミノ酸、鉄・亜鉛・カルシウムなどのミネラルが豊富に含まれています。

とくに牡蠣のミネラルの含有量は多いことで有名です。アサリ、シジミ、ホタテなど好きな貝を食べましょう。

貝類は、冷凍のシーフードミックスや缶詰でも売られています。コンビニなどで買える「貝ヒモ」も、高タンパクなので、おやつに◎。

◆合わせて食べるとよい食材◆

レモン

レモンに含まれるビタミンCは、亜鉛や鉄などのミネラルの吸収率を上げてくれます。クエン酸は、肝臓の働きを助けてくれます。

たとえば「貝の酒蒸し」「貝のマリネ」などのメニューもいいですね。

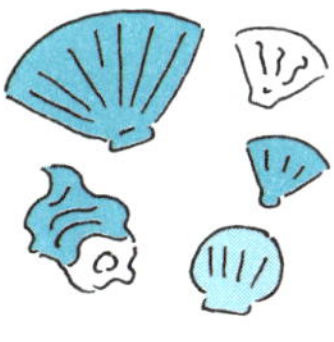

ホタテと小松菜のレモンソテー

材料（2人分）

- ◆小松菜：1袋
- ◆ホタテ：10個ほど（お刺身用がベター）
- ◆レモン汁：大さじ1
- ◆オリーブオイル：大さじ1
- ◆塩コショウ：適量

作り方

1. 小松菜を洗い、4cm幅ぐらいのざく切りに。
2. ホタテの水分をよくふいて、軽く塩コショウをする。
3. フライパンにオリーブオイルをしいてホタテを両面に軽く焼き色がつく程度まで炒め、取り出す。
4. 同じフライパンに、1の小松菜を入れてさっと炒め、鮮やかに火が通ったところで3のホタテも入れる。
5. 全体に軽く火を通し、最後にレモン汁をしぼり入れて混ぜ合わせ、完成。

◆レモンはお掃除にも利用価値大！

余ってしまったレモンは、シンクの汚れや、まな板の除菌、水垢をとるなど、お掃除にも使うことができます。

季節の変わり目の変化を味方に、発想力と行動力UP

肝機能アップ食材のタコ×タマネギの組み合わせで「陰」から「陽」への変化を味方にする

「暑さ寒さも彼岸まで」のお彼岸が、ようやくやってきました。

お彼岸とは、春分と秋分を中日として、その前後3日間を合わせた合計1週間の時期を表します。どちらも太陽の位置が真東から真西に沈む同じ軌道を動くこととなります。

漢方では、春分から秋分までを発想力豊かで行動力のある「陽」、秋分から春分までをコツコツと自分を磨く努力をする「陰」の2つに、1年を分けて考えます。ちょうど今週は、この「陰」から「陽」に変わる時期であり、陰と陽の2つの特徴が心の状態にも影響します。

ただ、陰と陽の要素がよい方向で現れるとよいのですが、心がバテていると、悪い方向で出る場合があります。**自分の殻に閉じこもってガンコな「陰」、攻撃的で人のせいにする「陽」というように。**

そこで3月3週目の食薬プログラムは、春に活発に動く「肝」を強化しながら、陰と陽の季節の変わり目に必要な栄養素をとっていきます。肝機能を強化しながら、アミノ酸をたっぷりとることのできる食材をとり入れましょう。

寝る前に目と頭を休ませよう

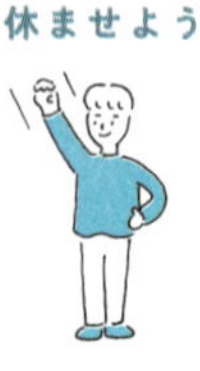

寝る30分前から携帯の電源を切り、頭も目も休め、副交感神経を優位にしてから寝るようにしましょう。携帯を目覚まし代わりにしている人は、目覚まし時計を購入しましょう。

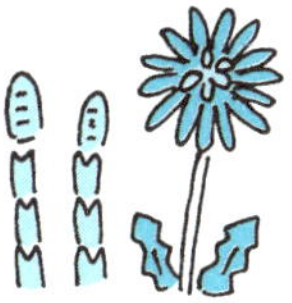

第3週目
3/15→3/21

◆今週食べるとよい食材◆
タコ

タコは、高タンパクの食材です。また、肝臓機能を強化するタウリンなどのアミノ酸を豊富に含みます。

さらに、低カロリーでありながら、タンパク質、ビタミンB群、ビタミンE、亜鉛などのミネラルもたくさん含む心の栄養満タン食材なんです。春のこの時期だけでなく、夏にもよい食材です。

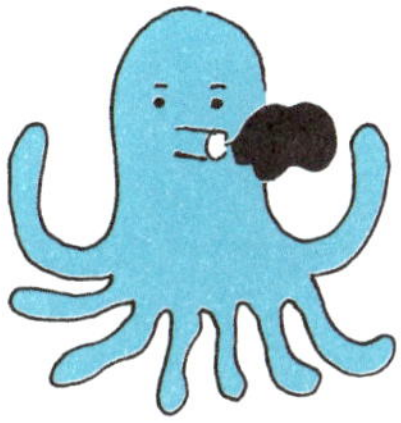

◆合わせて食べるとよい食材◆
タマネギ

タマネギには、肝臓の働きを助ける「グルタチオン」が含まれています。また、「ケルセチン」という物質には、肝臓や腸の炎症をおさえる働きがあります。

そのほかにも、タマネギに多く含まれる「硫化アリル」は、タコに含まれるタウリンと合わさることで、より肝臓の働きを助ける力が高まります。さらに、その匂いには、神経をしずめ安眠作用まであります。メニューとしては、「タコとタマネギのカルパッチョ」「タマネギとワカメとタコの酢の物」などがおすすめです。

つづけるポイント

いろいろやろうと思うと、タコはちょっと面倒な食材。でも、お刺身なら簡単！調理は必要ありません。コンビニなどで、おつまみとしても売っています。手に入りやすく、手間のいらない食材なので、次のお彼岸までご機嫌に過ごしたい人は、お試しください。また、タコはゆでても生でも冷凍可能です。1回分ずつ包み、保存しておくと便利です。1ヵ月以内に食べきりましょう。

◆タマネギは皮も栄養満点！

タマネギの皮は、じつは栄養価が高いということを、知っていますか？とくに、肝臓や腸の炎症をおさえるケルセチンは、皮のほうに多く含まれています。皮を洗いお湯で煮立てると、簡単に出汁が取れます。そのまま「タマネギの皮のお茶」としても、スープや味噌汁の出汁としても、活用できます。

急な心の高ぶりや動揺を最小限におさえる

高タンパク・低脂質の代表×ハーブで春の心の悩みをおだやかに緩和する

すっかり暖かくなり、早い地域では桜も咲き始めますね。けれども、この時期は「花冷え」という言葉があるように、桜が咲こうとすると急激に寒くなったり、雨や雪が降ったりすることもある「もどかしい時期」です。

このように天候が頻繁に変わるのは、菜種梅雨がきているから。このめまぐるしい変化は、じわじわと自律神経を乱れさせ、心にダメージを与えていきます。

暖かくなり、「肝」が弱るにつれて、感情がおさえにくくなるため、日頃の鬱屈やたまっていたエネルギーが、よくないかたちで爆発することがあります。よくお祖母ちゃんや昔の人が、「春になると、街に変な人が出てくるからね」と口にしていませんでしたか？　これは、この春の変わりやすい気候が人の心をざわつかせたり、思いもよらない行動を起こさせたりするという傾向について、実感を伴った警告なのでしょう。

そこで3月4週目の食薬プログラムは、春の気候変動による心の高ぶりをおさえる食べものをとっていきます。「肝」を強くする高タンパク・低脂質の代表、鶏肉と心の安定に役立つハーブをとり入れましょう。

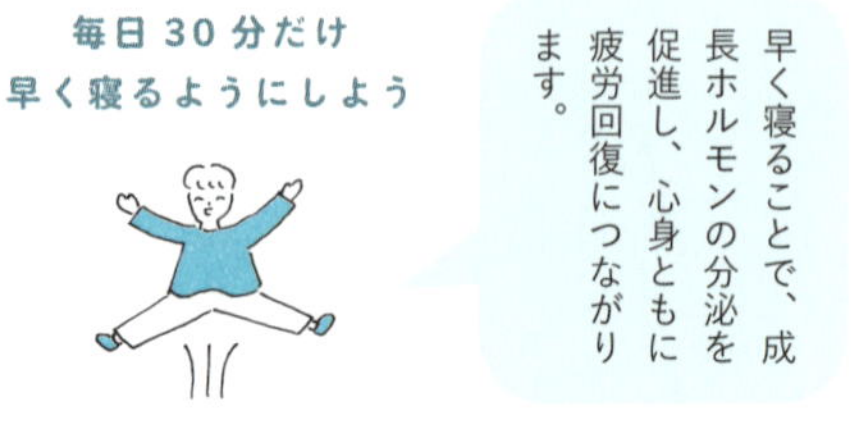
毎日30分だけ
早く寝るようにしよう
早く寝ることで、成長ホルモンの分泌を促進し、心身ともに疲労回復につながります。

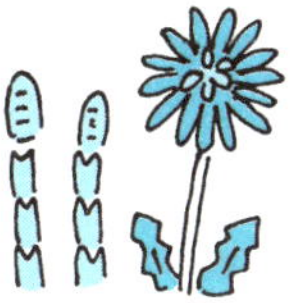

第4週目
3/22→3/28

◆今週食べるとよい食材◆

鶏肉

鶏肉は、タンパク質はもちろん、肉の中でも抗酸化作用のあるビタミンAが多く、低脂質な部位が多いので、肝の時期に最適な食材です。

◆合わせて食べるとよい食材◆

ハーブ（ローズマリーなど）

ローズマリーの「ウルソール酸」には抗炎症、抗菌作用があります。また、「シネオール」という香りの成分には、心を安定させたり、頭をスッキリさせてくれる効果があります。

鶏肉の手羽の香草焼き

材料

- 手羽先：適宜
- 塩：少々
- コショウ：多め
- ローズマリー：少々

作り方

1. 手羽先に塩、コショウ、ローズマリーのすべてをまぶして軽くもみこみ、30分程度置く。
2. フライパンにクッキングシートを敷いて、手羽先をのせ、火が通るまで焼く。こうすると、フライパンも汚れず、油もいりません。

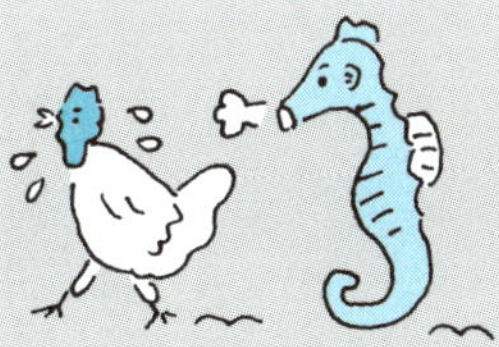

つづけるポイント

鶏肉は、煮たり、焼いたり、和風も洋風も、どんなふうに調理しても、肉自体の持ち味が淡泊なので、失敗しにくい食材です。また、ほかの肉と比べ、値段が求めやすく、安定しているのも、つづけやすいポイントです。

◆ローズマリーの消臭効果

ローズマリーには、消臭効果もあります。肉の臭みを消すだけでなく、口臭予防にもなります。布袋に入れて、靴の中に入れておくと、靴の消臭にも効果的です。

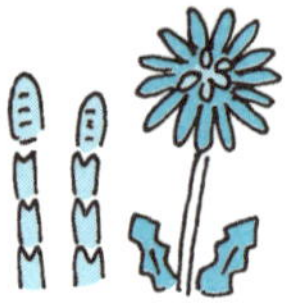

最終週

3/29→3/31

3月の心とからだの振り返り

季節の変化のとき。「肝」を強化することで心にプラスの変化を！

3月は季節の変わり目でもあり、漢方の「陰・陽」の変わり目でもあります。この時期は、これから始まる春本番をさわやかにすごせるかどうかの分岐点。今月の食事は、春はもちろんのこと、「今、自分は繊細になっているなぁ」と感じるときにも意識的にとり入れてみましょう。とくに、鶏肉は安定的に安価で購入することができ、外食先でも高い確率で見かけるものです。三度の食事で、動物性のタンパク質をじょうずにとり入れましょう。

ただ、加工食品でタンパク質をとろうとすると、デンプンや小麦、砂糖などが多く含まれていて、無駄なものまで食べ過ぎてしまうので、注意しましょうね。

◆春に弱る「肝」にプラス◆タコ・貝類・お肉・レモン

◆腸にプラス◆タマネギ・ローズマリー・発酵食品

◆心にマイナス◆アルコール・ソーセージなどの加工肉・揚げ物などの油もの

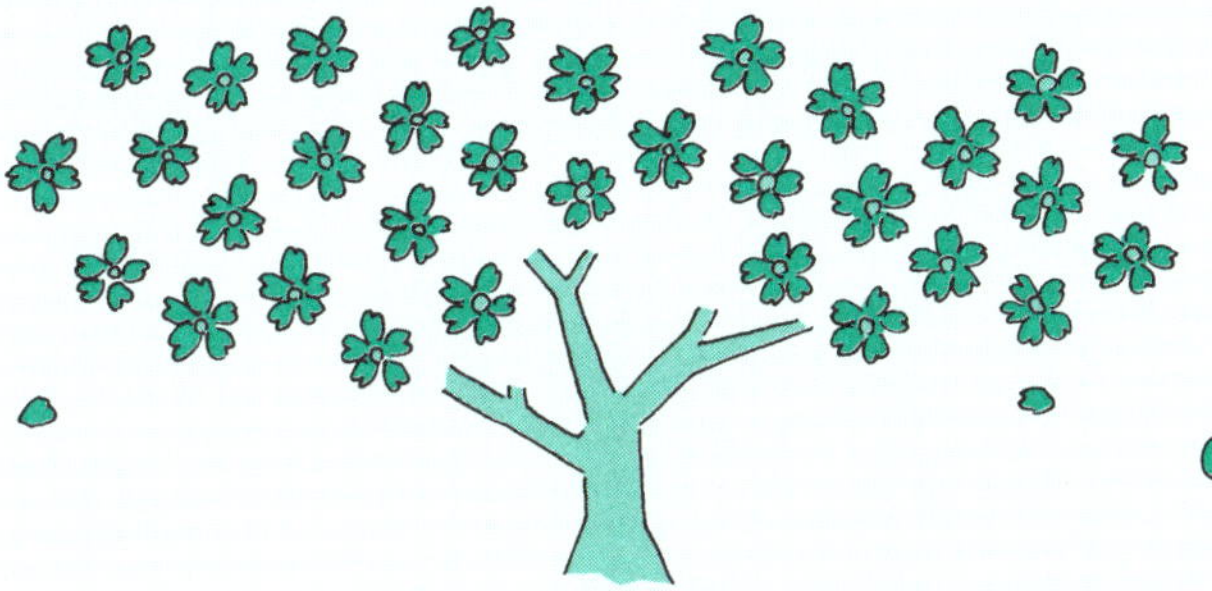

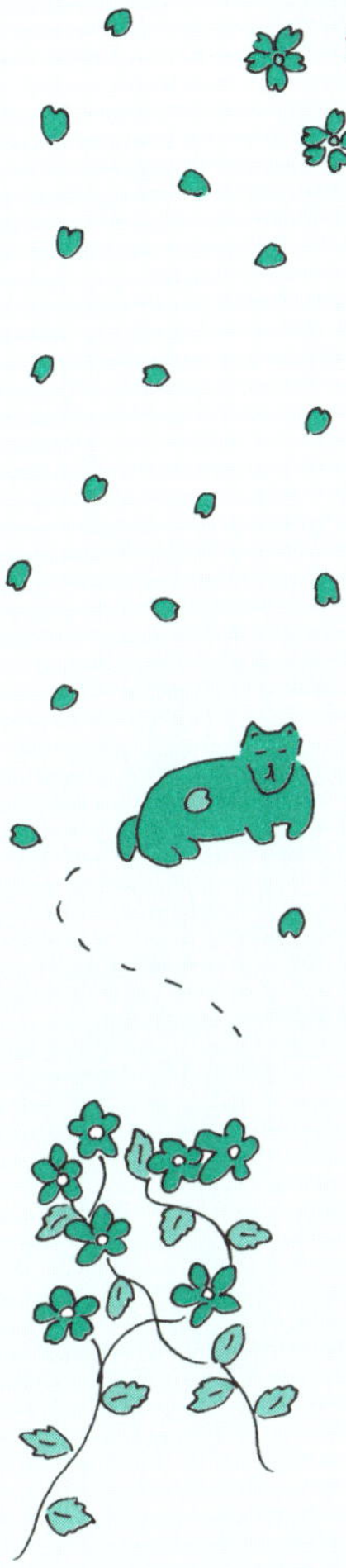

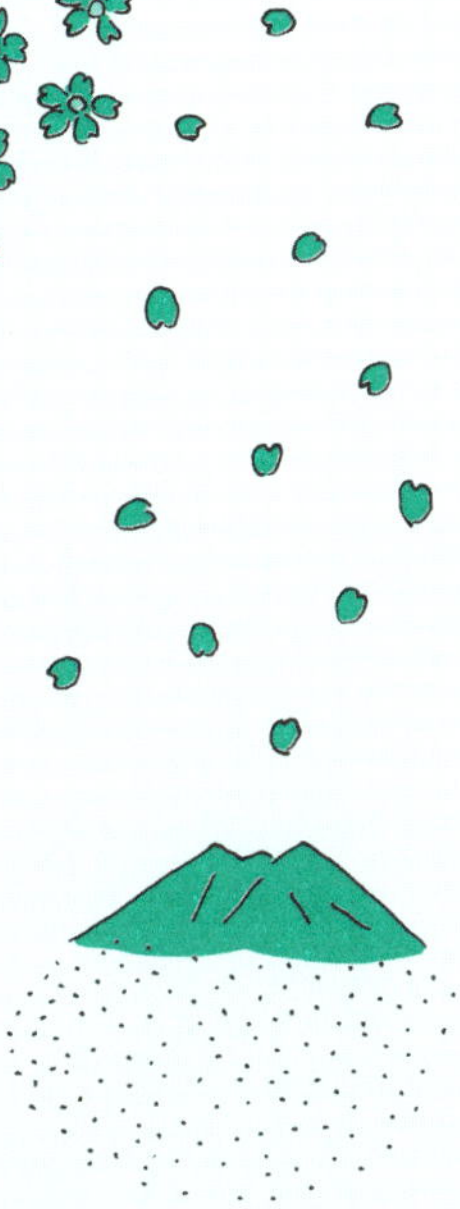

4
月

春

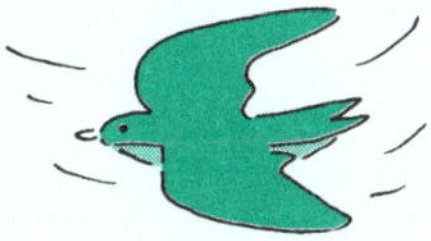

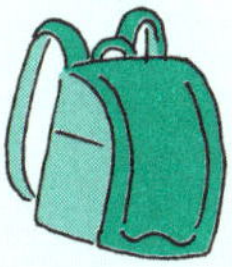

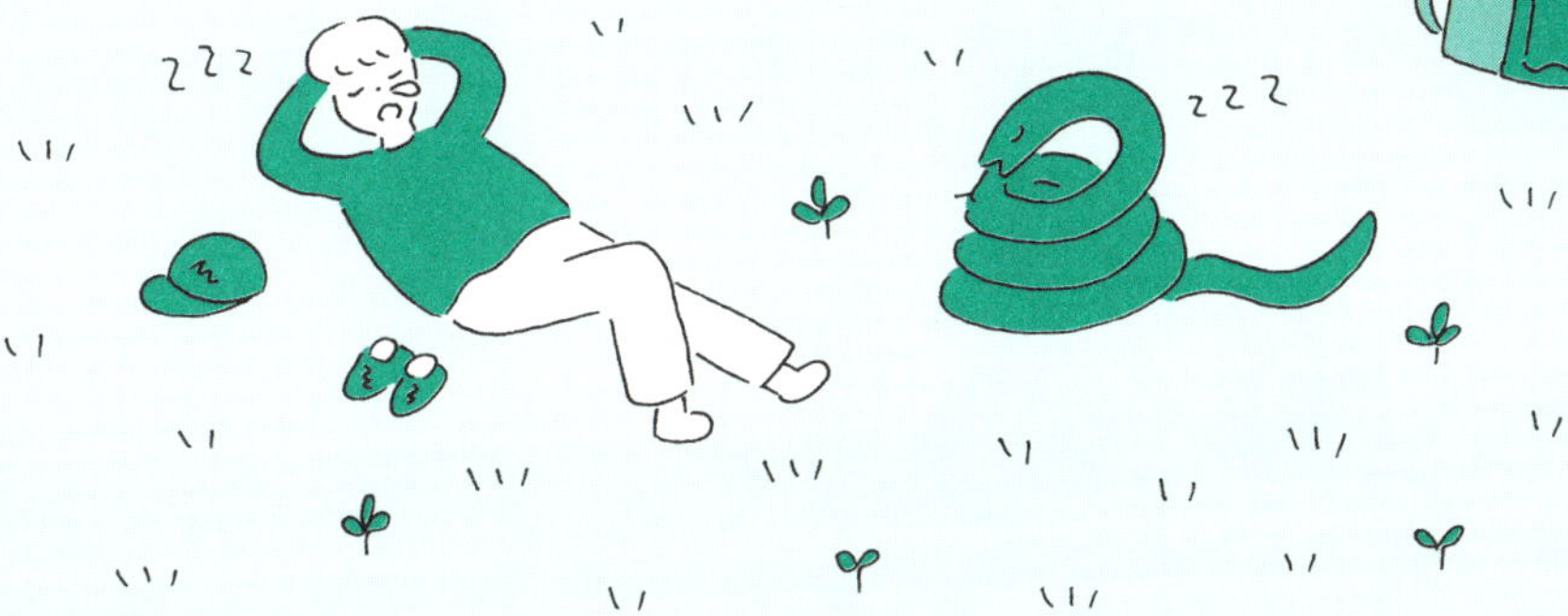

4月は、「鉄」で繊細な心を強化

戦闘モードに入りやすいのに、いざとなったらくだけ散る「弱い心」にうんざり……心を頑丈にする栄養素を補充！

4月は温和な気候のはずが、なにかといらだちを感じたり、負けん気強く、嫌な空気をつくりだしてしまうことも。環境と季節特有のストレスをやわらげ、心を解毒してくれる「鉄」をとっていきましょう。

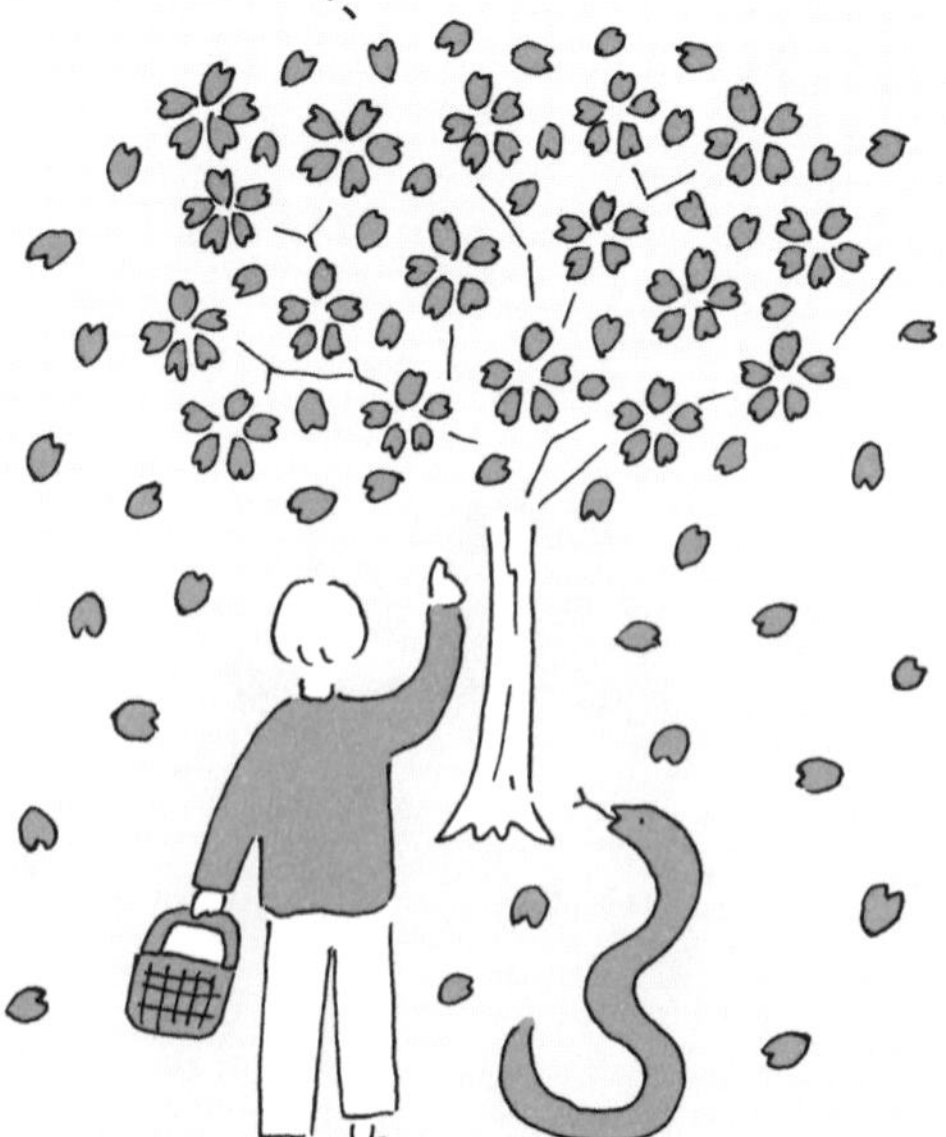

肝臓はストレスに弱い臓器

春本番。寒暖差や気圧の変化はおさまってきて、時には上着をはおらなくてもよかったり、素足に靴をはいて出かけたりしても、寒く感じない日もあることでしょう。

また、新年度が始まり、会社の入社や異動にともなう行事があったり、環境や周りの顔ぶれがガラリと変わったりする時期でもあります。環境が新しくなることで、気候の変化だけでなく、さまざまな精神的なストレスが加わります。

慣れない環境の変化は、肝臓の働きである解毒がうまくいっていない「肝《かん》気《き》鬱《うつ》結《けつ》」という状態も引き起こしやすくなりますから、今月は3月以上に、イライラが外部に出て、なにかと心も行動も攻撃的になりやすくなります。

肝臓は血液を貯蔵する臓器でもあるため、血液の大部分が肝臓に集まります。そして、血球には、白血球、赤血球、血小板がありますが、環境の変化によって増えるストレスは、免疫の働きをする白血球に影響します。ストレスがかかり交感神経が優位になると、白血球の中の「顆粒球」が増えて、**血液の多くが存在する肝臓で「活性酸素」が発生し、負担がかかります。**この活性酸素が増えることで、肝臓の代謝や解毒の働きが低下しやすくなっていくのです。

そのため肝臓は、ストレスに非常に弱い臓器と呼ばれていて、これが、4月の心のバテの大きな原因のひとつです。

そこで4月の食薬プログラムでは、心とからだの解毒に役立つ食材をとり、「肝気鬱結」を改善することが大切です。ミョウガ、シソ、タマネギ、パセリ、ミント、パクチー、バジルなどの香り高い食材（香味野菜）は、毒素の排泄をうながし、気持ちの高ぶりをおさえてくれます。

さらに、ビタミンCを含む野菜であるピーマン、ブロッコリー、レモン、キウイ、キャベツなどは、活性酸素の除去にも役立つので、一緒にとり入れましょう。

心の病は「血」の不足から「鉄欠乏」は大敵！

5月が近づくにつれて気を張って生活していた人ほど、「五月病」という言葉が頭をよぎり、「うつ」を意識し始めることもあるのではないでしょうか。

今月は、3月に引きつづき「肝」が弱り、「血」が不足する「肝血虚《かんけっきょ》」が起きやすい時期。そのため、先月同様に怒りやすいという傾向に加え、完璧を目指し自分

◆「ストレス」で病気になる理由

外敵から身を守るために、人は免疫力をもっていますが、その働きを左右するのは、白血球です。白血球は、活性酸素を武器として敵から身を守っています。白血球の中にも色々と種類がありますが、その中でも「顆粒球」は、外敵発見以外にも、交感神経が緊張することでも増えます。適切な顆粒球の量であればよいのですが、増えすぎると常在菌までも敵とみなし、活性酸素を発生させ、化膿するような炎症をおこすことも。さらに、菌がいない場合でも、からだの組織を破壊し炎症させることもあります。頑張りすぎて寝不足になるなどのストレスがかかった後、吹き出物、突発性難聴、のどの炎症などがおこるのは、このためです。

を追い込んでしまいやすい傾向のある月です。

現代に生きる私たちは、「鉄」が不足しがちですが、それが原因となり、心のベースとして繊細で傷つきやすくなっていることが非常に多くなっています。そのため、小さなできごとが引き金となり、焦りや不安を感じて眠れなくなったり、食欲がなくなったり……と悪化の一途をたどりやすい状態にあります。

鉄は、心の安定に役立つ神経伝達物質であるセロトニンやドーパミンの生産、体力や気力の源となるエネルギーをつくるミトコンドリアを動かすためにも必要不可欠です。（P38）実際、うつやパニック症状に悩む方の多くが、血液検査をすると「フェリチン」の値が低い傾向にあります。これは、潜在性の「鉄欠乏性貧血」という可能性を表しています。

ですから、4月の心の健康のためにもうひとつ大事なことは「肝血虚」の改善策として、鉄分（レバー、たまご、イワシ、煮干し、小松菜、ヒジキ等）を補うこと。

そして、鉄分の吸収を高めるためには、先ほども登場しましたが、ビタミンCを含む野菜を一緒にとっていきます。

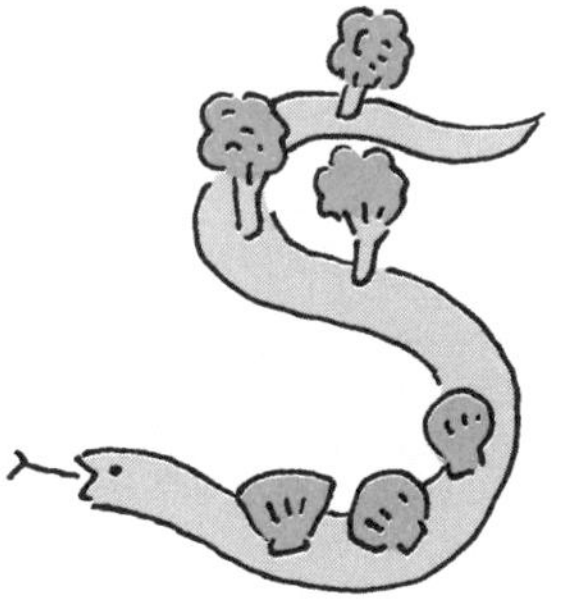

◆100が目標！ フェリチン30以下は危ない

貧血を診断するときは、ヘモグロビンの値を見ます。しかし、鉄不足かどうかを判断するときには、フェリチンの値を見ます。

フェリチンは、からだに維持されている鉄の量を表し、100ng/mℓ以上が正常とされています。フェリチンが30以下の場合は重度の鉄不足！

しかし、生理のある20～40代ごろの女性の7、8割はフェリチンが30以下であるといわれています。

鉄不足は、ダルさ、イライラ、元気がない、頭痛、パニックなどの不定愁訴の原因となります。

とくに女性は、人ごとと考えずに注意しましょう。

4月の +レスキュー

「ヘム鉄」の食材をとろう

鉄には、「ヘム鉄」と「非ヘム鉄」があります。ホウレンソウ、小松菜、ヒジキなどといった野菜は、鉄分が豊富だとよく耳にしますよね。これらには非ヘム鉄が多く含まれています。しかし、からだへの吸収を考えるとヘム鉄と非ヘム鉄とでは、ヘム鉄のほうが5、6倍も吸収がよいのです。**ヘム鉄は、レバー類、赤身の肉、シジミ、アサリなどに多く含まれています。**

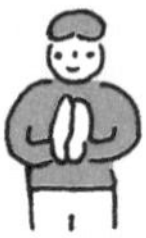

4月の からだ知識

開脚しながら、脇腹を伸ばしてみよう

ストレスがたまると、筋肉がかたまりやすくなって血行が悪くなったり、呼吸が浅くなったりします。肝臓はみぞおちの右下のほうに位置していますが、肝臓に負担がかかっているときには、その周辺の筋肉も収縮しやすくなります。そこで、血行が滞りやすい股関節を開脚しながら、脇腹も伸ばす動きをします。できるだけ開脚して座り、片手をまっすぐ天井に上げ、息を吸います。そのまま上げた手と逆サイドにまっすぐ上体を倒していきながら息を吐き切ります。これを左右10回ずつくり返します。血行が改善し、脇腹が伸び、肝臓を始め内臓の周りの筋肉がほぐれます。

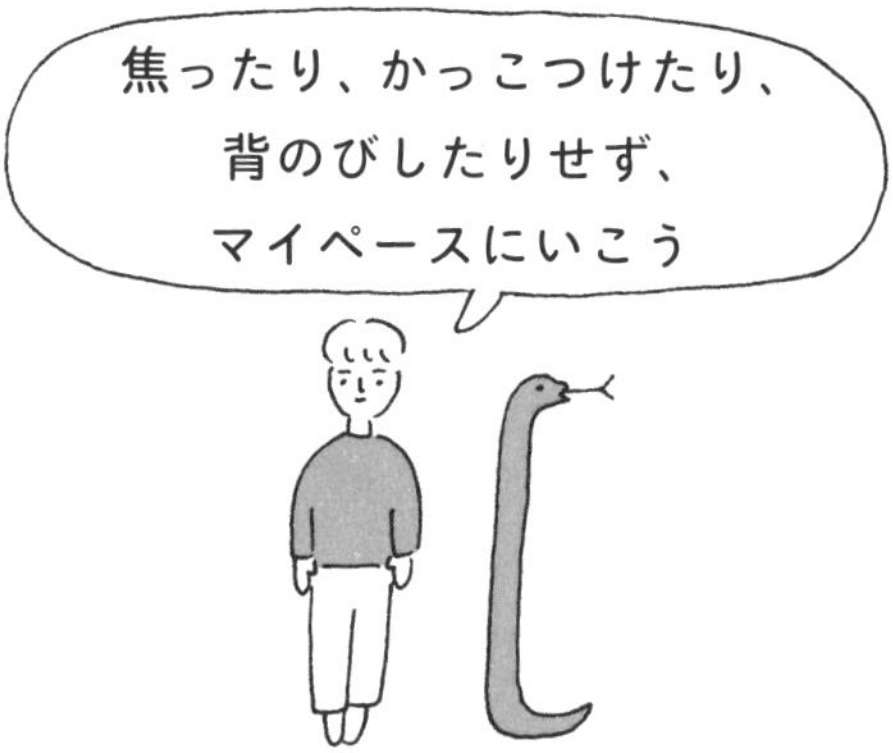
焦ったり、かっこつけたり、
背のびしたりせず、
マイペースにいこう

環境が変わることも多いこの時期は、「スマートで頼りがいのある人に見られたい」という気持ちが、強くなることがあります。

でも、慣れないタスクや責任が重くのしかかり、自分の思い描いたものと現実はかけ離れ、焦りと不安で押しつぶされそうな気持ちになることもあるでしょう。また、完璧を目指すことが好きな人ほど、理想と現実の差が大きくなっていくにつれてストレスとなり、自分を苦しめます。

4月は、1年の中でも、とくに自分に甘くし、失敗も多めに見てあげることが、理想に近づく近道となります。

焦りや不安から開放され、自分のペースを取り戻す

調理が簡単な鉄分×緑のビタミンC食材で心を落ち着ける

新年度が始まりました。目標を立てて、それを達成できる1年にしたいですね。新年度とはいえ、気候は容赦なしに変化します。「菜種梅雨」の影響を受けての気圧や気温の変化に加え、環境の変化で緊張しやすいこの時期は、「肝」が弱るため、心が萎縮したり、せっかちになったりと、気持ちが先走ることが多くなります。現代人の持病ともいえる慢性的な鉄不足から、小さなことも、自分の中では大きな問題として、大げさにとらえてしまうことがあります。**冷静に考えれば、目の前のことを一つひとつたんたんとこなすしか方法はないはずなのに、焦りや不安を感じて眠れなくなり、食欲がなくなり……と、悪化の一途をたどりやすい状態**でもあります。慣れない環境の中、これではぐったり疲れてしまいます。

そこで、4月1週目の食薬プログラムでは、繊細な心をやわらげる鉄分とその吸収をアップさせるビタミンCを一緒に食べて、「肝血虚」の症状をおさえ、安定したメンタルを目指しましょう。からだに吸収しやすいヘム鉄でありながら、安定したコスパで使い勝手のよい食材から始めていきます。

お風呂に沈んで叫んでみよう

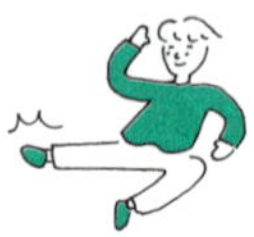

全力で叫ぶと、思いっきり息を吐き出すことになりますから、からだに自然と酸素がたくさんとり込まれて、気分がスッキリし、イライラが落ち着きます。ただ、日常的に全力で叫ぶと迷惑なので、お風呂に入ったときに水中で叫ぶようにすると、近所迷惑になりませんよ。

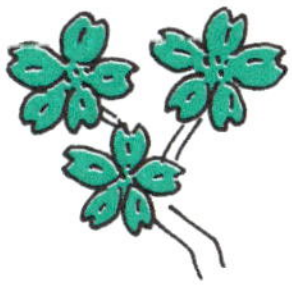

第1週目

4/1→4/7

◆今週食べるとよい食材◆

ひき肉（どのお肉でも！）

豚、牛、鶏、羊など、どのお肉にも鉄分は多く含まれています。なかでも、4月は**野菜と混ぜ合わせて調理がしやすい**ひき肉をとり入れていきます。

餃子、ハンバーグ、ミートローフ、ミートボール、ピーマンの肉詰めなど、ひき肉メニューはバラエティー豊かです。ビタミンCを多く含む野菜を一緒にとることで、鉄分の吸収効率がアップします。

「ピーマンのブロッコリー＆鶏ひき肉詰め」がおすすめです。

◆合わせて食べるとよい食材◆

ピーマン・ブロッコリー

ピーマンやブロッコリーはビタミンCが豊富な代表的な食材です。**ピーマンは、ビタミンA、C、Eが多く含まれ、抗酸化作用が高い野菜です。加熱調理をしても栄養価が変わらないというありがたい特徴があります。**とくに赤ピーマンにビタミンCが多く含まれています。

また、ブロッコリーには、ビタミンCや**肝機能改善、抗酸化作用などがある「スルフォラファン」**が含まれています。

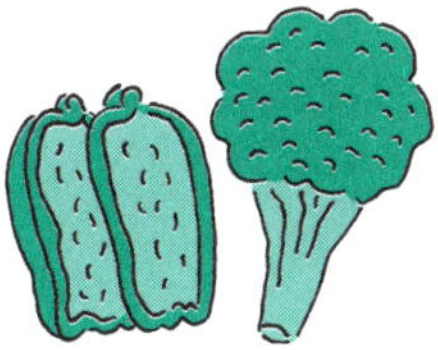

つづけるポイント

ハンバーグやミートボールは、多めに作って1食分ずつ冷凍をしておくと、忙しいときにすぐに食べられて、お弁当のおかずにすることもできます。また、ピーマンやパプリカは、そのままざくざくと切って、鉄がとれるサーモンやお刺身などとマリネ液（P231参照）であえてみましょう。漬けておけるので、多少は日持ちしますし、手間いらずの副菜になります。

◆ブロッコリーは「茎」に注目

ブロッコリーの茎の部分は、つぼみの部分よりも栄養素が豊富なので、捨てずに食べましょう。なんと、ビタミンCも茎のほうに多く含まれています。

つぼみの部分は付け合わせにして、茎をひき肉と混ぜて餡にするようにしましょう。

緊張、顔のこわばり……
脱・五月病予備軍！

「血」をつくり出す魚×肝臓を解毒する野菜で「気」の不調を改善

4月の今の時期は、日照時間が長くなってきたことで、太陽の恩恵によりつくられるホルモンやビタミンDも満ち始め、ネガティブな思考が減ってくるころです。実際、3月に比べ、気候は随分と安定してきました。

ただその分、春の特徴である「肝血虚」によるイライラ、ムカつきは、先週に引きつづき増していきますから、どうにも周りの人の行動が気になったりする傾向があります。**自分では気がつかなくても、身近な人とくだらないことでケンカをしてしまう人も多いのではないでしょうか。**

また、「肝気鬱結」による頭痛・めまい・顔の筋肉がピクピクする痙攣などの不定愁訴も引き起こされて、「うつ?」「五月病?」などと思い詰めてしまうこともあるので、注意が必要です。さらに、**肝臓の毒素処理能力の低下から、脇腹や背中などに移動する痛みを感じることもあります。**

そこで4月2週目の食薬プログラムは、つづく「肝血虚」の改善のために鉄をとること。さらに、「肝気鬱結」をやわらげ、心とからだの毒素を排泄し、気のめぐりを改善する香味野菜を食べましょう。

絵を描いてみよう

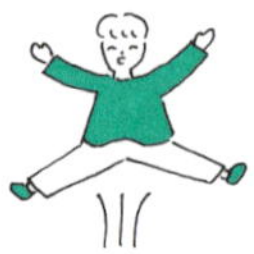

動物や植物の絵などなんでもよいので、手帳の空きスペースなどに、1日1つ絵を描きましょう。クリエイティブな行動は、うまい下手にかかわらず、ストレスを軽減してくれます。

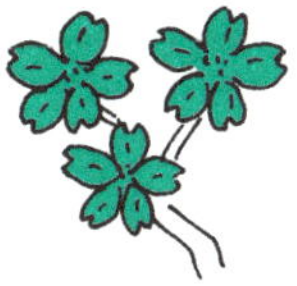

第2週目

4/8→4/14

◆今週食べるとよい食材◆

サケ

「血」をつくりだす魚であるサケやサーモンには、ヘム鉄やタンパク質が含まれているので、「肝」を強くする食材です。また、赤血球の原料となるビタミンB12もたくさん含みます。

サケはもともと白身ですが、赤い色素で抗酸化作用のある「アスタキサンチン」が含まれることで、赤色になります。

ほかにもEPAやDHAなどのオメガ3脂肪酸やビタミンB群、ビタミンDも豊富に含まれています。

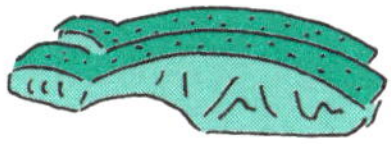

◆合わせて食べるとよい食材◆

香味野菜

ミョウガ、シソ、タマネギ、パクチー、バジルなどの香味野菜には、肝臓の毒素の排泄を助ける働きがあり、「肝気鬱結」を解消する気をめぐらせる働きがあるため、ストレス発散に役立つとされています。

簡単ですぐにつくれる「サーモンの香味野菜ソテー」は、オリーブオイルでサーモンを焼き、香味野菜と調味料をからめて、ジャッとかけるだけです。

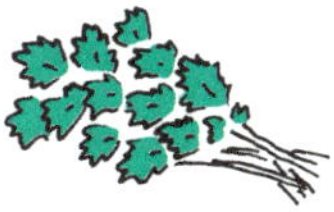

つづけるポイント

サケをオイル漬けにすると、保存がきいて便利です。サケに塩（塩麹でもOK）をまぶし、フライパンに並べ、好きな香味野菜を入れて、オリーブオイルをサケがかくれるくらいまでそそぎます。10分程度加熱します。蓋つきの容器にオイルも一緒に移し、冷蔵保存します。1週間程度日持ちするので、サケが安く、まとめ買いができるときにはおすすめです。

◆パクチー「もりもり」で！

香味野菜であるパクチーは、毒素排泄野菜として非常に優秀です。さらに、消化促進、抗菌・抗ウイルス、体臭抑制、鎮静、眼精疲労回復などの作用もあります。最近は、手軽に食べることができますが、さまざまな不調に役立つので、日ごろからとり入れたい野菜ですね。

よいこともあれば悪いこともある。ためこまずに循環できる体質に

鉄を補い、ストレスを解消する野菜×漢方食材で肝臓と腸から心の毒を出しきる

気圧や気温の変化も落ち着き、過ごしやすい気候がつづいているころですが、日陰や夜などにはまだ冷たい風がビューっと強めに吹いて、油断大敵であることを思い知らされます。新しいことを始めることが多い4月は、残業や会議、習いごと、説明会など、今までよりも慌ただしい生活リズムで日々を過ごしていることも。**気を使いすぎて遠慮ばかりし、自分らしくすごせていない……と思い悩むこともあるのではないでしょうか。**

この症状も、おなじみ「肝気鬱結」からくるもの。内向的で自分の考えをうまく表現できずにためこむ傾向のある人にとっては、とくに辛く出てくるものです。その症状として、**我慢のしすぎにより筋肉に力が入り、肩こり、頭痛、歯ぎしり、食いしばりなどを起こすことがあります。**またおなかが弱い人は、おなかにガスがたまっていると感じることも。このガスを処理してくれるのも、春に弱る肝臓です。

4月3週目の食薬プログラムでは、「肝気鬱結」を改善しながら鉄を補える食材をとり、我慢してしまうことによる心の負担を軽減していきます。そして肝臓や腸内から毒素の排泄をうながし、とどこおった気のめぐりをもとに戻していきましょう。

部屋にあるものを3つ捨ててみよう

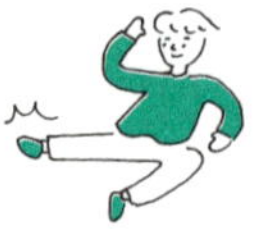

人は、自分でコントロールできない、手に負えないものが多いと、ストレスを感じます。そこで、まずは必要のないものを3つ探し、捨ててみましょう。できそうなら、明日も3つ、明後日も3つというふうに、ちょっとずつ。物を捨て、物の管理がしやすくなることで、ストレスが軽減します。

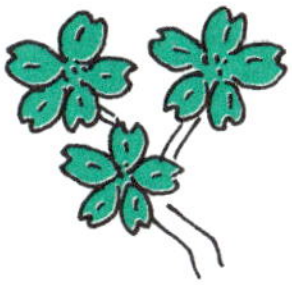

第3週目

4/15→4/21

◆今週食べるとよい食材◆

小松菜・水菜

小松菜や水菜などには、鉄が多く含まれています。カルシウム、カリウムといったミネラル類、ビタミンA、ビタミンC、ビタミンEなどのビタミン類も豊富に含んでいます。そのため、**血を補うことができるだけでなく、抗酸化作用**も期待できます。さらに、アブラナ科の野菜は、**肝臓や腸内の毒素を排泄し、気のめぐりを改善する「イソチオシアネート」も含まれています。**

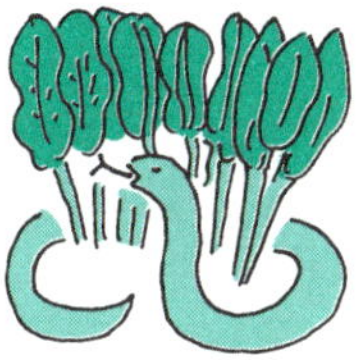

◆合わせて食べるとよい食材◆

五香粉

見たことのない人も多いかもしれませんが、五香粉は、スーパーの調味料コーナーにはたいてい置いてある、おもに中華料理に使うスパイスで、「肝気鬱結」を改善する調味料です。

この五香粉は、**ほぼ漢方薬といっても過言ではないくらいの配合で、シナモン、クローブ、八角、花椒、フェンネルなどがミックスされています。**胃腸の働きを助け、抗菌・抗炎症、腸内環境を整えるなどの作用があります。

「小松菜と豚肉の中華風炒め」など、動物性タンパク質とともに五香粉をポイントにした炒め物にして、気軽に使ってみましょう。

つづけるポイント

青菜は日持ちしないから面倒だと思うかもしれませんが、じつは、冷凍できるんです！　しかも、小松菜は冷凍すると、その細胞壁が壊れて、鉄分の吸収を促進してくれるビタミンCの吸収効率がアップしますから、ゆでるよりも、むしろ生のままで冷凍保存するほうがおすすめです。

◆おすすめの中華発酵調味料「豆豉《とうち》」

「豆豉」は、黒豆に塩を加え、発酵させてつくられています。すごくしょっぱい味噌のような風味で、麻婆豆腐をはじめ、どんな料理にも使いやすい万能調味料です。この調味料は、アミノ酸を多く含み、血糖値の急上昇をおさえたり、腸内環境を整えたりしてくれます。

心のバテが一番ツライとき「あと一息」の馬力をつける

連休前に限界をむかえる春の疲れを、鉄を含むスタミナ食材で即解決

じつは、1年の中で、ちょうどよい湿度とポカポカして過ごしやすい温度の時期は、意外と少ないのですが、この時期の気候はまさにその過ごしやすい時期がつづく地域が多いものです。ただ、大型連休を前に、なにかと詰めこみ、無理をしやすい時期です。今まで気を張ってきた人ほど、疲れが見え隠れしてくることでしょう。

ゴールが見えないとまだ我慢できるのに、ゴールがわかると心身ともに疲労は耐え難く感じ、今すぐに解放されたいという思いに変わっていくことがあります。

これも「肝気鬱結」からで、我慢しているときほど症状がきわまります。さらに、それが影響して、下痢や便秘になったり、食欲がなくなったりして、不規則な食事になることも。結果、**心の栄養ともいえる「血」が不足し、イライラする、集中力がない、気が高ぶって眠れないなどの症状がプラスされてしまう**のです。

そんな4月4週目の食薬プログラムは、鉄を含むスタミナ食材に、そのスタミナ効果を強化してくれる食材を組み合わせてとり入れましょう。お休みまであと少し！　ラストスパートを走り抜けましょう。

空いている時間に
脇腹を伸ばそう

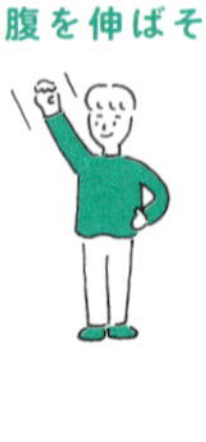

手を伸ばし、頭の上で手を組みます。肘は曲げないようにしましょう。その状態で左右に10秒ずつ深呼吸をしながらゆっくりからだを倒します。日頃、緊張してかたまっている腹斜筋と肋間筋が伸びて、からだがゆるむのと連動して、心もゆるみ、リラックスできます。

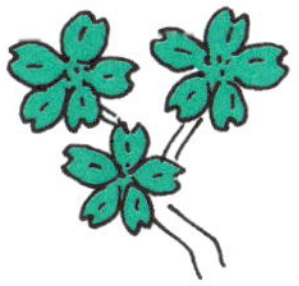

第４週目 4/22→4/28

◆今週食べるとよい食材◆

豚肉

豚肉には、「肝」の元気のもとである鉄やタンパク質、アミノ酸がバランスよく含まれています。

また、糖質の代謝にかかわるビタミンB_1も多く含まれているので、スタミナが切れやすいときにはとくに有効です。

ただし、脂が多い豚バラは、カロリーが高くタンパク質量も少ないので、腸にダメージを与えてしまいます。赤身のヒレ、モモ、ロースなどを選ぶようにしましょう。

◆合わせて食べるとよい食材◆

ネギ類

ネギ類には、ネギのほかに、ニラ・玉ねぎ・ニンニクなどがありますが、これらには共通して「硫化アリル」という成分が含まれています。硫化アリルには、①疲労回復……疲労回復に効果的なビタミンＢ１の吸収を助ける　②デトックス作用……肝細胞の解毒の働きを助ける抗酸化や殺菌作用、があります。そのため、春の疲れが出てくる今週は、ネギ類とビタミンB_1を含む食材を一緒にとると効果的です。

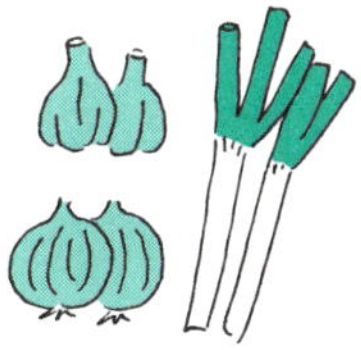

つづけるポイント

思い返してみると、豚肉を料理するときは、自然とネギ類を合わせて食べてはいないでしょうか？「豚汁」「豚肉のネギ巻き」など、レシピはたくさん見つかります。「豚肉を食べよう」と意識するだけで、豚肉&ネギ習慣は、十分つづけることができそうですね。

◆ネギのにおい対策
ネギ類を食べた後に口臭が気になることがありますが、緑茶、リンゴ、レモン、パセリ、ホウレンソウなどをとると口臭予防につながります。

最終週

4/29→4/30

4月の心とからだの振り返り

食べものは、今ではなく、未来の自分をつくるもの

5月につづく連休をとることができるなら、ストレスを解放するためにお出かけするなど、自分にごほうびをあげましょう。とはいえ、心の状態に響く暴飲暴食、夜更かし、朝寝坊は、連休明けからの「やる気喪失」や「五月病」につながります。また、体調がよくない人は、外出先での軽食の内容に気をつけましょう。

今月紹介したピーマンとブロッコリーは、鉄の吸収を促進するビタミンCに富み、抗酸化作用も高いため、活性酸素の除去に役立ち、肝臓のサポートをしてくれますから、引きつづき食べていきましょう。刹那的ではなく、未来の自分のための食材を選んでみてくださいね。

◆春に弱る「肝」にプラス【鉄】◆豚肉・ひき肉・サケ

◆春に弱る「肝」にプラス【毒素を出す】◆水菜・小松菜・ネギ類・五香粉・香味野菜

◆腸にプラス◆ピーマン・ブロッコリー・納豆・ぬか漬け

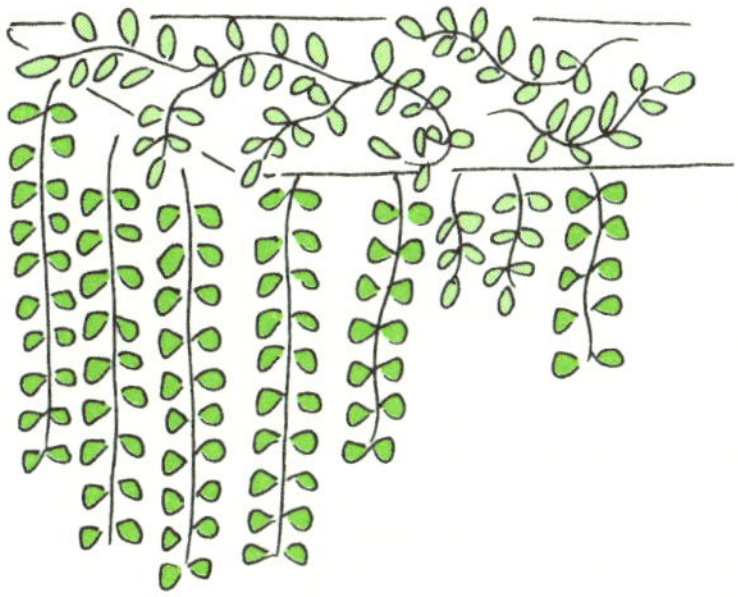
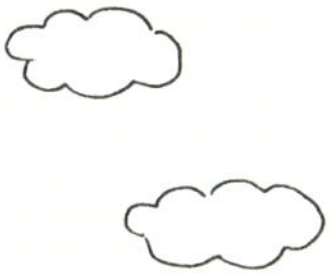
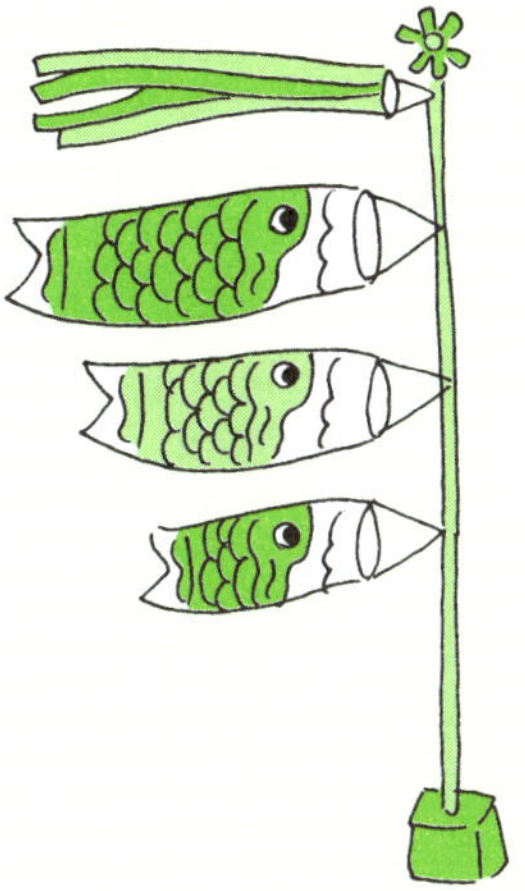

5

月

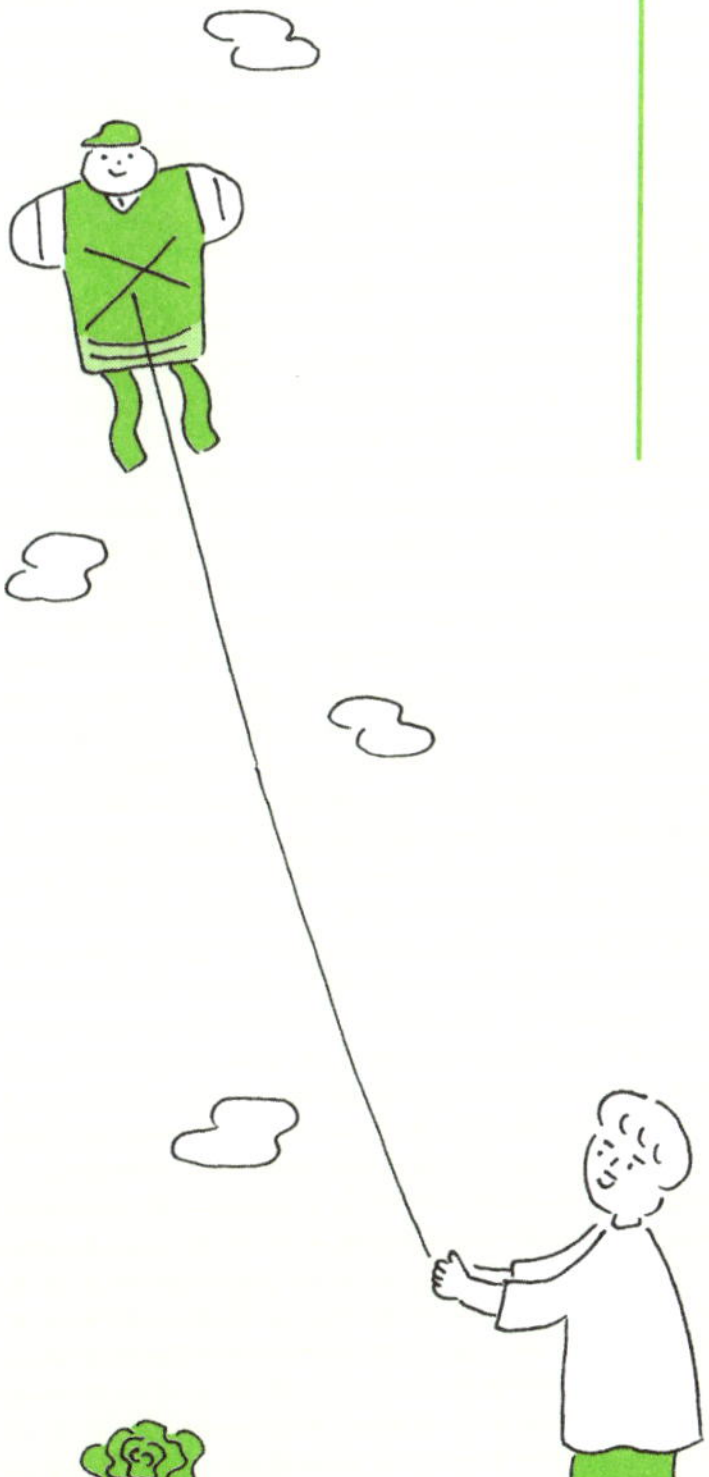
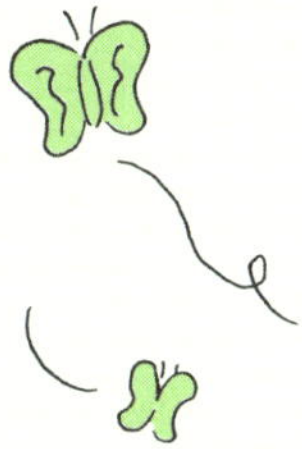

春

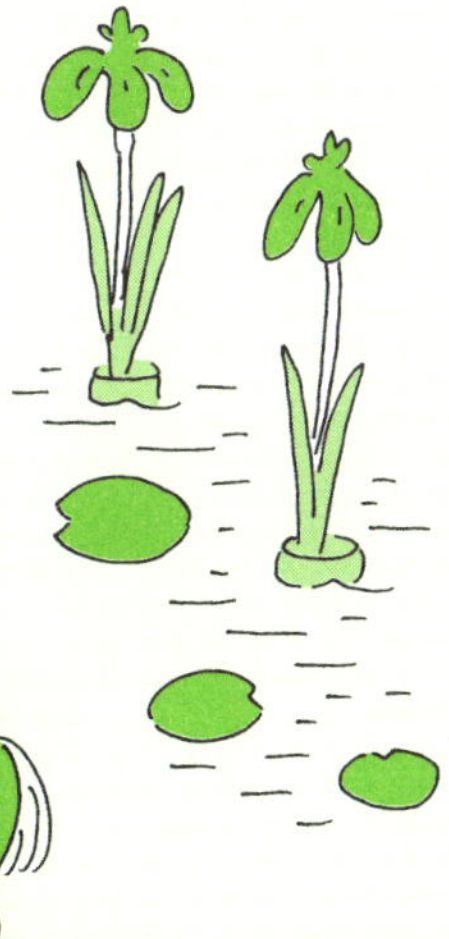
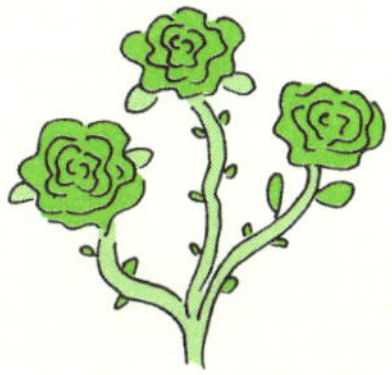
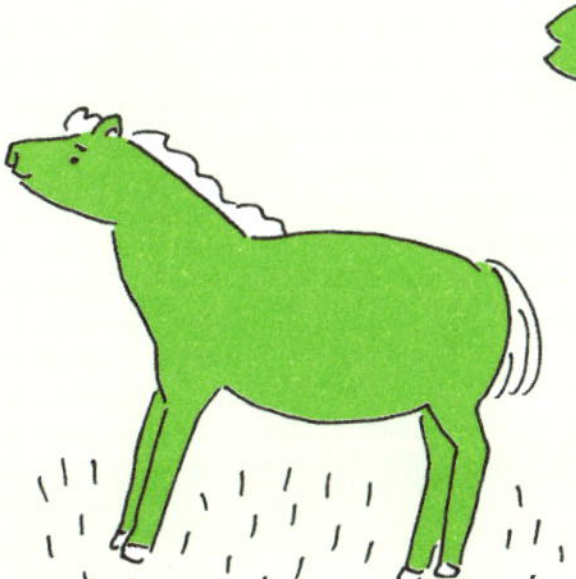

5月は、不安定な心に「スパイス」をチョイス

春は強風の季節
風とともにやってくる
不安感、不平不満、頭痛やめまい……
そんなモヤモヤをスパイスで解決

5月は、いつもよりもしつこくネガティブな感情を感じやすくなるものです。それは、おもに胃腸の炎症が原因。弱った胃腸の炎症を、スパイス・ハーブ・アブラナ科の野菜で徹底的におさえていきましょう！

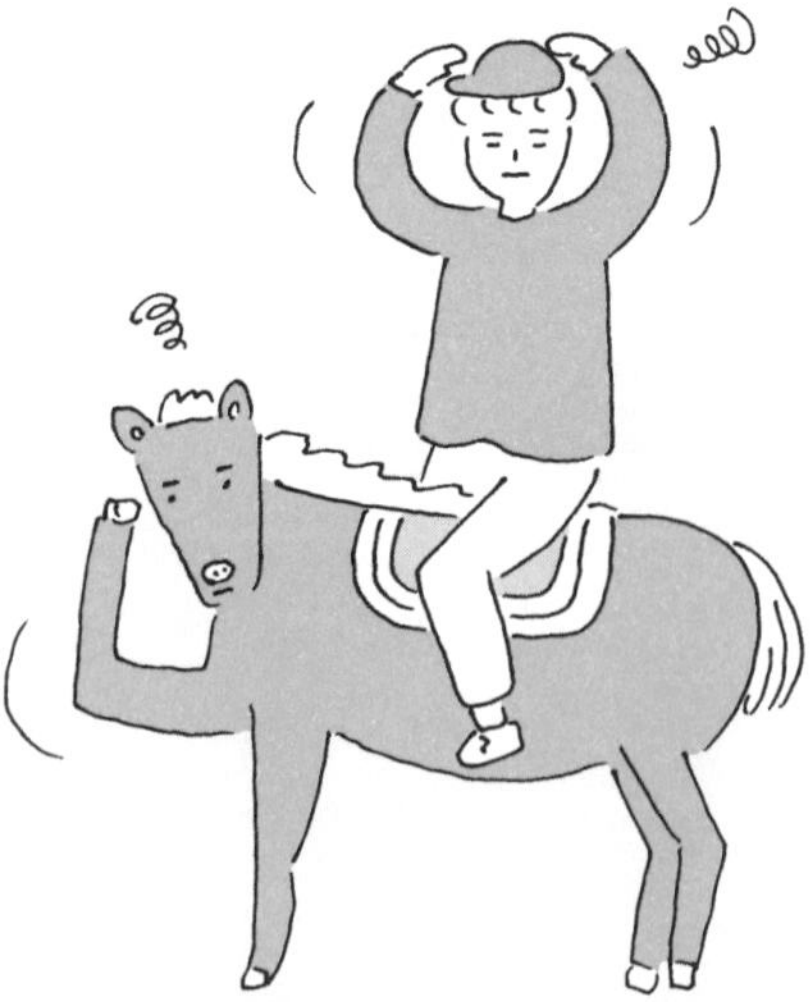

胃腸の炎症をしずめて五月病を撃退

5月は、「メイストーム」と呼ばれる温帯低気圧が、台風並みの威力をもってやってくることが多い季節です。漢方では、この春の影響を「肝《かん》風《ぷう》」と表し、「肝」が弱い人にめまいや頭痛を感じさせるものと考えられています。

これに加え、5月の連休が終わったころ、4月からの慣れない生活や忙しさのせいで食事を適当に済ませたり、連休中にいつもと異なる食生活を送ったりして、疲れ切っているのが現実です。結果的にからだのメンテナンスはあと回しになっていたかもしれません。そんな心とからだの不調は、仕事や学校などに行きたくなくなる「五月病」のような症状を感じ始めることにつながります。これを、漢方では「肝胆湿熱《かんたんしつねつ》」といい、**肝臓や胆嚢、腸に負担がかかる食事をとっていることにより、心とからだに炎症を起こしている状態**です。

この炎症が発生すると、興奮したり、イライラしたり、不安になったり、ひどく落ちこんだりと、さまざまなマイナスの感情を感じてしまいます。

からだのほうでも、下痢や便秘、吐き気や嘔吐、女性の場合はにおいが強いおりもの、顔の赤みや湿疹などとして現れることがあります。こうして、心の不調だけではなく、からだにも不快感を感じると、さらにストレスは増していきます。

マイナス思考の原因は腸内のカビ「カンジダ菌」

この5月の時期、生活に少しだけなじんだにもかかわらず、「肝胆湿熱《かんたんしつねつ》」によって心とからだが思うようにコントロールできないと、自分のおかれた状況に不平不満を感じやすくなってしまいます。この「肝胆湿熱」の原因のひとつが、腸に生えた「カビ」の存在です。

このカビを「カンジダ菌」といい、私たちのからだ全身に生息する常在菌です。からだの中でも、とくに腸内に生息しやすいという特徴があります。食習慣の悪化によりカンジダ菌が増殖すると、菌糸が伸びて腸壁に穴を開けて炎症を起こしたり、その炎症を防ぐために**副腎からコルチゾールが過分に分泌されたりと、心の疲れを増進させ、「うつ」のような症状にもつながります。**（P44）

そして、カンジダ菌は毒素として「アセトアルデヒド」を分泌します。このア**セトアルデヒドは、お酒を飲んだときの二日酔いの原因物質と同じものなので、肝臓に負担をかけます。**

それだけでは終わりません。肝臓の負担は血糖値の異常にもつながります。カンジダ菌が分泌する「アラビノース」という物質は、糖質の「グルコース」と似た構造をとりますから、カンジダ菌がアラビノースを分泌すると、**からだは「血糖値が**

◆不調のもと

「リーキーガット症候群」

食事をとおしてとった栄養は、小腸のフィルターをとおり、体内にとり込まれます。

しかし、何かしらの原因で、小腸のフィルターが壊れ、本来体内にとり込まれるべきではない未消化物質やアレルゲン、菌、ウイルス、重金属などの有害物質がとり込まれ、体内で炎症を起こしたり、必要な栄養素の吸収が低下したりするなど、さまざまな害が生じることがあります。この不調を、「リーキーガット症候群」といいます。

そして、これはカンジダ菌も原因のひとつです。

上がったんだ！」と勘違いし、血糖値を下げるためにインスリンを分泌してしまうため、低血糖状態を起こします。すると、眠気やダルさ、集中力の低下を起こします。

抗菌作用のある食べもので心のメンテナンスを

湿度が高く、カンジダ菌が増殖して、胃腸の働きが低下しやすい梅雨入り前の5月は、心のメンテナンス期間です。

やっかいな存在であるカンジダ菌の増殖を阻止するためには、カンジダ菌のエサとなる砂糖、グルテン、カゼイン、アルコール類などを控えることが必須です。

そして、食物繊維を多くとり、**腸内環境を善玉菌優位**にできると、腸内が弱酸性になるため、カンジダ菌が過ごしにくい環境になります。

抗菌作用のあるオレガノ、ショウガ、ニンニク、ショウガ、ワサビ、コショウ、トウガラシ、コリアンダー、シナモン、クローブ、クミン、ターメリック、バジル、ローズマリー、タイム、サフランなどの**ハーブをとることも、症状改善に役立ちます。**

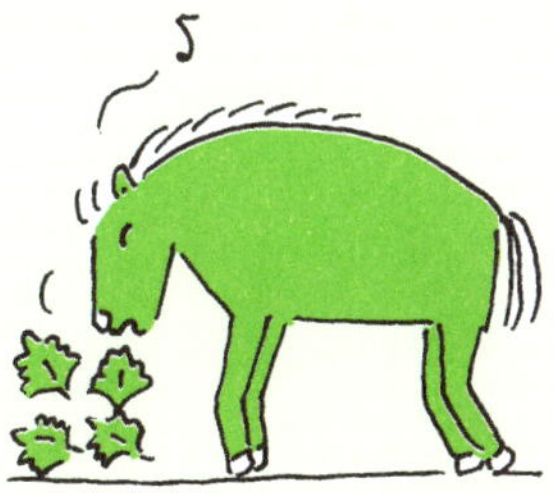

5月の＋レスキュー

カンジダ菌をはじめ「リーキーガット」には消化補助食品を

暴飲暴食、食品添加物、ストレス、グルテン、カンジダ菌など、さまざまな原因で腸内に炎症が起こります。そのため、腸壁を保護したり、抗炎症、抗菌・抗ウイルス作用などがある「消化補助食品」を食べていきましょう。

消化補助食品とは、キャベツ、昆布、オクラなどです。

5月のからだ意識

「肝風」対策のためにツボ「風池」を押す

春の強い風が吹く時期に最適なツボは、「風池《ふうち》」です。首の後ろの左右のうなじから髪の生え際のほうに指でたどったときに凹んでいる部分です。ここを、ゆっくり両手の親指で、10秒程度、「イタ気持ちいい強さ」で押しましょう。

頭がスッキリとして、めまい、頭痛、眼精疲労などといった「肝風」による症状がやわらぎます。

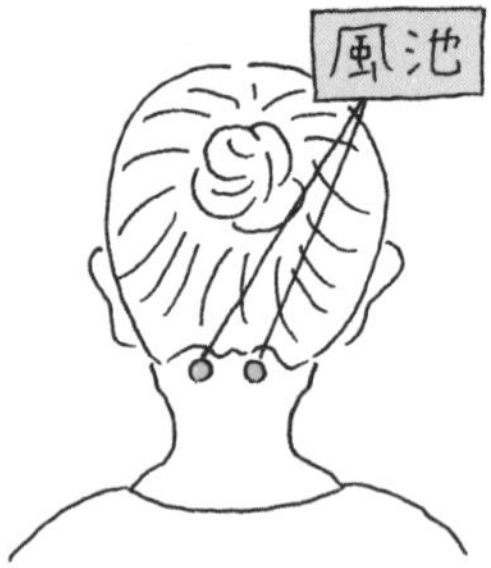

ネチネチ長引く心の問題は
腸内から改善しよう

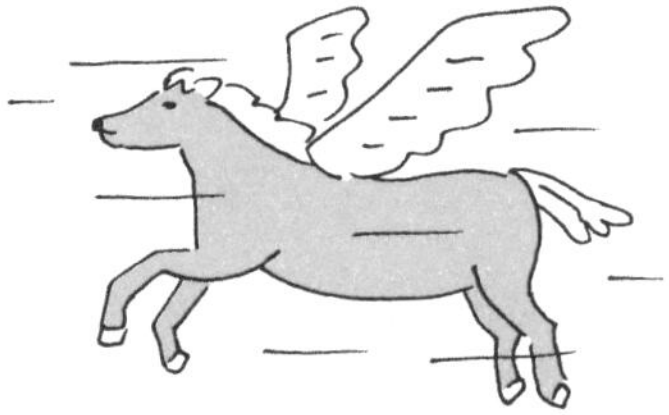

今月は、4月から引きずっている不安感や不満感などのストレスをとり除き、6月から長期的に始まる湿気の多い季節に備えるための月です。

4月からの心の不調をここでストップさせないと、ずるずると次に気候が落ち着く秋まで引きずってしまう可能性があります。

「5月病かも」と少しでも思ったら、まずは腸内環境を荒らすカンジダ菌の大好物を食べるのをやめて、抗菌作用のある食材や、腸壁を保護する食物繊維をとることです。からだから解決してみると、いつのまにか心がスッキリするはずです。

ざわついた心をしずめ、心を平常運転に戻す

アブラナ科の野菜×心の栄養たっぷりビーンズで気のめぐりを整える

日本の多くの地域で、街並みは桜色から新緑の鮮やかな色に移り変わり、観光やレジャーに適したおだやかな気候になりました。暖かい陽気にしあわせな気持ちになる時期……のはずですが、「仕事に育児に行事に人間関係に……で、もうヘトヘト！」と、疲労困憊していることも。そんなふうに4月をハードに過ごしていた人は、この心地よいポカポカの日差しと、たまにヒンヤリした風を感じるこの時を、からだを休め、心を整理するための時間としてとらえてみませんか？

心もからだもバテてしまうと、さまざまな感情がわき上がるものですが、**無理に改善しようとせずに、「自分にはそんなふうに考える一面もあるんだな」と、少し客観的になってもいいのではないでしょうか。**なぜなら今は、我慢しすぎの「肝気鬱結」やイライラ悶々の「湿熱」が出やすい時期だからです。

腸にたまる毒素は、肝臓にも脳にも影響し、心を痛めます。からだのどこかに炎症があることで心が乱れているとしたら、それを消してあげることです。そんな5月1週目の食薬プログラムは、「湿熱」による炎症をおさえ、毒素を排泄し、「肝気鬱結」による気のめぐりを改善する野菜と栄養豊富なビーンズをとり入れます。

家ではスリッパを履かずに裸足で過ごそう

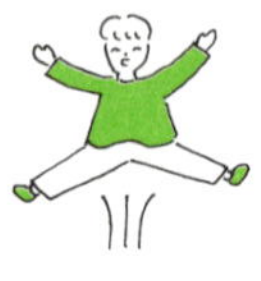

裸足で、足の指までしっかり使って歩くようにしましょう。休日に芝生の上などを素足で歩いてもいいですね。いつも靴の中で窮屈にして全身を支えている足は、裸足になり解放された状態で歩くと、ストレスの軽減や血行の改善につながります。

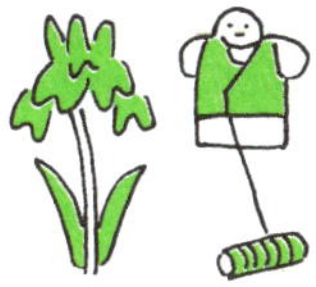

第1週目 5/1→5/7

◆今週食べるとよい食材◆

アブラナ科の野菜

アブラナ科の野菜は、心を乱す「湿熱」と「肝気鬱結」を改善します。そのため、ブロッコリースプラウト、ルッコラ、ワサビ菜、小松菜などの野菜をとりましょう。これらはすべてアブラナ科です。アブラナ科の野菜は、**セロトニンの原料となる「トリプトファン」、殺菌作用のある「スルフォラファン」を含みます。**

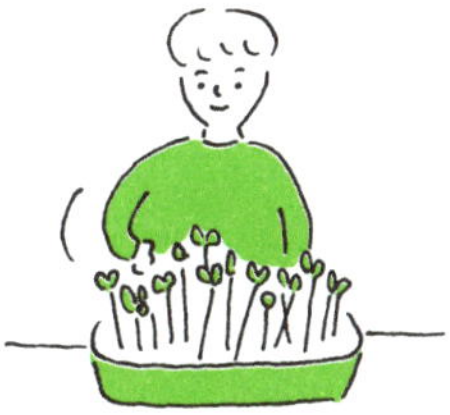

◆合わせて食べるとよい食材◆

ミックスビーンズ

心の栄養となるタンパク質、ビタミン、鉄などのミネラル、食物繊維が豊富です。混ぜるだけでサラダとしてすぐに食べられますよ！

ミックスビーンズとルッコラのサラダ

材料（2人分）

- ミックスビーンズ：1袋
- オクラ：1袋
- ルッコラ：1束
- ミニトマト：1パック
- ドレッシング（ショウガポン酢・P231）：お好みで

野菜とミックスビーンズをドレッシングであえるだけ！

つづける ポイント

スプラウトは、キッチンガーデニングでタネから栽培すると便利です。一度収穫してから、再栽培することもできます。葉物野菜はキッチンペーパーでつつみ、ジッパー付きの袋に入れて、立てた状態で冷蔵保存すると長持ちします。葉物野菜はみなこの方法で保存できます。

ガタガタと崩壊した生活を頭と心から立て直す

腸と心の炎症をおさめる薬味×整腸食品

春の特徴は、強い風です。ポカポカ陽気に癒されると思ったら、突然の「春の嵐」を感じることもあるでしょう。この春の風が強いときは、漢方でいう**「肝風」の状態で、誰かがなにか言うと、批判されていると感じたり、言い返したくなったり、すぐ怒りたくなったり、不眠症状が出てきたり。頭痛やめまい、のぼせなども起こすと**考えます。

さらにゴールデンウィークのお休み明けで、「気持ちはイヤイヤ、からだは必死！」という毎日を過ごしている人は、お休みのときの夜更かし癖だけを引きずっているということもあるでしょう。スマートフォンやPCを眺めての寝不足がたたり、休日はお昼まで寝てしまって……のくり返しでは**心の安定にかかわるコルチゾールとセロトニンの分泌にも影響し、心がさらに落ち込む負のスパイラル**になっていきます。（P35、60）

そんな5月2週目の食薬プログラムは、先月からたまる不摂生による「湿熱」と「肝風」などによる心の炎症をおさえるとともに、生活リズムを整え、腸の中からスッキリさせることで、心の健康を復活させましょう。そのために、抗菌作用をもつ薬味と腸内環境を整える食材をとり入れていきます。

両足の指をぜんぶ
ひらいてみよう

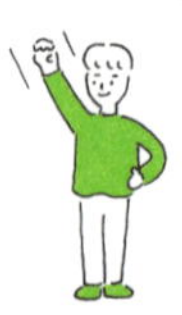

心に不調を感じるときにおすすめです。気分転換になるだけでなく、心臓から一番遠い足の指を動かすことで血行が改善し、リラックス効果が期待できます。

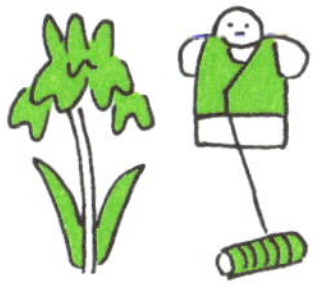

第2週目 5/8→5/14

◆今週食べるとよい食材◆

薬味
(ショウガ・ニンニク・コショウ・トウガラシ・ワサビ)

これらの薬味は、家庭に必ず、どれかひとつはあると思います。「湿熱」「肝風」から守ってくれる食材です。抗菌作用が高く、カンジダ菌などによる腸内での炎症をおさえることで、結果的に心の炎症もおさめてくれます。

ニンニクやショウガ、ワサビなどは、チューブや冷凍などで常備できて、いつもの料理に加えるだけなので、三食とることも可能です。薬味生活は、6月までつづけてみましょう。

◆合わせて食べるとよい食材◆

切り干し大根

切り干し大根は、食物繊維やアミラーゼ、ジアスターゼをたっぷり含むため、消化器系の働きをよくし、便秘の改善にもつながります。

また、ビタミンB群が代謝を促進し、葉酸やカルシウム、亜鉛、マグネシウムなどが、慢性的に疲れや不調を改善してくれます。

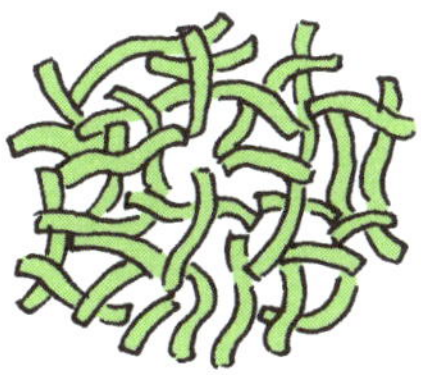

切り干し大根、エノキ茸、油揚げのきんぴら

材料

◆切り干し大根：30g
◆エノキ茸：1束
◆油揚げ：4枚
◆鰹節：30g(3つかみ)
◆白ゴマ：大さじ3
◆ショウガ：2かけ
◆醤油、みりん、酢：各大さじ2

作り方

1 切り干し大根を100cc程度の水に浸す。
2 油揚げを一口サイズに切り、から煎りする。そこに、エノキ茸を2cmくらいに切って加えて炒め、酢を加える。
3 切り干し大根をキッチンバサミで2cm程度に切ってから(2)に加え、醤油、みりんを加えて少々炒め、火を止める。
4 ショウガのすりおろし、鰹節、白ゴマを加え、混ぜる。

◆アブラナ科の野菜

アブラナ科の野菜の種類は豊富です。キャベツ、ブロッコリー、ブロッコリースプラウト、小松菜、水菜、白菜、大根、カブ、カリフラワー、ワサビ、ルッコラ、ケール、パクチー、クレソンなどがあります。抗炎症、抗酸化作用があり、ガン予防にも役立つ「イソチオシアネート」を含みます。

◆エノキ茸はダイエット食材！

エノキ茸は脂肪の吸収をおさえ、脂肪の分解を促進するので、食生活が乱れている人にぴったりの食材。また、上のレシピを片栗粉でとろみをつけてあんかけにしたり、チーズをのせて焼いたり、たまごと混ぜてたまご焼きにしたりと、さまざまなアレンジを楽しむことができます。

これ以上、心を悪化させない！ 心と腸をコーティング保護

攻めと守りが大事！ 腸の炎症をおさえながら、Wで腸壁と心を保護する食材を

ポカポカなどとは言っていられないほどの真夏日を観測することもある今週は、暑さを感じて、からだの中にイライラ、ネチネチ、悶々とする「湿熱」からの悩みが出てくる時期でもあります。この「湿熱」があると、感情があふれ出しやすくなります。そしてその発散は、悪習慣へ。**夕食後に甘いものやスナック菓子をつい食べてしまう、テレビやSNSを見ながらのお酒やうたた寝がリラックスタイムに欠かせない、という方は要注意**です。これらは腸内のカンジダ菌を増殖させたり、腸壁を傷つけることで「湿熱」を増やす行動です。

「湿熱」を増やさないためには、お風呂でリラックスし、寝る前のブルーライトは極力避け、ソファ仮眠をとることなく、ふとんでしっかり眠ること。とくに入眠後、90分は疲労をとりのぞくためにもっとも有意義な時間です。うたた寝で睡眠のリズムを乱すと疲労回復の効率が下がってしまいます。

そんな5月3週目の食薬プログラムは、「湿熱」をこれ以上増やさない食事を。炎症をおさえ、胃腸の働きを整えて腸壁をじょうぶにし、これ以上、腸から心に対する害が拡大しない食材をとり入れましょう。

キャベツの千切りの特訓を！

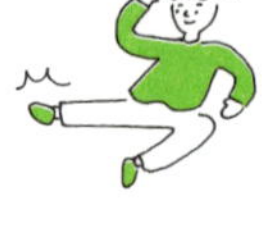

千切りのように無心で繰り返す単調な作業は、ストレスの緩和につながります。

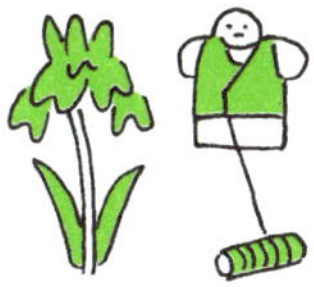

第3週目

5/15→5/21

◆ 今週食べるとよい食材 ◆

キャベツ

キャベツもアブラナ科の野菜で、炎症をおさえる働きがあります。さらに、胃腸の粘膜の再生や胃潰瘍にも役立つビタミンU（キャベジン）、ビタミンKを豊富に含んでいます。また、ビタミンCもキャベツの葉2、3枚程度で1日の必要量をとることができます。

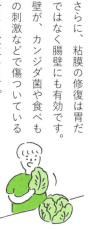

さらに、粘膜の修復は胃だけではなく腸壁にも有効です。腸壁が、カンジダ菌や食べものの刺激などで傷ついている場合にも役立ちます。

◆ 合わせて食べるとよい食材 ◆

昆布

昆布は傷ついた腸壁の保護に役立ちます。昆布には、水溶性食物繊維やミネラル、ヨウ素が豊富に含まれています。

その中でも、「アルギン酸」や「フコイダン」などの食物繊維は、キャベツ同様に傷ついた胃腸の粘膜を保護してくれます。

昆布は塩昆布でもOKです。たとえば、キャベツの「塩昆布あえ」などは、手軽にできる副菜メニューですよ。

つづけるポイント

キャベツはカットされたものではなく、1玉で購入してみましょう。外側から1枚ずつはがして使うほうが、日持ちがするからです。芯を取り除いたあと、そこにキッチンペーパーを湿らせたものを詰めてから冷蔵庫で保存しましょう。お料理するのが面倒だったら、ただ1、2枚はがして、お味噌につけてバリバリ食べるだけでもOK！

◆とろろ昆布が便利

とろろ昆布は、なんだか昆布ではないような見た目ですが、昆布を糸状に削ったものです。ミネラルやアルギン酸、フコイダンなどの食物繊維も豊富で、腸内環境を整えます。

また、昆布は出汁に使うイメージが強く、そのまま食べることに抵抗がある方も、とろろ昆布だととり入れやすくなるでしょう。

もちろん、アミノ酸が豊富なので、よい出汁も出ます。そのため、たまご焼きや炒め物などの味付けとして、調味料のように使うこともできます。（P193）

きたる「ジメジメ」に備えて心を整える

梅雨入り前に、腸内のカビ対策と消化補助食材で心の準備は万端！

昼

夜の寒暖差はほとんどなく、昼間は少し汗ばむくらいの日がつづきます。

本来、気候による自律神経の乱れの少ない時期ではありますが、心の状態はいかがでしょうか？「5月病」とはいいますが、5月は気候が安定していてほどよく暖かく、過ごしやすく、草木も美しいごほうびのような1ヵ月なんです。そして、来月の6月には湿度が上がり、ジメジメとした自律神経を乱しやすい気候になります。そのため、5月は、4月の新しい環境での心の疲れをとり除き、6月から秋までの湿度の高い環境に心を適合させるメンテナンス期間です。漢方では、湿度が高くなると消化の働きをする「脾」が弱りますが、**今、イライラしたり、落ちこんだりして、「湿熱」をためこんでいると、6月から始まる「脾」が弱る季節に、今以上に心の状態を悪化させてしまいます。**ただ、これは、食べものや消化が原因になっていることが多いため、防ぐことができます！

そんな5月4週目の食薬プログラムは、消化の働きを整えて、梅雨のナイーブな季節に備えること。腸内での悪玉菌の増殖をおさえ、消化を助ける食材をとり入れて梅雨直前のメンテナンスをし、来月のおだやかな心をつくりましょう。

毎朝、鏡で舌を見てみよう

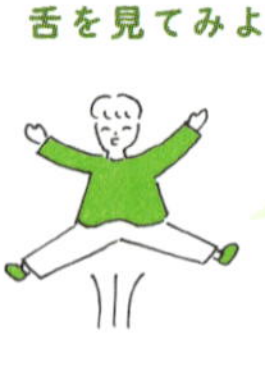

舌に苔が多くついているときは、胃腸に負担がかかっているか、食べ過ぎているときです。苔の色が黄色くなっているときは、イライラしたりアレルギーなどの炎症が起こりやすくなっています。苔は、白くうっすらつく状態が理想です。また、舌自体の色が白いときは、心の栄養が不足しがちな証拠。思考や集中力が低下しやすくなります。また、舌が腫れぼったいときには、手足や全身に重ダルさを感じ、むくみやすいときです。

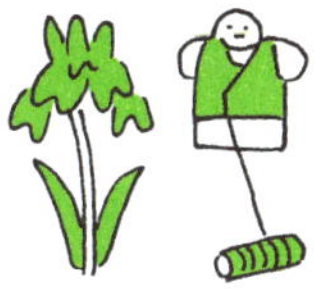

第4週目 5/22→5/28

◆今週食べるとよい食材◆

フェンネルシード

漢方では、フェンネルは「茴香《ういきょう》」と呼ばれ、「理気」作用といって気滞を改善する働きがあり、おなかの張り、食べ過ぎ・飲み過ぎ、のどのつかえ、腹痛などをとり除くときに使われます。そのほか、抗菌や、からだを温める作用が強く、冷えによる症状を改善し、むくみやダルさにも効果的です。「安中《あんちゅう》散《さん》」という胃薬にも含まれています。

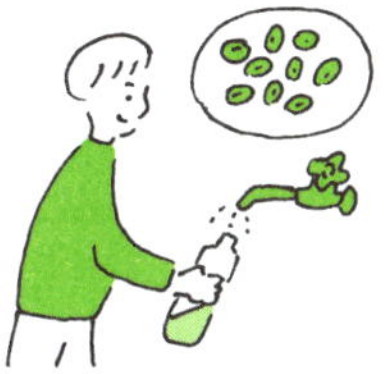

◆合わせて食べるとよい食材◆

大根・カブ

大根やカブなどのアブラナ科の野菜には、腸や肝臓の炎症を改善し、結果的に心を整える働きがあります。含まれる「イソチオシアネート」には抗菌作用が、「ジアスターゼ」には消化を助ける働きもあります。

そんな大根やカブを使って、フェンネルのピクルスを作ってみましょう。左のフェンネルシード水とお酢を1対1にし、好きなスパイスを入れて一煮立ちさせ、大根やカブのほか好きな野菜とともに保存容器で漬けたらピクルスが完成します。

つづけるポイント

フェンネルシードは使い方が難しいイメージがあるかもしれませんが、スーパーでも販売されています。おすすめは、水に入れるだけで簡単に作ることができる「フェンネルシード水」です。寝る前に2Lのペットボトルに、フェンネルシード大さじ2杯程度と水を入れて放置し、冷蔵庫に入れるだけで、翌日フェンネルシード水ができます。

◆漢方薬でも使われる食材

漢方は、もともと食事の延長として存在していました。よく漢方薬としても使われる食材をご紹介。

・シナモン（桂皮《けいひ》）
胃腸の働き、風邪の症状、血行不良の改善などに。一般的には、食品としてお菓子や飲みものに使われています。

・クローブ（丁子《ちょうじ》）
おなかを温め、しゃっくりを改善する漢方薬に使われています。ハーブとしては口臭予防に。

・シソ（蘇葉《そよう》）
咳止め、風邪の症状などに使われています。お刺身のつまとして殺菌のために使われることも。

・山芋（山薬《さんやく》）
下痢を止めたり、体力をつける漢方に。とろろご飯などで、山芋はなじみのある食材です。

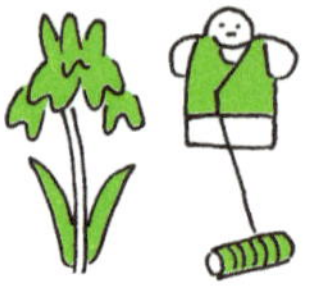

最終週

5/29→5/31

5月の心とからだの振り返り

梅雨前の「カビ対策」が強い心をつくってくれる

5月は、連休をきっかけに緊張の糸が切れてしまうことも。一度、切れてしまったものを、もう一度気合を入れて再スタートさせるのは至難の技です。

このまま湿気の多い6月に入ると、漢方的には、消化の働きをする「脾」の働きが低下する時期になります。そのため、天候により心やからだの状態が左右されることもあり、心の修復どころか「6月病」とも呼ばれる適応障害を感じることもあります。

そこで優先すべきは、気候の変動もなんのその、消化の働きが低下しないからだをつくること。今月の食材にあったキャベツや、次の食材を、湿度が高い雨空の時期にも意識して食べつづけましょう。

◆春に弱る「肝」にプラス◆アブラナ科の野菜・薬味
フェンネルシード・ミックスビーンズ
◆腸にプラス◆キャベツ・カブ・昆布・切り干し大根

6月

春から夏へ（長夏）

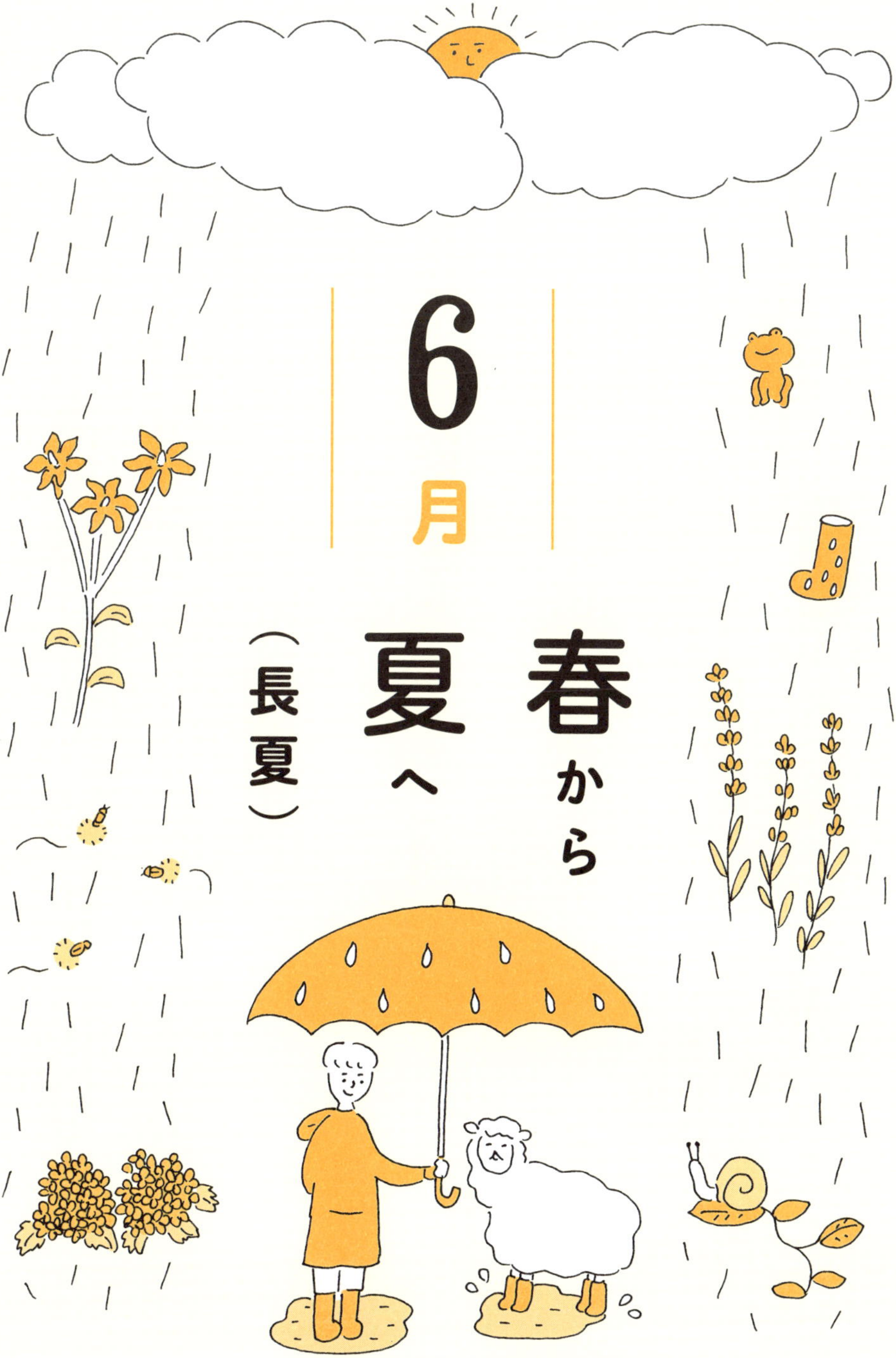

6月は、執着しているものをやめて、心の負担を解放

心の安定のジャマをする、依存的で、余分なものを抜き、心とからだの大掃除

季節が夏へと移り変わり、
たくさんの不安定な気持ちが生まれる月。
心は内向きになり、考え過ぎたり、
自分を責めてしまうことも。
今月は、栄養を加えるのではなく、
心とからだの毒を増やさないことが重要です。

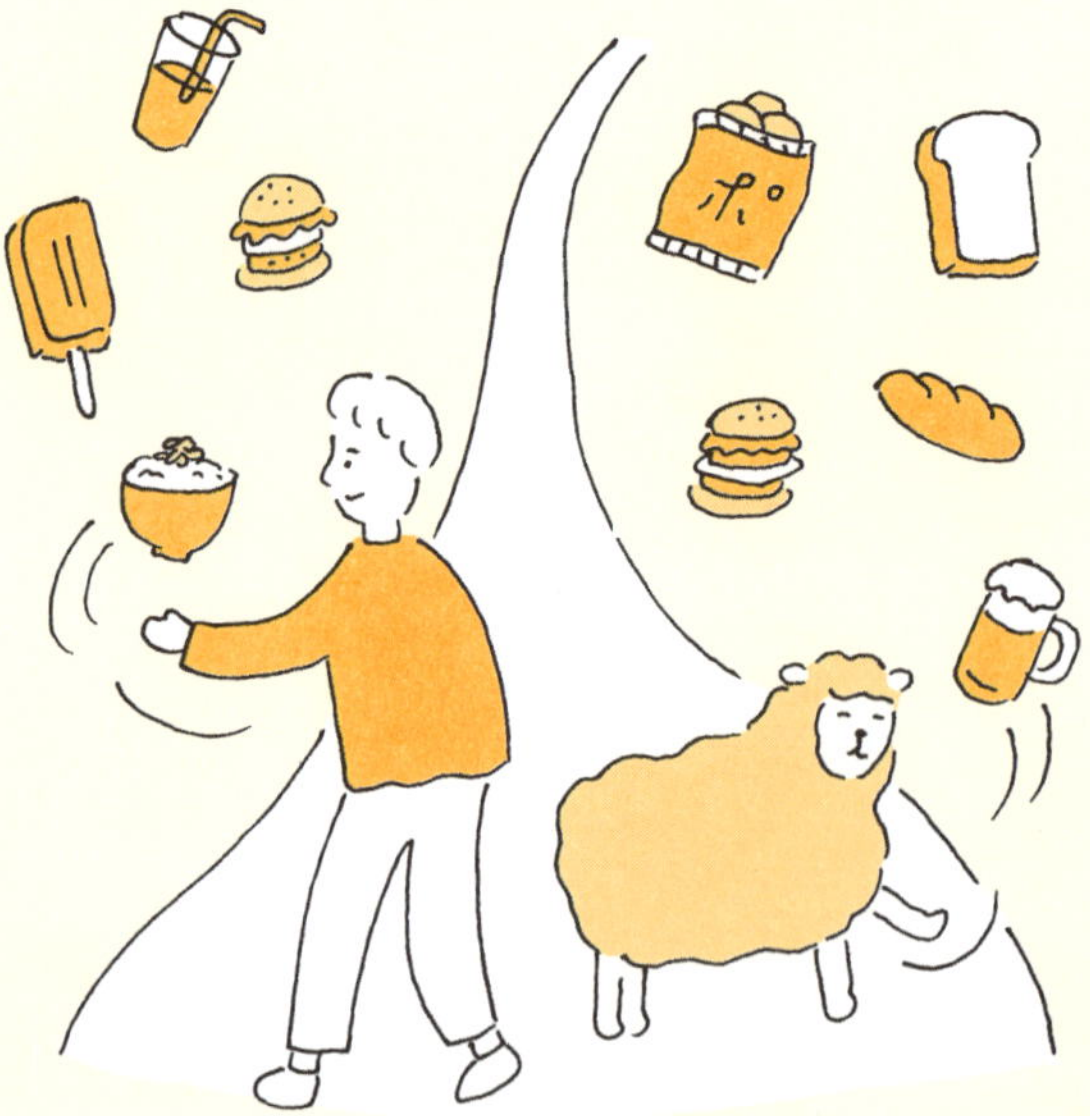

ジメジメとした湿気は胃腸に負担をかける

6月は、太陽がいちばん高い位置にのぼり、日中がもっとも長く、夜が短い「夏至」をむかえます。太陽の位置から考えると夏への変わり目ですが、初夏の気候は長つづきせず、梅雨前線が日本列島に停滞します。カラッとした夏ではなく、気圧の変化が激しくジメジメとした「梅雨」の季節になります。

気圧の変化が多く湿度が高くなると、自律神経が乱れて胃腸の働きが低下したり、雲が増えて日照時間が短くなるため、心は少し内向的になりやすい時期です。

漢方で考えると、春、夏、湿気の多い長夏の3種類の季節が重なるため、さまざまな不安定な感情を抱く月です。それぞれ春は「肝（怒りやすい）」、夏は「心（不安感・不眠）」、長夏は「脾（考えすぎてしまう）」の3種類の臓器に負担がかかりやすくなり、それら特有の感情を感じやすくなります。（P25、28、30）

とくに、消化の働きをする「脾《ひ》」は、湿気の多い季節に弱りやすく、そこが痛めつけられることによって消化機能が滞り、心の栄養素であるタンパク質、鉄分などのミネラル、ビタミンB群などを吸収しづらくなるため、くよくよと考えこんだり、自分を責めたりしやすくなります。理由はないのに不安感を強く感じる、考えすぎてなんだか眠れない……などといった症状も感じやすくなるでしょう。ここでなにも対策をしなければ、梅雨が明け、台風が過ぎ、湿度が下がる秋までの長い間、心はバテたまま、不調はつづいてしまいます。

6 口にするものの「偏り」を減らすだけで、心を乱す炎症をおさえられる

月は、まずは、今までなんとなく継続的に食べている「偏った食」をやめてみましょう。

そうすることで、消化器系にかかる不調が軽減し、栄養の吸収がよくなったり、からだに炎症が起こりにくくなりますから、心が安定していきます。

「私は偏食なんてないし、バランスよく食べているのに！」と思っていても、じつはなにかしら偏愛している食習慣があるものです。

たとえば、コーヒーを日に何杯も飲んだり、煮物や照り焼きにちょっとこくを足したくて砂糖やみりんを加えたりなど、**思い起こせば無意識の習慣となってしまっているものはないでしょうか？**

心の不調を感じれば感じるほど陥りやすい、よくない食事法があります。

それは、心に簡単に満足感を与えるホルモンである「ドーパミン」を分泌させる

食事です。ドーパミンを分泌させる食事には、依存性があります。

つい食べ過ぎたり、お酒を飲んだり、チョコレートを食べたり、ラーメンを食べたり、コーヒーを飲んだりすることをなかなかやめられないのは、ドーパミンによる依存性のせいです。

からだに悪影響を及ぼす食べ物を継続的に食べると、弱っている消化機能はそれを受けとめかねて、より心の不調が進行していってしまいます。この胃腸の働きが低下し、からだに炎症が起きている状態を、漢方では、「脾胃湿熱《ひいしつねつ》」といいます。

簡単に気分転換やストレスが発散できるからと、ドーパミンを発生させる食事に頼っていると、なかなか急にはやめることができず、心の状態はさらに悪化していきます。長期的に見ると、デメリットしかありません。

消化器系へのダメージが減ると、湿気の多い時期の悪い影響も受けにくくなるので、考えすぎたり、自分を責めるようなこともなくなります。

ということで、今月は、何かをプラスして心の状態を整えるのではなく、心に負担が大きい依存性があるものを、思い切ってやめてみることで、対策をとっていきましょう。

◆ドーパミンとは?
ドーパミンは、目的に向かってやる気を出し、行動し、達成し、そのごほうびとしての快楽を得るために必要なホルモンです。つまり、本来は、自分の努力によってごほうびがもらえるものなので、食べものに頼ってまっては、ドーパミンを出してしまっては、意味がありませんよね。

「いつか、大きく成長したい」そんな野望を少しでも持つ方は、集中力、クリエイティブな能力を生かすために、ドーパミンを簡単に出す食事をやめて、6月をすごしてみるのはどうでしょう? 新しい世界が見えるかもしれません。

6月の
＋レスキュー

甘味を砂糖でとるのをやめる

6月の行動で気をつけたいのが、「甘味」です。お砂糖をとることによって起こってしまう炎症を避けることが重要です。糖質のとりすぎにより、余った糖と体内のタンパク質が結びつき炎症を起こすことで、脳にも影響し、神経細胞にダメージを与えてしまいます。（P45）

そこで、今月料理で甘味を加えたいときには、オリゴ糖を。

また、砂糖（ブドウ糖、果糖も）を含む甘い飲食物はやめましょう。野菜ジュースや栄養ドリンクにも、意外と多くの砂糖などの甘味料が使われています。栄養をとっているつもりが、糖質過多になっていることがよく見受けられます。

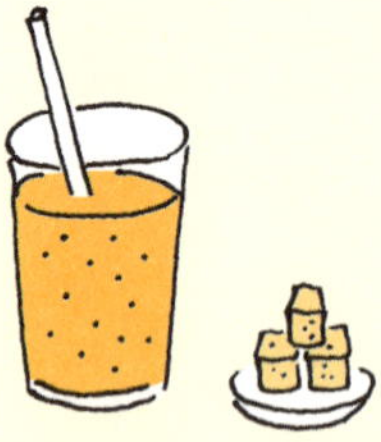

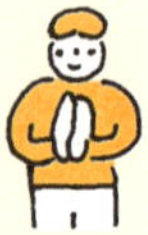

6月の
からだ知識

首の後ろをシャワーで30秒温める

お風呂で、首の後ろの部分を少し熱めのシャワーで30秒温めましょう。首の後ろには大きな動脈が通っていて、動脈を通る血液が温められることで血流が改善し、疲労回復、リラックス効果、肩こりの改善が期待できます。

◆オリゴ糖の選び方

オリゴ糖は、「ラクチュロース」がおすすめです。腸内で善玉菌であるビフィズス菌を増やし、有害物質であるアンモニアをつくる悪玉菌を減らしてくれます。

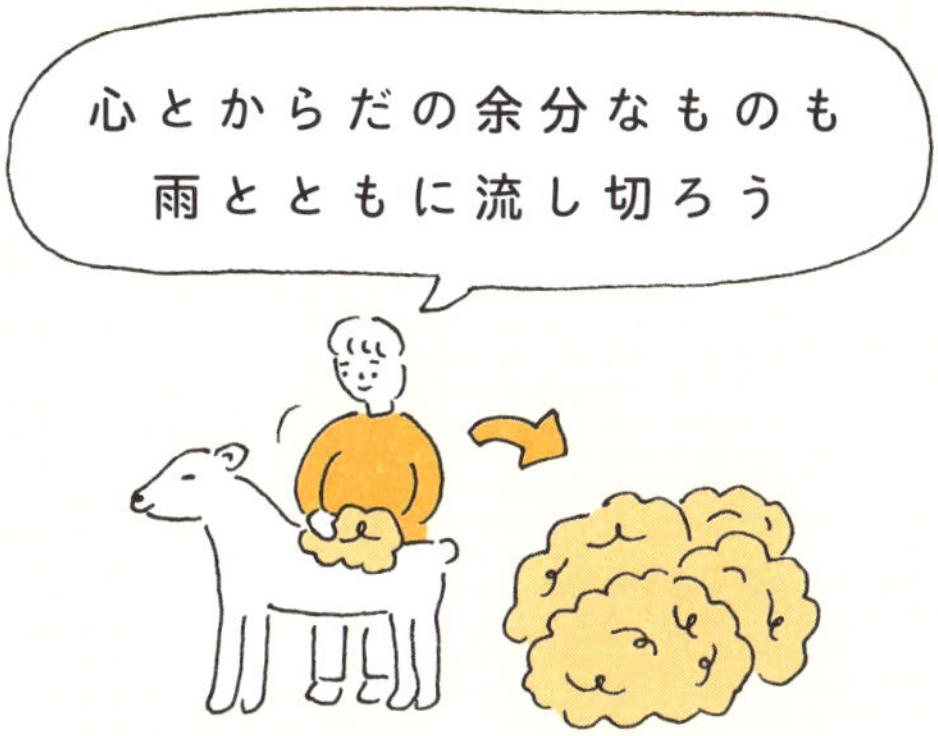
心とからだの余分なものも
雨とともに流し切ろう

余計なものを口にしないことで、週を追うごとに、どんどん頭も心もクリアになっていくはずです。

しかし、その逆もあります。一時的な感情から余計なものに依存しはじめ、週を追うごとに、どんどん頭も心も曇っていくことも。

季節の変わり目である今月は、今後の心を決める大事な分岐点になります。明るい時間がつづくように、正しい道を選択していきたいですね。

そしてこの機会に、滞っている人間関係や仕事、悩みごとなどに向き合い、一つひとつ自分にとってよい状態になるようにスッキリさせてみましょう。

◆おやつに甘いものが欲しいときはナツメを

ナツメは、「大棗《たいそう》」とよばれるクロウメモドキ科の生薬として漢方では使われています。似たドライフルーツにヤシ科のデーツがあります。どちらとも「血」を補い気持ちを落ち着かせる働きがあるとされています。成分的には、ミネラルと食物繊維が豊富に含まれています。ドライフルーツは、一般的にからだによさそうに見えて、砂糖がたっぷりまぶされていることが多いのですが、デーツは砂糖がまぶされている商品はほとんどありません。選ぶのが簡単なのも、メリットのひとつです。

一番負担のかかるものから、大掃除をスタート

「小麦」をやめて「低糖質＆高タンパク」に

6月の始めの週は、春の名残りで心もからだもスッキリとせず、とくにイライラが落ち着かない中、本格的な湿度の高い暑い季節に移り変わっていく過渡期です。

外に洗濯ものを干せなかったり、一週間の中で雨の日が多くなってきたりと、家や会社の中でも湿気による不快を感じることが増えていくうちに、漠然とした不安感、焦りを感じるかもしれません。

漢方では、湿気の高い季節に入り、「脾」つまり消化器官に負担がかかり、心は悩みやすく、手足には重ダルさを感じる季節とされています。さらに、天候が悪化すると頭痛やめまいを感じやすくなります。この不快な特徴は、残念ながら9月ごろまでつづきます。

そこで、6月1週目の食薬プログラムとしては、**少しでも早く「脾」の特徴がなくなるように「やめること」を第一歩**とします。まずは、身近で効果の出やすい「小麦」から始めていきましょう。この時期は必要なものをとるよりも、最初に余分なものを抜くだけで、心と頭がかなりスッキリするはずです。ダルい、やる気が出ない、頭が重いといったことが、徐々になくなっていきますよ。

30分早く起きよう

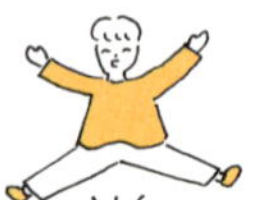

いつもより30分早く起きてみましょう。早起きは三文の徳といわれていますよね。朝に自由時間ができるようになると、寝る前にあれこれ明日の準備をする必要もなくなり、早寝できるようになります。また、早く起きることにより交感神経を刺激するため、午前中から集中して活発に活動できるようになります。

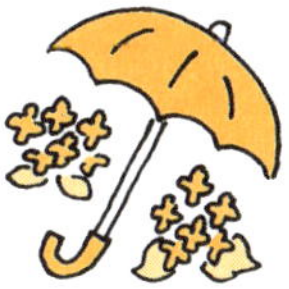

第１週目
6/1→6/7

◆ 今週やめる食材 ◆

小麦

心を乱す炎症を起こす食材の中で、最も身近である「小麦」を含む食品をやめましょう。小麦を含む食品には、パン、麺類、ピザ、シリアル、粉物、焼き菓子、カレーやシチューのルーなどがあります。

小麦粉には、「グルテン」という物質が含まれています。この**グルテンは、腸の粘膜に炎症を起こしたり、食欲を増進させ中毒性をもたらす**といわれています。また小麦の摂取と同時に、血糖値の急上昇が起こり、心が乱されやすくなります。

◆ 代わりに食べたい食材 ◆

米・おから

まずは、主食を小麦にしていた人は、お米に替えて和食中心にすることから始めてみましょう。和食に慣れたら、白米を玄米酵素ごはん（P215）に切り替えると、さらによいですよ。

そして、小麦をおからに置き替えるのは、より効果的です。**小麦粉と同じように使って、パンなどの焼き菓子やお好み焼きなども作ることができます。**低カロリー、低糖質、高タンパクで、食物繊維を多く含むおからは、満足感も栄養素もしっかりと補うことができます。

つづけるポイント

「小麦をやめるなんて、パン好きの自分には酷！」と思うかもしれませんが、もともとパンが主食ではない、私たち日本人。6月だけでも、パンの代わりに、おにぎり生活にすると、ずいぶん違います。このごはん生活に慣れてきたら、来週以降もつづけてみてくださいね。「どうしてもパンを食べたい！」ときは、週末のチートデイにする、おからパウダーでアレンジするなどしてみましょう。

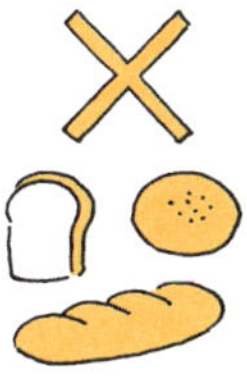

◆パン好きの方は、ちょっと注意！

市販のパンの成分を見ると、ショートニング、マーガリン、ファットスプレッドなどのトランス脂肪酸を含みます。これらは、脂質の多い臓器である脳などに蓄積しやすく、炎症を起こし、心にも悪影響を与えるものです。

モヤモヤ発散のための食をカットして心をダイエット

つい食べてしまう「高脂肪食」をやめて「小魚」をおやつに

春の名残りはすっかり消えて、日本列島の半分以上が梅雨前線の影響を受けています。蒸れやカビといった不快症状も無視できません。

このような梅雨始めの時期に「脾」に負担がかかって弱り、消化力が不十分だと、心の栄養であるタンパク質、ビタミンB群などが不足していき、よりモヤモヤした気持ちや悩みが深まっていきます。そのため、**てっとり早くエネルギーを補いたい心は、高脂肪食を食べ、エネルギーを得ながら発散しようとします。**しかしこれは、「脾」を痛めつけ、胃腸にダメージを与えるだけではなく、心の状態が悪化していく行動。食欲は脳の視床下部でコントロールされていますが、高脂肪食品ばかり食べていると負担がかかり、視床下部が麻痺した結果、さらにどんどん食べたくなってしまいます。こうして**思い通りのものを食べられたとき、満足を感じるドーパミンが分泌されるため、過食症にもつながります。**

せっかくの三度の食事も、悪い依存性でメニューを選択しては、どんなに心の栄養を補おうと努力しても無駄になってしまいます。そこで6月2週目の食薬プログラムとしては、小麦の次に依存しがちな「高脂肪食」を控えていきます。

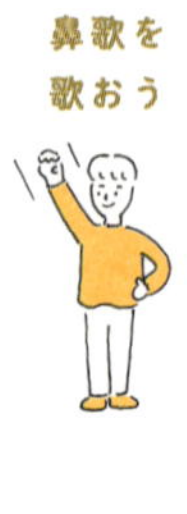

朝の身支度中やお風呂に入っているときなどに鼻歌を歌ってみましょう。鼻歌を歌うことでドーパミンが分泌されたり、リラックスすることにより副交感神経が優位になって自律神経が整ったり、鼻呼吸になることによる免疫力の向上が見込めます。

第2週目

6/8→6/14

◆今週やめる食材◆

高脂肪食品

高脂肪食品には、ピザ、チョコレート、ポテトチップ、アイスクリーム、唐揚げ、ハンバーガー、フライドポテト、シリアルなどがあります。

からだによい食べものであればまだいいのですが、基本的に**カロリーだけ高く、栄養バランスは欠けていて、からだに炎症を起こすものばかり**です。一度、高脂肪食品をやめてみましょう。

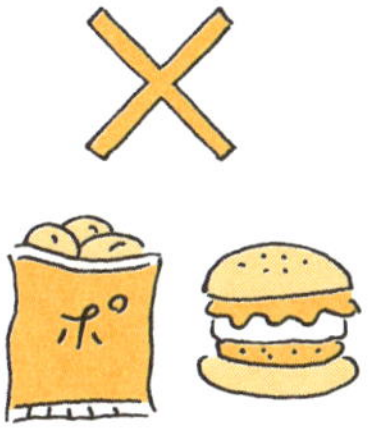

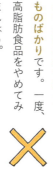

◆代わりに食べたい食材◆

小魚

高脂肪食品は衝動的に食べたくなり、外出中に購入してしまうことが多いのではないでしょうか。そんなときには、代わりに小魚を購入してみましょう。シシャモ、シラス、煮干しなどはコンビニでも売っていて、心に必要な栄養がすべて含まれています。

とくにカルシウムの量が非常に多く、ほかにもマグネシウム、鉄、亜鉛などのミネラル、ビタミンD、タンパク質も豊富に含まれています。**EPAやDHAやビタミンDなどの心の炎症をおさえる脂肪分も多く含まれています。**また、**よく噛むことで、満腹中枢が刺激されます。**

つづけるポイント

一度食べだしたら満足するまで止められなくなってしまうのが、高脂肪食品です。食べすぎてしまったときは、罪悪感を感じてストレスをためるのではなく、消化を助ける食材（P41）をプラスして食べてみましょう。徐々に高脂肪食品の比率が減り、小魚に置き換えることで心への負担が軽くなります。

◆小魚の食べ方

シラスなどの小魚は、全般的に塩分が多いので、家で食べるときには、一度熱湯をくぐらせて塩抜きするといいでしょう。

また、カリウムを多く含む野菜や海藻と一緒に食べると、ナトリウム（塩分）のとりすぎを予防できます。小魚と海藻にモヤシを合わせてナムルや酢の物をつくると、安く、カロリーオフで、大量に食べても安心かつ満足感も得られる料理が完成します。

飲んで忘れる不幸より
達成する喜びを感じよう!

「心バテ」を広げてしまうアルコールをやめて
イライラ撃退ドリンクに

梅

雨の湿度の高い時期です。「脾」が弱りながらも、もうすぐ夏至をむかえ、太陽の位置としては春から夏へと突入する時期です。ジメジメした蒸し暑さがあり、うっとおしい毎日の中、ちらほらビアガーデンが始まり、お酒を飲む習慣がない人も、この時期だけは飲みにいくこともあるかもしれません。

今週は春からの変わり目であり、「肝」が弱りやすくイライラを引きずりやすい特徴があります。その鬱憤をお酒で晴らそうとすると、肝臓に負担がかかります。アルコールは、満足ホルモンのドーパミンがてっとり早く分泌されてしまうので、心に満足感を錯覚させる働きがあります。それにより、依存したり、やけ酒をあおったりします。ドーパミンは、正しくは、努力してなにかを達成したときに、喜びで心が満たされて分泌されるもの。日常の努力の成果としてではなく、アルコールで分泌させる習慣を、今週はやめてみませんか?

6月3週目の食薬プログラムは、肝臓に負担をかけ、ダルさと依存性をもたらすアルコールを控える代わりに、「肝」の働きを助け気のめぐりを改善し、ストレスを軽くしてくれるドリンクで、身心にたまった毒素から解放されましょう。

ツボ「三陰交《さんいんこう》」を押そう

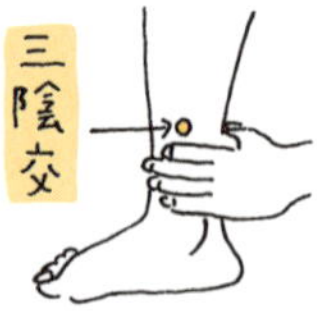

このツボは「脾経」「腎経」「肝経」の3つの経絡が交わることから「三陰交」と呼ばれています。そのため、3つの臓器に働きかけ、むくみ、冷え、ホルモンの乱れ、血行不良、消化器系の改善など、さまざまな分野の症状改善に役立ちます。内くるぶしから指4本分上がったところの骨のきわにあります。足が冷えてきたり、疲れてきたりしたときには、三陰交周辺を押してみましょう。

第3週目 6/15→6/21

◆今週やめる食材◆

アルコール

アルコールは代謝の過程で「アセトアルデヒド」という有害な物質となり、無毒化され排泄されていくのですが、アルコールを処理しきれないときには、脳に影響を及ぼします。これが「酔っ払い」の状況です。

そして、脳だけではなく、肝臓や腸にまで影響し、炎症を起こしてしまいます。ただし、お酒を急にやめると、**同様にドーパミンの分泌を促す甘いものや粉物を食べたくなることも多**いので、注意が必要です。

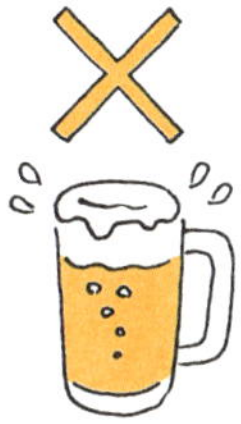

◆代わりに飲みたい食材◆

レモン汁の炭酸割り

柑橘類の香りには、気のめぐりを改善し、ストレスを緩和する作用があります。

中でも、レモンは、柑橘類の中でビタミンCの含有量がトップレベルです。**レモンに含まれるビタミンCやクエン酸は肝臓の働きを助けてくれます。**

レモン汁を炭酸で割ると、そのさわやかなのど越しがビールやハイボールのような気分になります。

ビタミンCは、壊れやすい栄養素なので、飲む直前にレモンをしぼるようにしましょう。

つづけるポイント

お付き合いでお酒を飲まなければならないときには、1~2杯までなどと上限を決め、お酒の2倍の量のお水を飲むようにしましょう。基本的に、同量の水分を目安とすることが多いですが、アルコールの度数にもよるので、多めに飲んでおくのがおすすめです。

◆レモン以外の柑橘系もおすすめ

ライム、グレープフルーツ、オレンジ、ミカンなどの柑橘系の果物は「疏《そ》肝《かん》」といって、共通して、気のめぐりを改善し、ストレスを緩和する働きがあります。また、柑橘類は血糖値の急上昇が起こりづらいため、デザートにも最適です。好きな柑橘系の果物を常備してみましょう。

心の余裕と小さなしあわせを見つける力を手に入れる

何気なく飲んでいる「カフェイン」をカット

いよいよ夏の気配が濃くなってきています。それもそのはず、夏至（6月21日ごろ）をむかえ、一年で太陽が一番高くなり、雲がないときには紫外線の影響も受けやすくなります。外に出てさわやかにピクニックを楽しめる季節からは遠ざかり、暑い日が増えていきます。とくに暑さが苦手な人は、外に出たくなくなり、日差しをあびると調子が悪くなってしまう、あるいは朝はグダグダと起き上がりたくない時期ではないでしょうか。

これは、いまだに湿度が高いので「脾」が弱りやすく、春から夏に移り変わる中で「心」が弱りやすくなっていることからくる症状。そのため、**今は睡眠が浅くなる人が増えます。**睡眠が浅くなると、よく眠れなかったことから朝方起きるのがつらくなり、午前中のパフォーマンスにおおいに支障が出てきます。

そこで、6月4週目の食薬プログラムは、ダルさをとるためについつい飲んでしまう、依存性が高い「カフェイン」を控えていきます。その代わりに、ミネラル豊富なドリンクを飲むこと。また、カフェのメニューにも、カフェインが含まれていないものは、意外と多いもの。とくに好きでもないのに、なんとなく周りが飲んでいるから流されているのなら、一度やめてみてはいかがでしょう？

レッグウォーマーをして寝よう

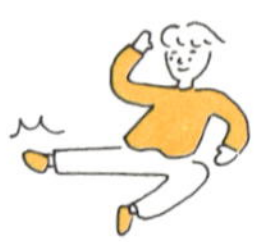

足首を温めて寝ると、睡眠中の中途覚醒の確率が下がるといわれています。また、足先からの放熱がスムーズに行われるため、深部体温が下がり、熟睡することができます。良質な睡眠をつくりだすことで、心を安定させる神経伝達物質のバランスを整えていきます。

第4週目
6/22→6/28

◆今週やめる食材◆
カフェイン

カフェインには、中毒性があります。その症状として**焦燥感、神経過敏、興奮、不眠、頭痛などの症状**があります。

カフェインは、ほどよくとると集中力アップ、疲労回復、頭痛緩和などに役立ちますが、メリットやデメリットを感じる量には個人差があります。自分の適量を知り、過剰摂取は控えましょう。

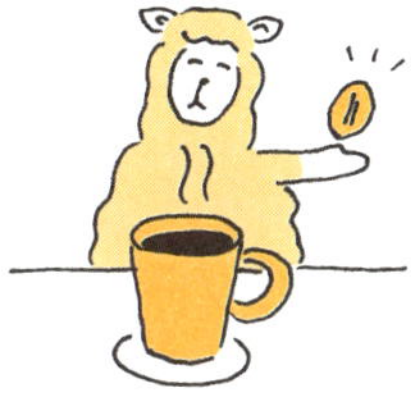

◆代わりに飲みたい食材◆
ルイボスティー

ルイボスティーは、紅茶と同じく発酵茶の一種ですが、カフェインは含まれていません。**抗酸化作用のあるポリフェノールやカルシウム、鉄、マグネシウム、セレンなどのミネラルが豊富に含まれています。**

さらには、アスパラチンという物質が含まれていて、尿酸の生成を阻害するため、痛風対策にもよいとされています。

つづけるポイント

コーヒーを飲みたいと思ったら、ルイボスティーにしてみましょう。でも、どうしてもコーヒーを飲みたい場合には、1日の量を決めておくことが大切です。気にしていないと、朝の打ち合わせ時、眠くなったとき、ランチのときにと何杯も飲みつづけ、心とからだに負担をかけてしまいます。

◆いつも外出時にコーヒーを飲んでいる人へ

今週は、ハーブティーにチャレンジ！　カフェなどでも意識して、その日の気分に合わせて選んでみましょう。

・ローズヒップティー
少し酸味があり、ビタミンCを豊富に含み、抗酸化作用があります。

・カモミールティー
甘みがあり、消化を助けたり、心を落ち着かせる働きがあります。

・ミントティー
スッキリした香りで、抗菌作用、イライラをしずめる働き、乗り物酔いなど胃の不調を緩和する働きがあります。

最終週

6/29→6/30

6月の心とからだの振り返り

一時的ではなく、心からしあわせを感じるために食べよう

日ごろ、自分が依存していたものを把握する機会となったのではないでしょうか。「もう食べなくても大丈夫！」と思ったものは、つづけてこれからも控えめに。たとえつづけられなくても、今後からだに不必要なものを認識するだけでも、少しセーブできるでしょう。

来月には梅雨が明け、本格的な夏がやってきますが、梅雨は明けても湿度は高いまま、気温が高くなり、過ごしにくい日々がつづきます。冷房での冷えもあり、肉体的にストレスフルな時期です。

今月はやめるものだけを紹介してきましたが、心とからだの土台となる鉄とタンパク質は、忘れずにとり入れましょうね。

◆この時期弱りやすい「肝」「脾」「心」にプラス◆
小魚・ルイボスティー・ローズヒップティー・ハイビスカスティー・レモン

◆腸にプラス◆キャベツ・おから・海藻

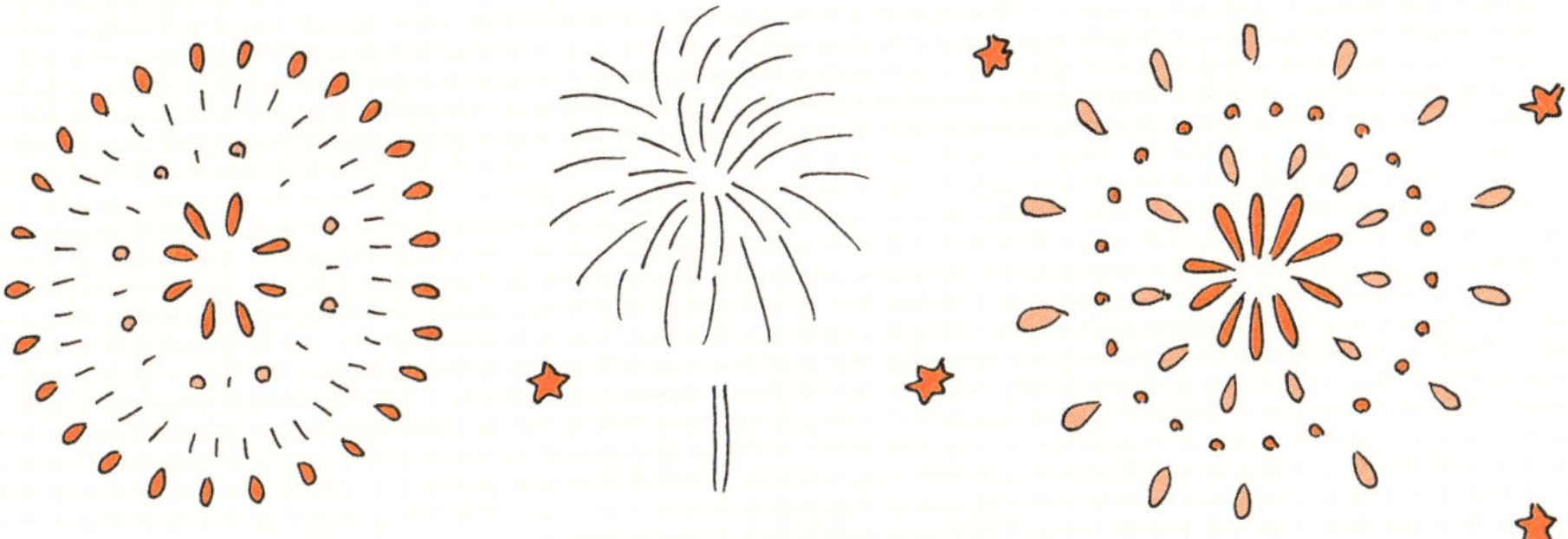

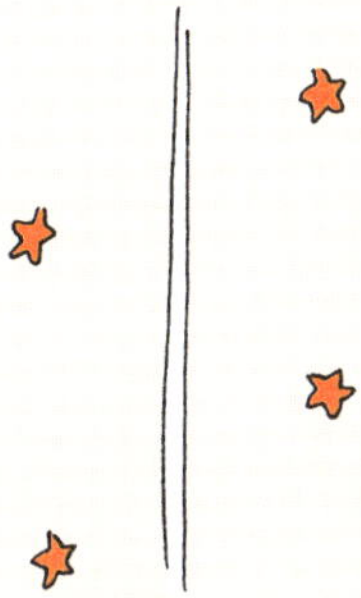

7月

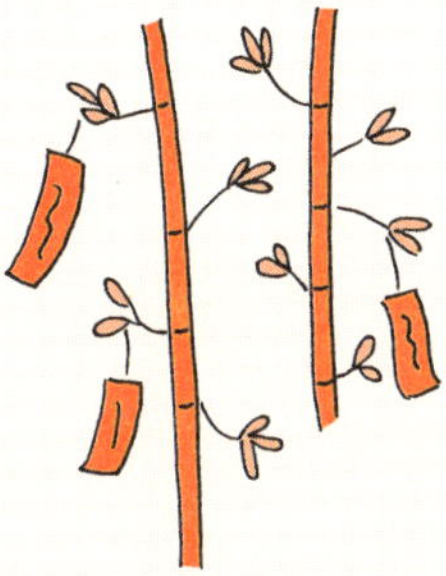

夏（長夏）

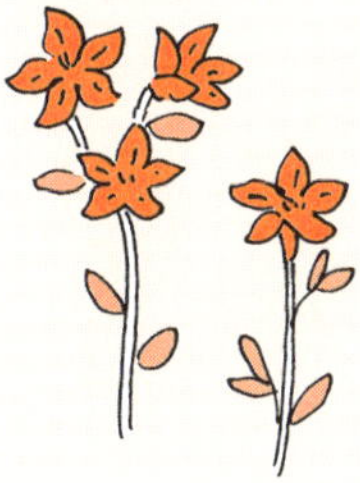

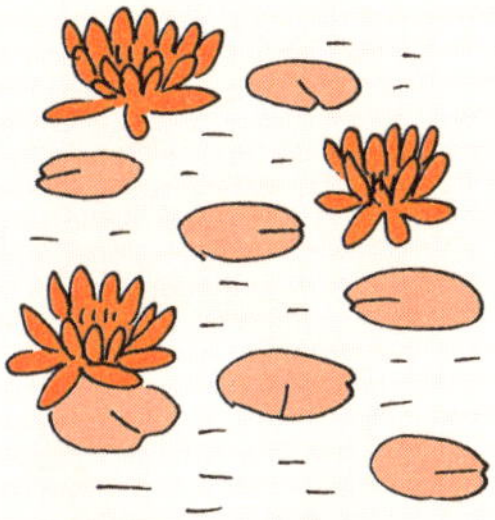

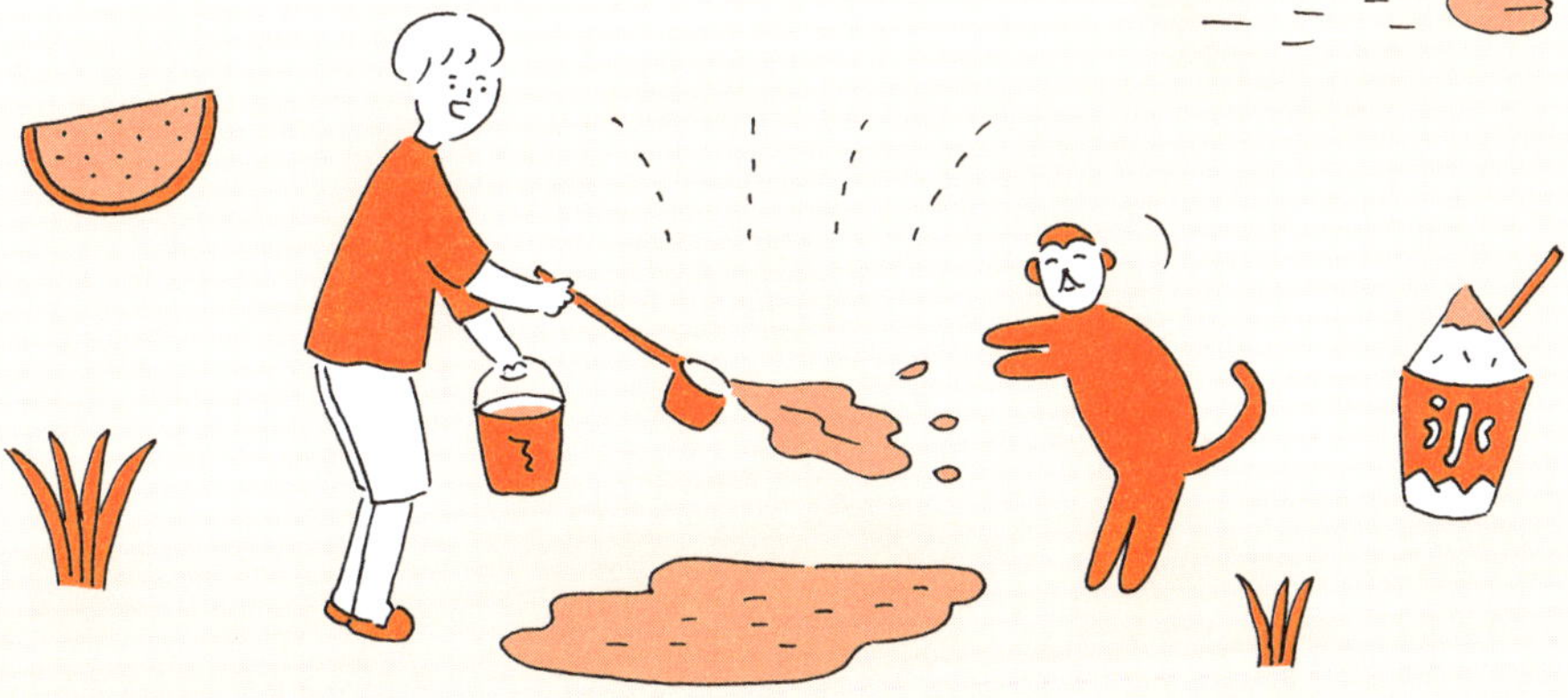

7月は、熱を冷まし、心のエネルギーを満タンに

熱を持ち、ソワソワ落ちつかない心を鎮静していく月

湿度と気温が上がり、からだに熱がこもりやすくなります。考えすぎて不安感が強くなったり、眠れなくなったり……。暑さとともに、ダルさややる気のなさがつきまとうことも。ポイントは、熱を冷ましながら、即効性のあるオイルでエネルギーをとり入れ、心をバテさせないことです。

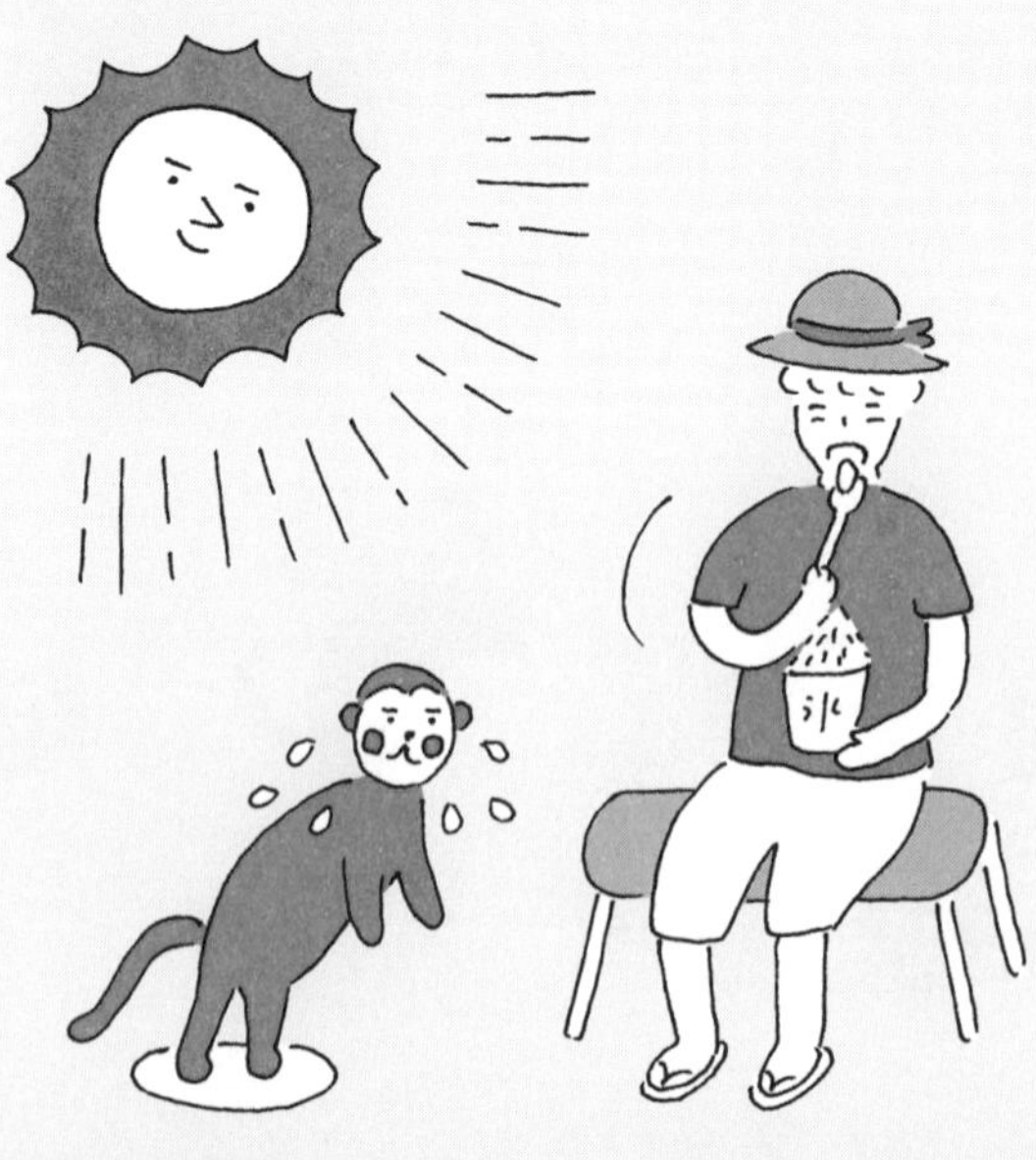

湿気と気温の上昇で「からだにこもった熱」が、心を乱す炎症の原因

7月の後半には、日本全土でほぼ梅雨が終わりますが、それまでの間は雨ばかりがつづき、非常に湿気の多い時期です。梅雨が明けるのを待ち遠しく感じていたのもつかの間、さらにたえ難い気候である夏本番へと移っていきます。

湿度に加えて気温まで上がると、暑さで汗をかいても、汗が蒸発しづらくなります。そのため、体温調節がうまくできなくなり、自律神経を乱します。その結果、胃腸の働きが低下して、からだに熱がこもった状態になります。この状態を、漢方では、「痰熱内擾《たんねつないじょう》」と呼びます。

胃腸の働きが低下し、栄養の吸収が不十分なのに、からだには毒素と熱がたまって、ソワソワしたり、不安感を感じたり、寝つきが悪くなったりと、さまざまな心の不調を感じている状態です。

また、胃腸の働きが低下すると、心の栄養だけでなく、全身を動かすエネルギーも不足するため、けだるさや、やる気のなさも感じやすくなります。

「旬の野菜」でこもった熱を冷ます

昔から梅雨の時期には、季節の食材を食べるとよいといわれてきましたが、まさにこの状況にも、夏の食材は適しています。

からだにこもった熱をとり除くには、この時期に旬をむかえる夏野菜をとることです。

そして、胃腸にダメージを与える冷たい飲みものを飲むことも、控えるようにしましょう。

一般的に、熱をとり除く食材を……と考えると、冷たいものを想像するかもしれませんが、冷たいものは胃腸を冷やし、負担をかけてしまいます。

漢方では食材の性質を利用し、胃腸を冷やさずにからだの熱をとり除くことをよしとします。

旬の夏野菜とは、モロヘイヤ、オクラ、ゴーヤ、セロリ、トマト、キュウリ、ナスなどたくさんありますので、週ごとに上手なとり入れ方を紹介していきますね。

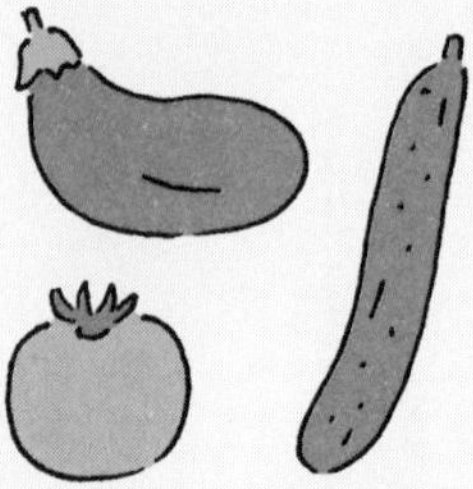

◆胃腸を動かすには冷たい飲みものはNG

内臓の温度は、37～38度程度が理想とされています。そのため、冷たい飲みものが直接内臓に入るとその機能は低下し、代謝や免疫の低下につながってしまいます。

オフィスの冷房でからだが冷えて、足にブランケットをかけたりしているのに、冷たい飲みものを飲んでいることって、ありませんか？

まずはいつもの自分の飲みもののチェック、してみてくださいね。

「中鎖脂肪酸」で効率よくエネルギーをとり、心を乱す炎症をおさえる

また、食欲が落ちやすいこの時期には、からだにとってエネルギー効率の高いものを食べることも大切です。

そのため、今月は、「中鎖脂肪酸（ココナッツオイル、MCTオイル等）」をとっていきます。中鎖脂肪酸は分解のスピードが早く、からだの中で短時間でエネルギーに変わります。

「痰熱内擾」は、熱を持ち、からだが炎症を起こしている状態ですが、中鎖脂肪酸は、エネルギー効率がよいだけではなく、菌やウイルスからからだを守ったりすることで、「痰熱内擾」をおさえる働きがあります。そのため、カンジダ菌やピロリ菌の除去に役立ったり、不調を招く炎症をおさえたりと、心を正常に保つ役割を担ってくれます。

さらに、中鎖脂肪酸は、体内で「ケトン体」という物質に変わります。ケトン体は、ブドウ糖以外で、唯一脳のエネルギーとなる物質ですから、**脳にとっても、エネルギー補給がしっかりできる超優秀食材**といえます。

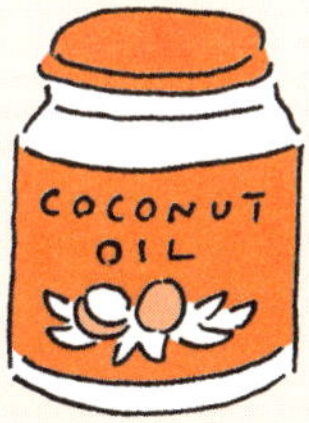

◆ケトン体とは？
脳のエネルギー源は、2つあります。それは、糖質とケトン体です。たとえ、糖質を食べていなくても、脳をケトン体が守ってくれます。糖質が足りない場合には、中性脂肪や中鎖脂肪酸からケトン体がつくられます。

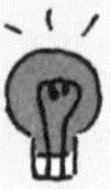

7月の＋レスキュー

ピクルスをつくる習慣をつけよう

暑い季節は、野菜が腐りやすくなるので、生野菜を食べる機会がガクンと減る人も多いようです。そこで、野菜を食べる機会が減らないように、余った野菜は、お酢に漬け込む習慣をつけましょう。ミントやショウガ、フェンネルなどの好きな薬味も一緒に漬けこむと、ヒートアップするからだを冷ましてくれます。

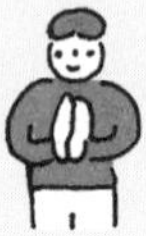

7月のからだ意識

アロマオイルでストレス対策！

五感の中でも嗅覚は、唯一脳に直接伝わる感覚です。感情にかかわる大脳辺縁系や自律神経に影響し、心地よい香りはストレスの緩和につながります。季節的にどうしようもないうっとうしさにはアロマが便利です。ストレス緩和だけでなく、選び方によってはお部屋のカビ対策、虫除けにもなります。

好きなアロマオイルと5㎝程度の紙製のリボンや付箋を用意し、それにアロマオイルを数滴たらし、セロハンテープでエアコンや扇風機の風の出口にペタッと貼るだけ。エアコンをつけるたびにストレスと部屋の環境の改善につながりますよ。

◆アロマオイルの種類
メジャーなアロマオイルの中でも、ラベンダー、ティーツリー、ペパーミント、レモンなどには、リラックス、カビ、虫除けの効果が見込めて、一石二鳥です。

夜は覚醒、日中はやる気なし。自分の取り扱い方を知ろう

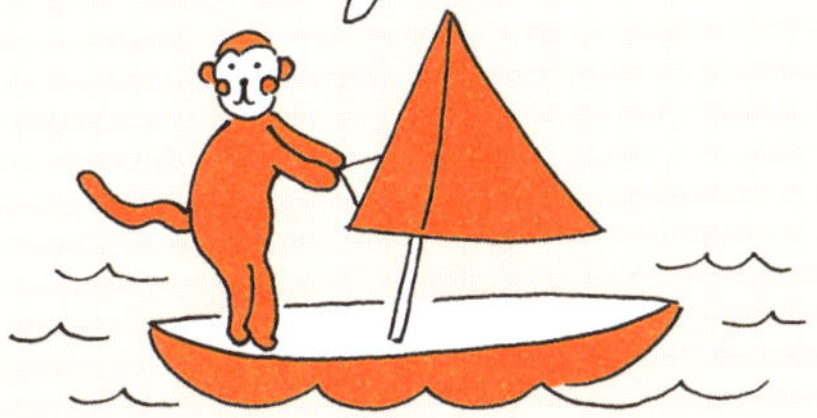

　晴れ空の中、夏のレジャーを気持ちよく楽しむことができたら、太陽がさんさんと輝く夏も好きになれることでしょう。
　しかし、現実はダルくて動きたくない、でも夜は興奮して目がらんらんと冴えて眠れない……。
　こんなふうにヒートアップした感情を夏野菜で冷まし、動かないからだにガソリンとなるオイル入れて、自分を上手に操縦していきましょう。

気ダルさを取り去り、やる気をアップさせる

7 効率よく気力がわいてくるオイル × 「ダルおも」をとる食材

7月に入りました。6月につづき湿度は高いままですが、雲が少ないときには日差しを強く感じます。雨もいいかげん嫌になってきますが、だからといって本格的に暑くなるのも困りものですよね。

湿度も気温も高いと、食材は腐りやすくなり、それを気にして手早くさっとできる料理ばかり選びがちになってくるころです。

漢方ではこの時期を、湿度の高いときに弱る「脾」と、暑い時期に弱る「心」の特徴を感じやすい時期と考えます。「脾」は先月も弱っていましたが、胃腸に長期間ダメージが加わることで、気ダルさを感じたり、注意力が散漫になって集中力が低下しやすくなったりします。

そこで7月1週目の食薬プログラムは、まず即効性のあるエネルギーであるココナッツオイルをとって、気候に負けない気力を身につけることが大切です。

また、**四肢のダルさ、やる気のなさは、全身のむくみから感じることもあります。**漢方で「水を抜く」とされる食材をとり入れましょう。

小指のツボをグリグリ刺激

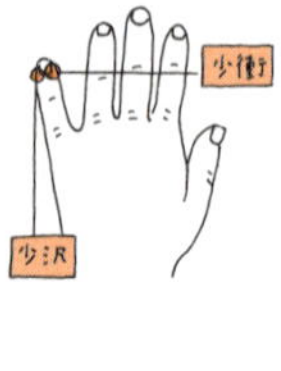

小指の爪の付け根をつまんで、グリグリ刺激しましょう。小指には「少衝《しょうしょう》」と「少沢《しょうたく》」というツボがあり、それぞれのぼせ、動悸、不安、緊張、肩こり、首のこりに効果的です。とくに少衝は、リラックス効果があり、イライラを軽減して、集中力を高めてくれます。

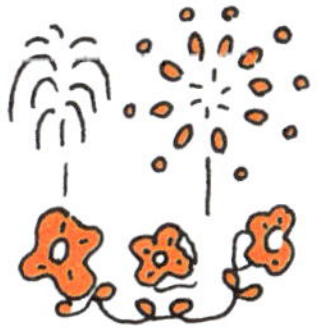

第1週目
7/1→7/7

◆今週食べるとよい食材◆
ココナッツオイル

今週は、中鎖脂肪酸のココナッツオイルを飲みものに入れましょう。ココナッツオイル（MCTオイルも可）大さじ1杯で120kcal程度あります。

この中鎖脂肪酸は、エネルギー効率がよく、**朝飲むと午前中のやる気につながります。また、抗菌作用が強いため、カンジダ菌が体内にいるときにも有効**です。

匂いに癖があるイメージがあるかもしれませんが、和食にも洋食にも、相性よく使えます。

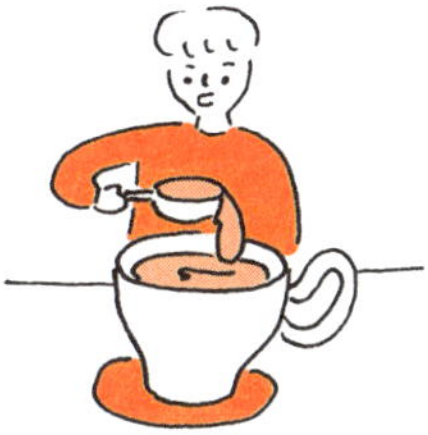

◆合わせて食べるとよい食材◆
ハト麦茶

ハト麦は、**梅雨の時期にからだにたまりやすい余分な水を抜き、ダルさやむくみを軽減**します。

別名、「ヨクイニン」とも呼ばれ、免疫を上げる働きがあるため、イボの治療薬としても有名です。

そんなハト麦を上手にとり入れるにはハト麦茶がいいでしょう。ここで一工夫。たとえば、豆乳を加えて「ココナッツオイル入りハト麦ラテ」などはどうでしょう。コーヒーと同じように、さまざまな飲み方を試してみましょう。

つづけるポイント

ココナッツオイルは固形なので、一度とかして製氷皿を使って固め直し、冷蔵庫に保存しておくと使いやすくなります。そして、できればこの習慣は次の週もつづけ、7月全体を通して行い、より心が安定する状況をつくりましょう。

◆「ココナッツオイル」と「MCTオイル」

同じ中鎖脂肪酸が入っている有名な油として、「ココナッツオイル」と「MCTオイル」があります。この2つを比べてみると、MCTオイルのほうが固まりにくく中鎖脂肪酸が多く含まれますが、ココナッツオイルのほうが「ラウリン酸」という成分が含まれているため、抗菌作用が強いという特徴があります。

ソワソワ落ち着かない心を少しのことでは動じない心に

夏のネバネバ野菜でからだの中から心を補強

梅雨前線による気圧の変化で苦しんでいる方は、梅雨明けを待ちわびていることでしょう。心とからだは「夏バテ」を感じ始め、食欲が低下し、気ダルさが増すことによって、なにかと怠けがちになります。仕事の処理能力が低下し、文句ばかり増えていく自分に嫌気を感じてしまっているのではないでしょうか。この時期は「脾」が弱ることで胃腸の働きが低下します。さらに湿度が高いせいで汗がうまく蒸発できないため、からだに熱がこもり、体温調整に苦労し始めます。蒸し蒸しして手足がダルく、動くのがおっくうになったり、ソワソワと落ち着きのなさを感じたりしがちです。

そこで、7月2週目の食薬プログラムは、**高温多湿な気候でダメージを受けた胃腸の粘膜を強化しながら、心の栄養を補う食べものを食べること。**先週のココナッツオイル習慣は引きつづき今週もつづけ、エネルギーを保ちましょう。また、消化を助けて栄養を補うことで、ものごとに動じないからだを徐々につくっていきます。ネバネバした食材には、胃や腸などの粘膜を保護する働きがありますから、こもった熱をとり除く特徴を持つネバネバ夏野菜と、心の栄養をバランスよく含む発酵食品とを合わせて、とり入れましょう。

空いてる時間に バーピージャンプ！

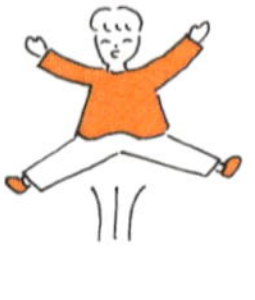

「バーピージャンプ」とは、まっすぐ立った状態から、腕立てふせの状態になり、また元に戻り、高くジャンプするものです。これを5回くり返します。できる人は、回数を増やしてみましょう。ダルいときこそ心拍数を上げ、全身の筋肉を使って交感神経を刺激し、やる気を出しましょう。

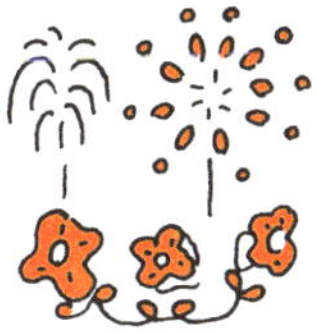

第2週目 7/8→7/14

◆今週食べるとよい食材◆

オクラ

オクラは、熱を冷ましてくれる食材でありながら、ペクチンなどのネバネバを出す成分を含み、胃腸の粘膜を強化する整腸作用もあります。ほかにもビタミンB群、ビタミンC、カリウム、鉄、カルシウム、マグネシウムなども含まれています。

暑い時期は生野菜をすぐにダメにしてしまうので、買うのを控えてしまうこともあるかもしれませんが、実はオクラは、簡単に冷凍保存できます。塩もみしてから冷凍保存しましょう。

◆合わせて食べるとよい食材◆

納豆

納豆には、タンパク質を始め、多くの栄養素が含まれていますが、**オクラに含まれるネバネバ成分はタンパク質の吸収を促進させるため、合わせて食べることで納豆の栄養もしっかり吸収することができます。**さらにこれらの食物繊維の組み合わせにより、整腸作用も期待できます。「オクラ納豆」は簡単でおすすめです。

最強ネバネバサラダ

材料（1人分）

- オクラ：1本
- 納豆：1パック
- とろろ昆布：ひとつかみ
- 山芋：2～3 cm
- 醤油：少々

作り方

オクラは適当な大きさに切り、山芋をすりおろし、全部ネバネバ～と混ぜるだけ！

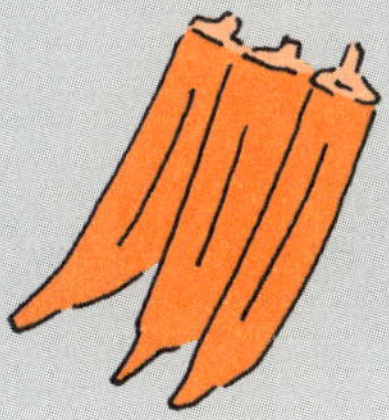

◆納豆×ほかの発酵食品でパワーアップ！

納豆は、ほかの発酵食品と合わせることで、さらにその整腸作用が高まるとされています。ぬか漬け、キムチ、野沢菜などを刻んで混ぜて食べるのもおすすめです。

不安感や不眠で ヒートアップした心を冷ます

熱を冷ます真っ赤な夏野菜×魚介類で 夏の「心バテ」を除去

そろそろ梅雨が明け始める地域もあることでしょう。それとともに強い紫外線を感じるようになり、頭がぼーっとしたり、動悸、頭痛、めまい、ふらつきを感じてしまうことがあるかもしれません。梅雨が明け、本格的な夏の気候に移り変わるこの時期は、からだに熱がこもり、熱中症になりやすい時期です。

漢方では、**ぐっと暑くなるときには「心」が弱りやすくなり、からだに熱がこもることで、不安感が襲ってきたり、興奮して寝つきが悪くなったりするとされています。**また、冷房により、日中も寝ている間も、からだが部分的に冷えすぎていることから生じる自律神経の乱れや消化器系の不調などの症状を感じることがあります。

そこで7月3週目の食薬プログラムは、からだにこもった余分な熱をとり除き、心の状態も鎮静させる食べものをとっていきます。急に暑くなり、熱がこもることで不安感や不眠を感じるときは、とくに気をつけてとり入れてみましょう。そして、熱中症以外で熱がこもっているときには、冷房でからだが冷えていることが多いので、温い料理にして食べるのがおすすめです。

こまめに鏡を見よう

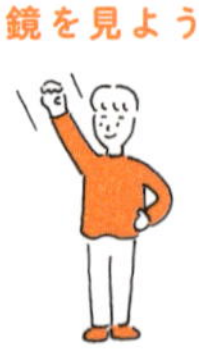

鏡を持ち歩き、こまめに自分の顔を鏡で見るようにしましょう。とくにイライラしたときや落ちこんだとき、疲れたときには、その都度見ることを心がけましょう。

鏡を見るときは、無意識に自分にとって「いい顔」をするものです。長時間、しかめっ面の自分の顔を見つづけることは、なかなかできませんよね。何度も鏡を見るうちに、自然と心が落ちつき、リラックスできます。

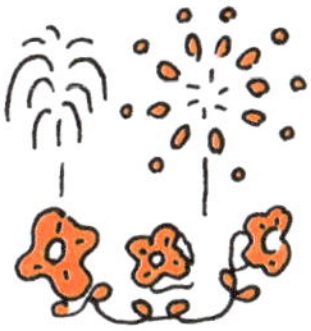

第3週目
7/15→7/21

◆今週食べるとよい食材◆

トマト

トマトは熱を冷ます働きがあるので、暑い季節には必須の野菜です。また、抗酸化作用のあるビタミンA、ビタミンC、ビタミンE、クエン酸、リンゴ酸など、胃粘膜の炎症をおさえる成分が含まれています。

じつは、生の状態で冷凍することもできますよ。

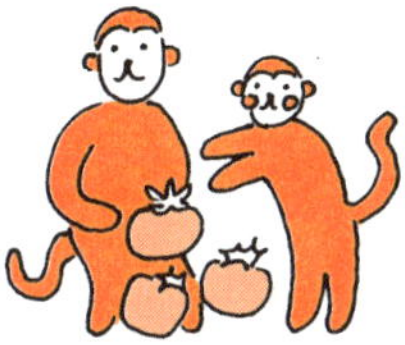

◆合わせて食べるとよい食材◆

魚介類

この時期は、血行促進や神経細胞を修復させる油を含む青魚や、ミネラルを多く含む貝類、バテない心とからだをつくるタウリンが豊富なタコやイカといった魚介類を、夏野菜に合わせてとるのがおすすめです。

オイルサーディン、サバ、ホタテ、アサリなどは、缶詰や冷凍食材を上手に活用していくことで、気軽に食べていけるはずです。

つづけるポイント

「ラタトゥイユ」はトマトを始めとした夏野菜をたくさんとり入れることができて、冷蔵庫で保存もききます。温かくして食べるほうが胃腸にはよいのですが、冷たいままでも美味しく食べられるので、食欲がないときや、さまざまな作業がおっくうなときにも食べやすいメニューです。

ときには、タコやエビ、貝類などの魚介類を入れてみてください。冷凍シーフードミックスを使うと便利です。仕上げにココナッツオイルを入れれば、ダルくてやる気のない心に火をつけてくれます。

◆トマトの冷凍保存

トマトは、冷凍保存したあとに加熱調理するのがおすすめです。冷凍することで、旨味成分であるグルタミン酸が出やすくなるため、旨味を感じやすくなります。また、加熱調理することにより、抗酸化作用があるリコピンの吸収率が約3倍に増えるといわれています。

蒸し暑さに翻弄される心をコントロール

夏のつらい心の救世主「最強野菜」×冷房対策最強食材で胃腸を強くする

7月の中で、一番暑いといわれる時期です。熱さや湿気だけでもバテてしまうのに、外気と室内の温度差もきついため、自律神経が乱れがちです。からだはどんより重いのに、頭のほうは興奮して、焦燥感を感じることがあります。この時期を漢方では、**「脾」のネチネチと考えてしまう特徴と、「心」の気が高ぶって焦燥感や不安感を感じやすくなる時期**と考えます。

興奮やイライラ、不安や焦燥感などがある状態を「熱」と表しますが、その熱を冷ますためには、やはり夏野菜を食べるのが一番です。また、熱を冷ますだけではなく、胃腸の働きを助ける食材を選ぶことも大切です。

そこで、7月4週目の食薬プログラムでは、からだにこもった熱を冷まし、胃腸の粘膜を強化してくれる最強の夏野菜と、毎日の冷房により乱される体温調節に役立ち、心を乱す炎症をおさえる働きのある食材をとり入れます。自律神経を整えながら、心の熱をしずめていきましょう。

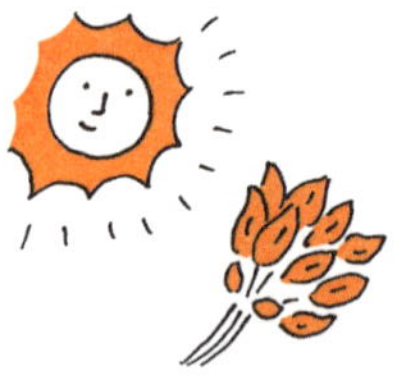

身の回りの
汚れ磨きをしよう

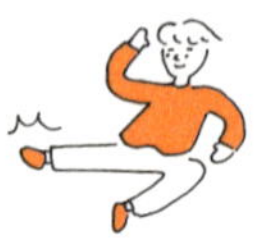

身の回りの細かい汚れを拭くなど、今週は、お掃除を積極的に行いましょう。自分がいつもいる空間がきれいになると、気持ちがスッキリします。何かを拭く作業は、軽い運動になりますから、気分転換にもつながります。

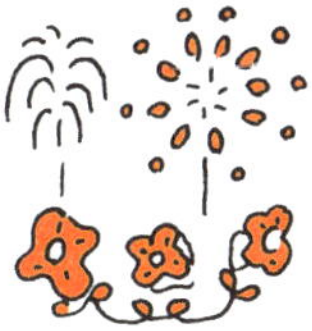

第4週目 7/22→7/28

◆今週食べるとよい食材◆

モロヘイヤ

モロヘイヤに含まれるネバネバのもと、マンナンなどが、胃腸の粘膜を強化し、消化を助けます。漢方では「清熱《せいねつ》滋陰《じいん》」といって、熱を冷まし、からだを潤す野菜と呼ばれています。ビタミンB群、ビタミンC、ビタミンE、カルシウム、鉄などもバランスよく含まれているので**夏バテ・ストレス対策、疲労回復、整腸作用などさまざまな効果が期待できます。**また脂溶性であるβ-カロテンも非常に豊富で、オリーブオイルやあまに油などの油と一緒にとると、より効果的です。

◆合わせて食べるとよい食材◆

ショウガ

ショウガには、冷房により乱される体温調節を助け、自律神経を整える働きがあります。

生のショウガに含まれるジンゲロールには、解熱や強い殺菌作用、末梢血管を拡張する効果があり、体内にこもった熱をとり除き、体温調整に役立ちます。暑いけれど、冷房でからだの末端が冷える時期には、生のショウガのほうがおすすめです。

「モロヘイヤのおひたし」をショウガ醤油でつくってみましょう。

つづけるポイント

モロヘイヤは夏の野菜の代表といってもよいほど栄養価が高く、暑い時期に食べるべき野菜なのですが、腐りやすいので、冷凍が便利。30秒程度ゆでて水分を拭き取り、一口大に切り、ジップつきの袋などに入れて冷凍保存します。そのまま豆腐に乗せたり、マリネにしたり、味噌汁に入れたり、オクラと混ぜてネバネバサラダにしたりと、多めに買って冷凍し、さまざまな方法で食べてみてください。

◆**冷え性の改善には、加熱したショウガを**

加熱されたショウガには「ショウガオール」という成分が含まれます。このショウガオールは、血行を改善し、からだを深部から温めてくれます。冬には、ショウガを加熱して食べるようにしましょう。

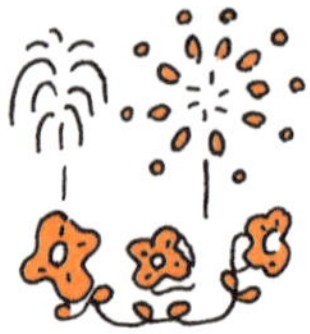

最終週

7/29→7/31

7月の心とからだの振り返り

余計な熱をとり除き
おなかと相談しながら
食べよう

山開きや海開きがある7月は、山も海もすっかり夏へと模様替えされます。ただ、湿り気のある日本の夏は、私たちにモチベーションや気力の低下、緊張感、不安感、不眠などの不調を感じさせてしまうものです。

そこで、胃腸機能や食欲の低下を防止すべく、おなかと相談するくせをつけましょう。

冷たいものをとりつづけているなら、温かいお茶を。デトックスやストレス緩和、疲労回復などに役立つお茶は、ドクダミ茶、ジャスミン茶、ルイボスティーなどです。消化の働きを一気に低下させてしまう冷たいものは、なるべくとらないようにしましょう。

◆この時期弱りやすい「心」「脾」にプラス◆トマト・ショウガ・魚介類・ココナッツオイル・ハト麦

◆腸にプラス◆モロヘイヤ・オクラ・山芋・納豆・昆布

◆心にマイナス◆アイスクリーム・かき氷・そうめん・冷やし中華・ゼリー・冷たい飲みもの全般

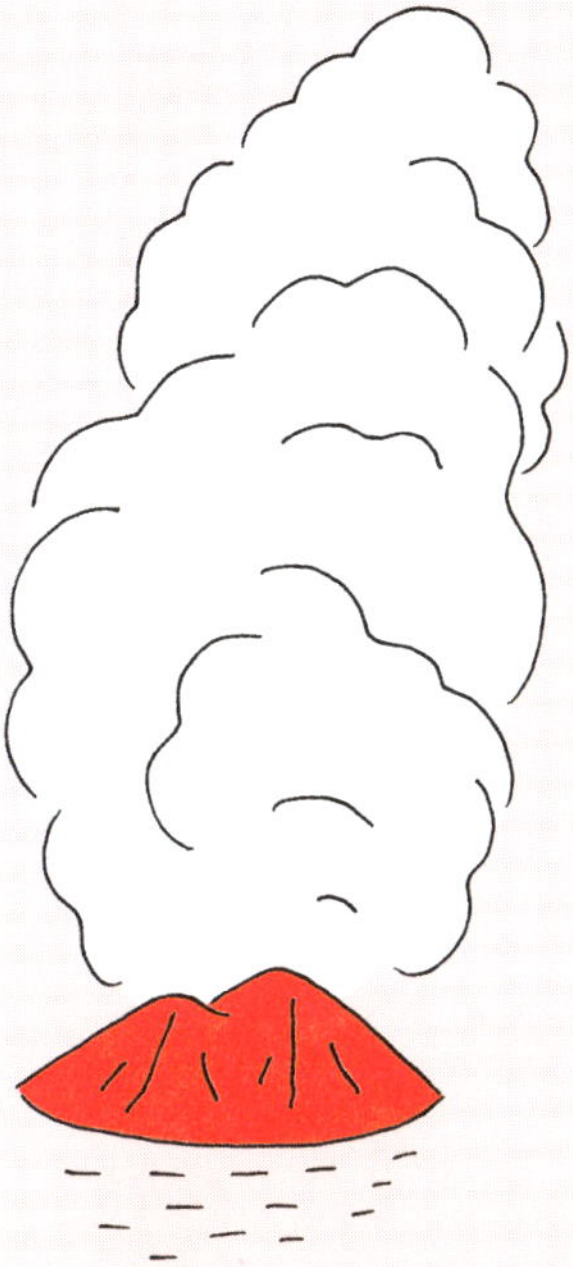

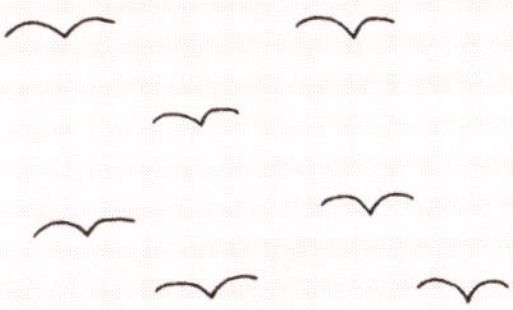

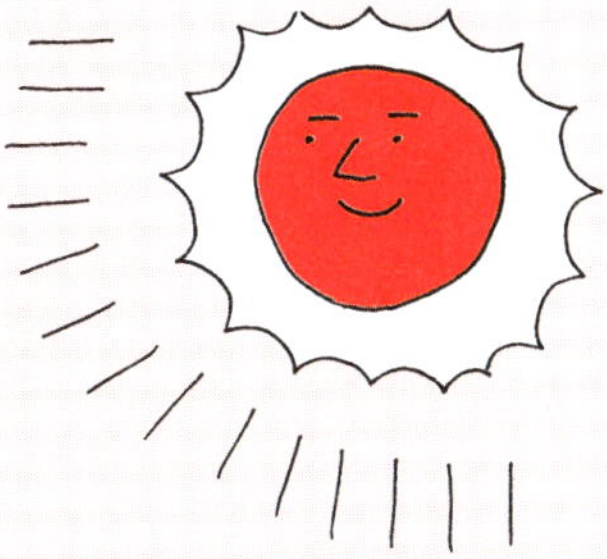

8月

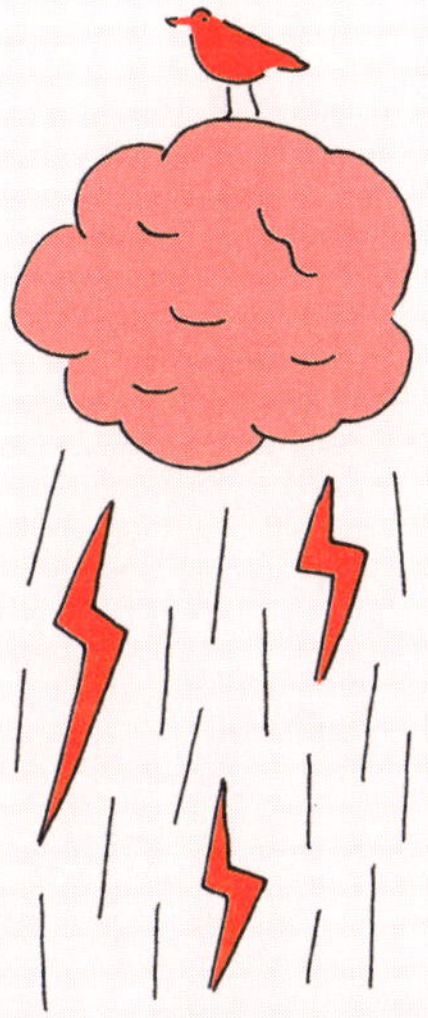

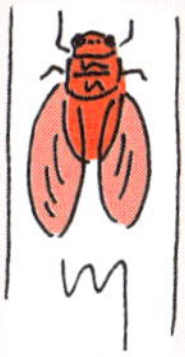

夏（長夏）

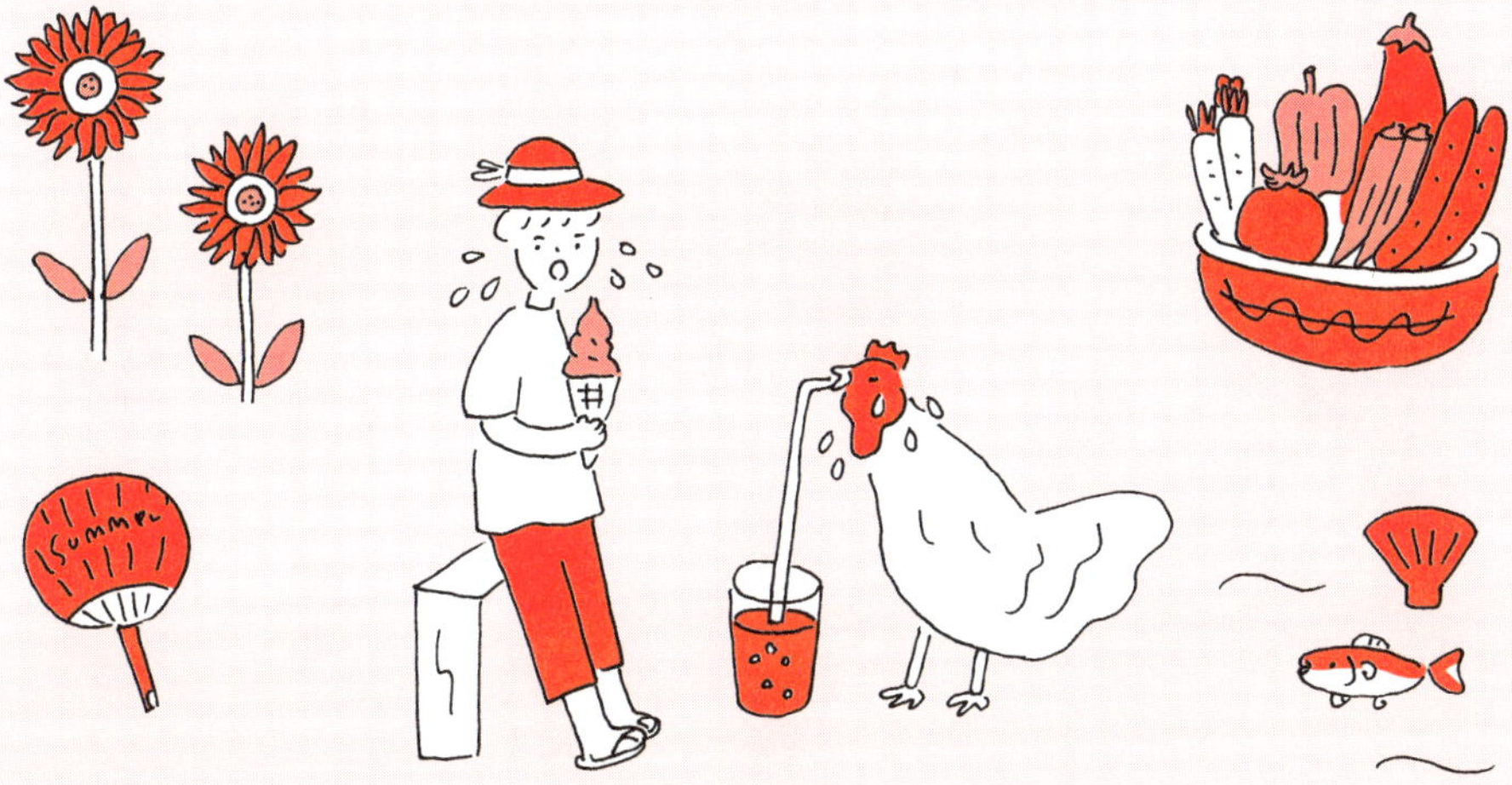

8月は、強い紫外線による「サビ」からオイルで心を守る

神経が高ぶり、考えすぎて睡眠が浅くなりがちな月
夏の強い紫外線による心のサビつきをオイルでおとす

紫外線、汗、気温や気圧の変化、冷房などによるダメージで、心身ともにダウンし、夏バテが深刻化することがあります。

今月は、いつもの油を、からだに必須の「オメガ３脂肪酸」に替え、肉より魚を選んで、強い心を手に入れましょう。

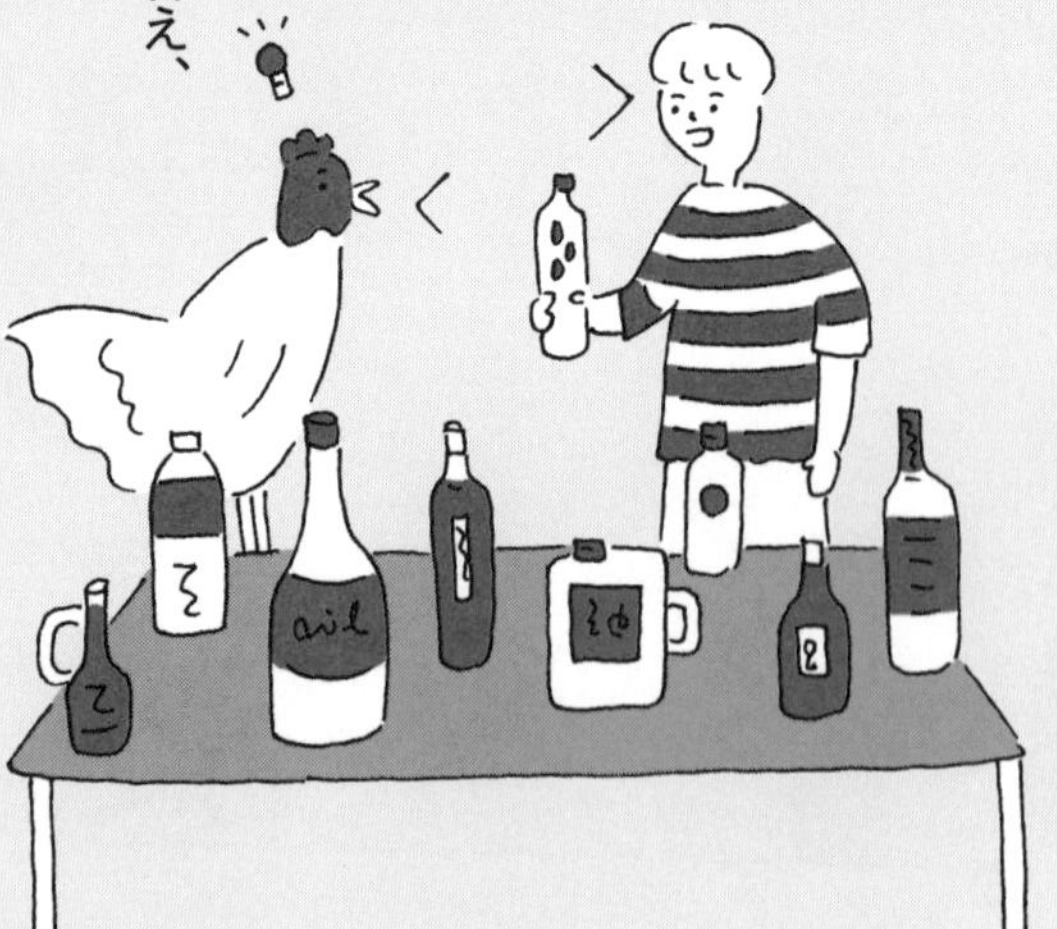

日差し、冷房、ゲリラ豪雨、台風などのストレス源による「活性酸素」が内臓に負担をかける

外は紫外線が強く、暑く、ジメジメした夏の気候はつづきますが、帰省や、海、山へと出かける機会が増えてくる時期です。

最近の暑すぎる日本の8月においては、熱中症予防は最重要課題。そのため、どこにいっても冷房がきいています。冷房がキンキンにきいた室内にいつづけることで、からだの冷え症状が悪化することも。また、寝るときの空調の調整がうまくいかず、睡眠も浅くなりがちです。

お盆を過ぎたころからは、これにゲリラ豪雨や台風が増え、気圧の変化が重なります。からだは汗で脱水気味になり、ミネラルがなくなるため、あらゆることにストレスを感じやすくなります。また、自律神経の乱れによって胃腸が弱る一方で、紫外線による活性酸素の大量発生により細胞が損傷されるため、心もからだも疲れ切っている状態です。

7月につづき高温多湿のこの時期は、「心《しん》」と「脾《ひ》」が弱りやすい時期です。**いろいろ考えてしまう「脾」と、不安がつのり眠れない「心」の特徴を合わせて「心《しん》脾両虚《ぴりょうきょ》」と呼びます。心とからだを動かす栄養が減っている状態です。**

◆「活性酵素」ってなに？

「活性酸素」が発生する本来の目的は、外敵から身を守ること。この外敵として代表的なものが、紫外線です。夏は紫外線が強くなるため、活性酸素が発生しやすくなりますが、この活性酸素が過剰に出ると、正常な細胞までも傷つけます。さらに、紫外線のような外因性の活性酸素だけでなく、気温、気圧、湿度などの変化によるストレスが加わりやすいこの時期は、自律神経が乱されやすいため、内因性の活性酸素も増えやすくなります。

夏の時期は、からだに生じるこれだけのストレスや炎症に対抗するために、コルチゾールの分泌が増えていきます（P35）。その結果、精神的なストレスにも弱くなり、ちょっとした環境の変化や小さなできごとについて考えて、眠れなくなったりします。

活性酸素の標的になる「細胞膜」を「オメガ３脂肪酸」で強化し、炎症をおさえる

暑い時期は、ミネラルや水分の不足ばかり注目されますが、意外と忘れられがちなのが「油」です。

油はからだに悪いイメージがあるかもしれませんが、油にもたくさん種類があります。その中でも、体内で合成できないため、食べものからしかとることのできない油があります。それは、必須脂肪酸である「オメガ3脂肪酸」と「オメガ6脂肪酸」の油です。

オメガ3脂肪酸の油には、あまに油やえごま油があります。これらのオメガ3脂肪酸はからだの炎症をおさえますが、オメガ6脂肪酸は炎症をうながす働きがあり、**なにも意識せずに食事をとっていると、ほとんどの人がオメガ6脂肪酸をとりすぎてしまいます。**オメガ6脂肪酸は、サラダ油、紅花油、コーン油など、日常に

使いやすい価格で、どこでもよく使われている油だからです。

このオメガ3脂肪酸とオメガ6脂肪酸の理想の摂取バランスは、「オメガ3：オメガ6＝1：2〜4」といわれています。しかし、たいていの方は、「1：10〜40」というバランスにまでなっていることが多く、過剰にオメガ6脂肪酸をとってしまっている状態です。オメガ6脂肪酸だけでなく、トランス脂肪酸（マーガリン、ショートニング、揚げもの等）のとりすぎにより、私たち現代人のからだは炎症を起こしやすく、アレルギーが出やすい体質に偏っていることもあります。

そのようなことから、活性酸素の分泌が増えるこの季節、とくに8月は、オメガ6脂肪酸などの新たに炎症を起こすような食材を控え、炎症をおさえるオメガ3脂肪酸を含む食材をとり入れると、炎症体質を脱することができます。活性酸素の標的とされる「細胞膜」はオメガ3脂肪酸を材料としているからです。具体的には、神経伝達物質や赤血球、血管内皮細胞などの細胞膜の材料となり、血行を改善してくれます。

そして、オメガ3脂肪酸は、記憶力や頭の回転にも影響します。**ストレスによる活性酸素から身を守るだけでなく、発想力や企画力などが低下を感じるときにも、意識してとるようにしましょう。**

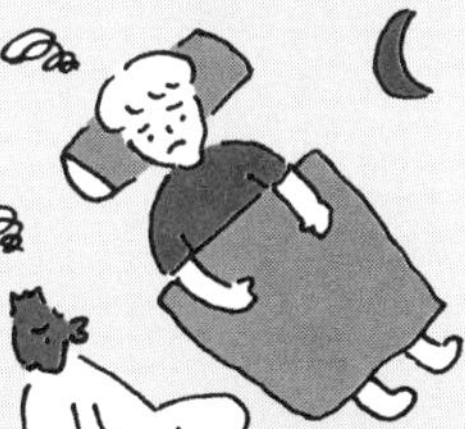

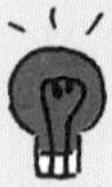

8月の＋レスキュー

今月は、お魚を選ぼう

青魚はオメガ3脂肪酸を、お肉はオメガ6脂肪酸を多く含みます。今月は、肉か魚を選ぶシチュエーションでは、魚を選ぶようにしましょう。

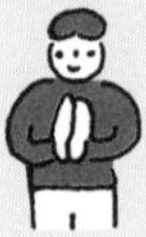

8月のからだ意識

暇なときに足首を回そう

暑いのに、足だけが冷えているということはないでしょうか？　からだの熱は、血液によって全身に運ばれています。血行が滞っていると、心臓から遠く、重力の影響を受ける足先が冷えやすくなります。

それなのに、寝るときは、足の裏が熱くなるという人もいます。寝るときには深部体温を下げる必要があるため、抹消の血管を広げて手足から熱を放出します。しかし、どこかで足の血行が滞っていると、熱がとどまり、熱さを感じてしまいます。とくに暑い夜には、ひどく足の熱さを感じて寝苦しくなる人も多いかもしれません。

そこで、この時期は足首を回して、日中の足の冷えと夜中の足の熱さ対策をしましょう。暇なとき、足が冷えたとき、むくみを感じたときなどに、とにかくデスクの下で足首をくるくる回すだけです。

◆足の熱さの原因
足が熱くなる原因は、血行不良以外にも、ビタミンBの欠乏や自律神経の乱れなど、さまざまな理由が考えられるので、食事や生活も整えながら足を回していきましょう。

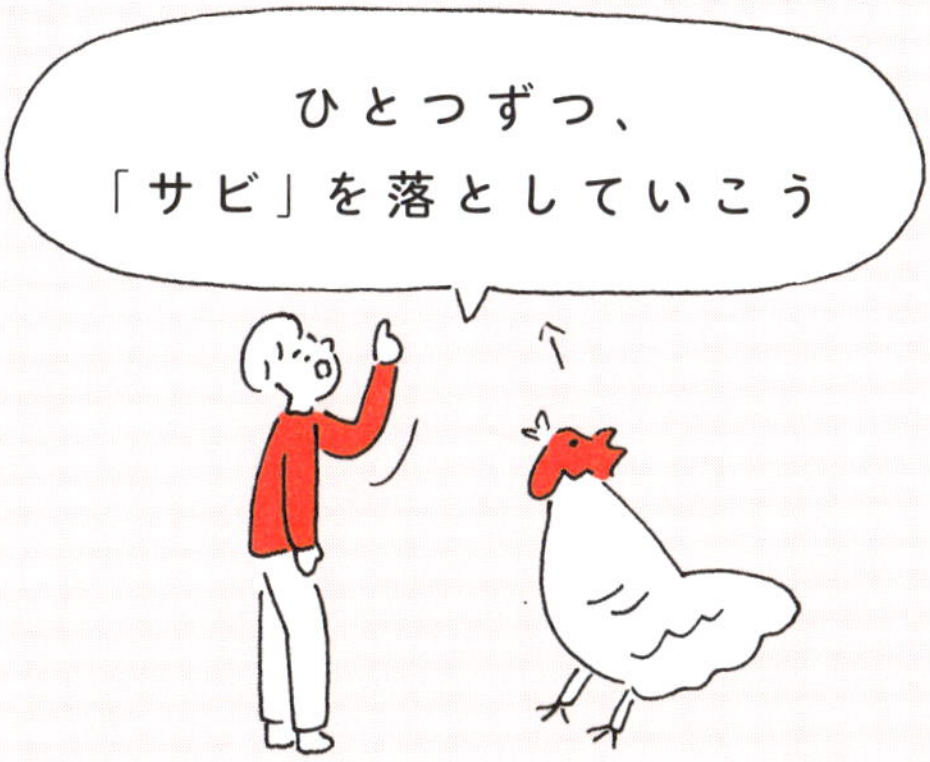

気候に振り回され、活性酸素がたくさん出るストレスフルなこの時期は、生活の質をひとつずつ高めることを考えていきましょう。

ちょっとしたことにもやる気がわかなかったり、気持ちをおだやかに保つのが少し難しい月ではありますが、すべて「ダルいから」と何もとり組まなければ、より後悔を感じるものです。

細胞レベルで心とからだに与えられたダメージを、日々の食事で着実に修復していきましょう。

小さなことを気にしない器の大きさを身につける

余裕をつくる青魚×万能スパイスで気力を補う

暑くて外にいるだけで体力を奪われるような日がつづきます。夏の強い紫外線をあびる時間が長いと、例外なく活性酸素は増えていきます。しかし、逆に、部屋の中はどうでしょうか。この時期は、家や会社、デパートや飲食店もすべて冷房がキンキンの環境ですから、寒い場所で多くの時間を過ごすことになります。外と室内の温度差が大きくひらき、からだはついていくのに必死。とくに寝ているときのエアコン問題は悩みどころです。冷房が強すぎてからだが冷えたり、反対に弱すぎて熱さを感じたりして、目が覚めてしまうこともあるでしょう。

こういった状況は、**非常に「気力」を消耗しやすくなります。**

漢方では、**夏と長夏の2つに共通する「心」の熱を持つ特徴と、くよくよと考えすぎて、小さなことが気になり、寝つきが悪くなる「脾」の特徴が出やすくなる時期**と考えられます。

そこで、8月1週目の食薬プログラムでは、暑さで消耗した気力を補いながら、傷ついた細胞を修復し炎症をおさえる青魚と、冷房による冷えをやわらげ、ストレスにより悪化した気のめぐりを改善するスパイスをとり入れましょう。

ゴルフボールを足の裏で踏もう

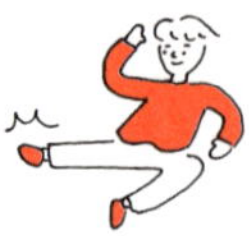

歯を磨いているときなどに、ゴルフボールを踏んでみましょう。足には全身のツボ（反射区）があり、この行為によりツボが刺激されるので、からだ全体のケアができます。血行が改善し、末端の冷えの解消にもつながります。

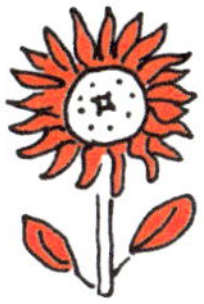

第1週目
8/1→8/7

◆今週食べるとよい食材◆
青魚

青魚には、全身の細胞膜を修復し、炎症をおさえる特徴があります。サバ、アジ、イワシなど、青魚はたくさん種類がありますが、どの魚でも大丈夫。オメガ3脂肪酸（EPA、DHA）、ビタミンDなど脂溶性の栄養素が豊富で、記憶力や思考力などを保ってくれます。動物性の食材なので、ビタミンB群やタンパク質、鉄も豊富に含まれており、心の栄養を補ってくれます。基本的に、お肉にはオメガ6脂肪酸が含まれるので、この暑い時期には肉よりも青魚が◎。

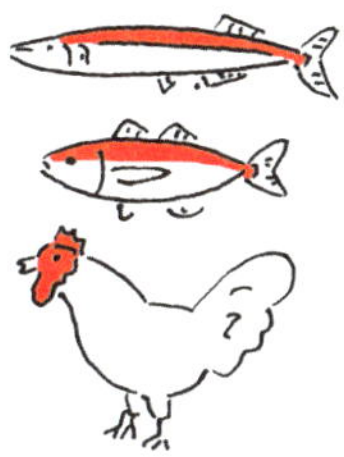

◆合わせて食べるとよい食材◆
カレーパウダー

カレーパウダーには、ターメリック、クミン、ナツメグ、フェンネル、サフラン、カルダモン、チリパウダー、赤トウガラシ、コショウ、ショウガ、コリアンダー、シナモン、オールスパイスなどから、最低でも5種類以上のスパイスが配合されています。

抗炎症、抗菌、抗酸化作用などが期待でき、漢方薬でもよく使われる材料が多く含まれています。

中でもクローブ、コリアンダー、ターメリック、シナモンなどは、冷え・ストレスをやわらげるスパイスですが、ほとんどのカレーパウダーに配合されています。

つづけるポイント

手軽なサバ缶は、さまざまな味のバリエーションがあるので、選ぶ楽しみもあり、飽きずにつづけることができます。また、カレーパウダーとサバ缶、トマトと味噌を使って味を調整してルーをつくると、美味しいカレーができます。

◆ルーよりもパウダーを
カレーというと、便利なルーを使う人も多いかと思いますが、ルーには脂分が多く含まれるため、パウダーのほうがヘルシーになります。

真夏の気候と温度変化でサビついた心を元に戻す

立

ピリピリとした神経をしずめる食材をとる

秋を過ぎても、まだまだ暑さは容赦してくれません。激しい熱さはつづきますが、お盆休みに帰省したり、旅行に出かけたりと、外でのレジャーが増えて、いつもと違った生活リズムを送ることもある時期です。

強い紫外線による気候からのストレスに、移動による環境変化からのストレスも加わって、なんだか神経過敏にピリピリしてしまうことがあります。それは、活性酸素により、神経細胞がダメージを受けているからかもしれません。

ストレスが多いときは「肝」に熱を持ちやすく、イライラしやすいとされています。（P107）その「肝」は、活性酸素に弱い臓器です。**その「肝」の熱に加え、夏の不安感や緊張感などで興奮しがちな「心」も弱りやすいため、ダブルで熱を持ちやすくなっています。**

そこで、8月2週目の食薬プログラムは、さまざまな原因により炎症し、熱を持ち、神経過敏になった心を修復していきましょう。

おだやかな脳をつくる油と、抗酸化作用が高く、造血作用や神経伝達物質の生成に役立つビタミンB群が豊富な魚卵は、この時期に最適な食材です。

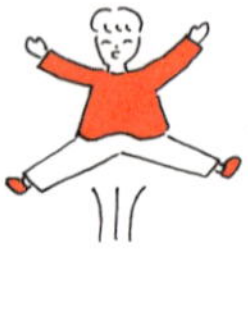

寝る前や起きたときに、猫のように「のび」をしましょう。肩関節から腰までのびるストレッチです。方法は、両腕を床につけ、猫のように背中を思い切り伸ばしながら息をゆっくり吐き切るだけです。全身に酸素が行きわたり、肩甲骨周りもほぐれ、肩こりや首こりの解消につながります。

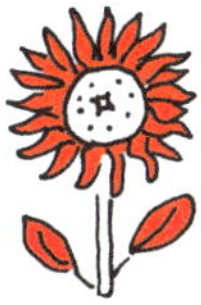

第2週目
8/8→8/14

◆今週食べるとよい食材◆

あまに油・えごま油

活性酸素から、脳を始めとした細胞を守るために、オメガ3脂肪酸を含む代表的な油をとっていきましょう。

これらは加熱すると酸化するので、食事にそのままかけたり、ドレッシングとして使う調理が向いています。

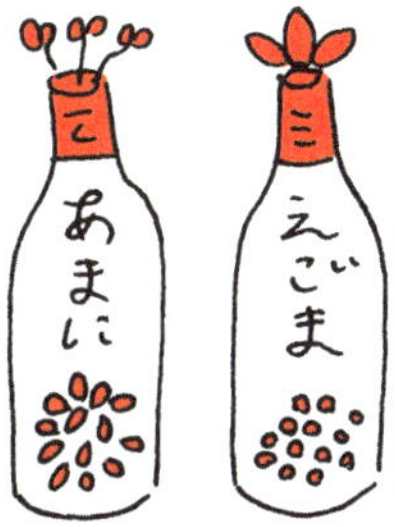

◆合わせて食べるとよい食材◆

魚卵

（タラコ、イクラ、スジコ、カズノコなど）

魚卵の特徴は、**活性酸素を除去するビタミンEが豊富なこと。**また、高タンパクで、ビタミンB群、ビタミンA、ビタミンD、亜鉛なども豊富に含まれています。

とくにタラコには、心を安定させるのに必須である「ナイアシン」が多く含まれています。あまに油やえごま油に魚卵をなじませると、食材とあえやすくなるので、「しらたきを使ったタラコサラダ」「山芋やレンコンと合わせたタラコきんぴら」「ニンジンとタラコをあえたキャロットラペ」などのメニューがおすすめです。

つづけるポイント

ドレッシングをつくるのが面倒だったり、少しハードルが高いなと感じるときは、塩とあまに油、塩とレモン汁とあまに油などと単純なパターンにすると、あまり考えずに、なんにでも気軽に使うことができます。

◆夏の風物詩に注意

冷やし中華、冷麦、かき氷……など、夏に食べる機会が増える食事がありますよね。でも、これらはほぼ糖質でできていて、冷たくして食べる料理ばかり。内臓を冷やしてしまいます。

調子がよい人は、たまにならいいのですが、連続して食べるのは控えたほうがよいでしょう。

もともとおなかが弱い人は、やめておくのが得策です。からだと食べものはつながっているということを、ちょっと意識してみてください。

暑さでバテぎみの胃腸と心を整え、どっと出る疲労感に勝つ

夏のダルさに効果バツグンのナッツ×抗酸化＆消化補助食品でやる気UP

暑さが少しだけやわらぐ日も出てきたころ。お盆が終わると、いつも通りの日常に戻ります。高温多湿の日がつづく中、台風の影響による気圧の変化を感じるときもあります。

この時期にそろそろ気になってくるのが、冷房による冷えや冷たいものの食べ過ぎによる、消化器系への負担です。**おなかがゆるくなったり、張ったりすることで、毒素がからだにたまり炎症を起こし、必要な栄養を吸収できない状態**になります。この状態は、漢方でいう「脾」が弱っている状態です。8月は活動的で社交的な「陽」の時期なのですが、湿気の影響で「脾」が弱りやすいため、消化器系の不調や気分の重ダルさ、やる気のなさなどを感じやすくなります。

そのため、休日にはあれこれやりたいことを考えるのに、からだが動かなくて寝て過ごしてしまったり、午前中にやる気がなくなったり、ものごとにきちんと向き合えなかったりと、無駄な時間を過ごしてしまいがちです。

8月3週目の食薬プログラムは、長い夏の気候ストレスを軽減するオメガ3脂肪酸を含むナッツと、抗酸化作用があり、胃腸を強くする食材をとり入れます。

風船をふくらまそう

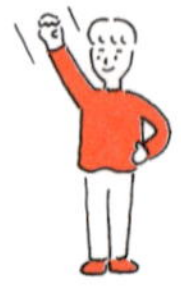

風船をふくらませてみましょう。できれば1日2回が理想的。腹式呼吸が自然にできたり、口の周りの筋肉を使うことで唾液の分泌が促進されます。ストレスにより唾液の分泌が減少すると、口臭や歯周病、虫歯、消化不良などの原因となります。

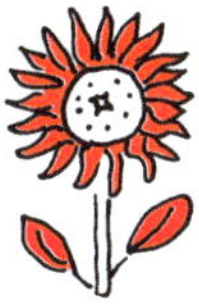

第3週目
8/15→8/21

◆今週食べるとよい食材◆
クルミ

間食に、ぜひクルミをとりましょう！

クルミには、心を乱す炎症をおさえる働きがあります。

クルミは、ナッツ類の中でも**オメガ3脂肪酸が最も多く含まれ、さらに抗酸化作用もトップクラス**です。

「クルミひとつかみ」のポリフェノールの量は、グラス1杯の赤ワインよりも多いといわれています。

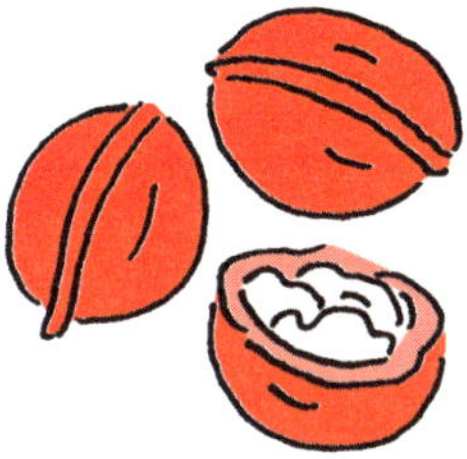

◆合わせて食べるとよい食材◆
ニンジン

ニンジンの特徴は、カロテンを含むことです。胃腸の粘膜を修復したり、活性酸素を除去する働きがあります。

中心部よりも、皮に栄養があるので、皮ごと食べるようにしましょう。

また、ビタミンAは脂溶性のため、油で調理することで、吸収率がアップします。

クルミを細かく砕き、あえて、「ニンジンのきんぴら」にして食べるのがおすすめです。

つづけるポイント

クルミは、今ではどこのコンビニでも売られています。コンビニに入ったら、おやつや飲みものを買うついでにかごに入れるようにし、パターン化すると、常に持ち歩くことができるので、つづけやすくなります。

◆クルミは認知症にも効果あり！
クルミをとることにより、加齢による認知障害や運動障害の改善につながります。その場合、1日7〜9個の摂取が推奨されています。

◆加熱調理可能なオメガ3脂肪酸オイル
オメガ3脂肪酸を多く含むものとして「インカグリーンナッツ」からつくられる「インカインチオイル」があります。このオイルには、ビタミンEが多く含まれているため、加熱しても酸化しづらいので、加熱調理ができます。

「血」と「気」のめぐりをよくし上機嫌になる

なんだかスッキリしない心に
元気の種×抗酸化&血行改善食材

少しずつ台風やゲリラ豪雨が増え、気圧の変化に体調が左右されることがあるかもしれません。暑苦しさによる寝不足、冷えによるおなかの不調に加え、気圧の変化による頭痛やいら立ちの症状がプラスされるつらい時期です。

もともと胃腸や耳鼻科系が弱い、むくみやすいなどといった、血行や水分代謝が悪い方は、とくにこういった気圧の変化の影響を感じることが多くなります。

そこで、8月4週目の食薬プログラムは、血行を改善し、炎症をおさえるものをとること。**気圧の変化がたくさん生じる前に、夏の紫外線による酸化ストレスを解消し、胃腸の働きを整える食材をとり入れ、備えましょう。**

◆ 今週食べるとよい食材 ◆

チアシード

チアシードは、炎症をおさえるオメガ3脂肪酸を多く含みます。それだけでなく、必須アミノ酸、食物繊維、ビタミンB群、鉄などのミネ

◆ 合わせて食べるとよい食材 ◆

アボカド

アボカドは、抗酸化作用が高く、血行を改善する特徴があります。アボカド1個の食物繊維の量は、ゴボウ1本分に該当するといわれてい

肩甲骨を動かそう

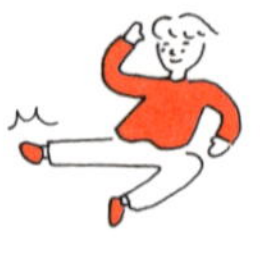

猫背の姿勢が癖になっていると、肩甲骨まわりが固まりやすくなります。肩甲骨まわりが固まっていると、血流が悪くなったり、呼吸が浅くなったりします。ひどい場合には、肩こり、ダルさ、やる気のなさなどを感じることも。

そこで、肩甲骨を動かしましょう。タオルの両端をつかみ、両手を上にまっすぐあげます。そして、肘を曲げ伸ばししていきます。肩甲骨の中心に肘が向かうように意識すると、大きく肩甲骨が動きます。

ラルも多く含む栄養価の高い食材です。

10gで約2gのオメガ3脂肪酸をとれるので、厚生労働省が推奨する1日に必要なオメガ3脂肪酸（2g）を簡単にとることができます。

ゴマのような形状なので、そのままサラダにかけてもいいし、水にふやかすとドレッシングやデザートとしても食べることができます。

チアシードは、積極的に買おうと思う食材ではないかもしれませんが、**オメガ3脂肪酸は、自分で努力してとらなければ、とり入れることができません。**一度買ってしまえば、一袋にたくさん入っているので、ストックしておくと、黒ゴマと同じ要領で、楽に使用できますよ。

て、それだけ食物繊維が豊富な食材です。味噌や納豆などの発酵食品と合わせて食べると、整腸作用がさらに期待できます。

ただし、脂質が多くカロリーが高いため、1日1個までに。

「アボカドの味噌漬け」「チアシードの味噌ドレッシング・アボカドサラダ」がおすすめ。

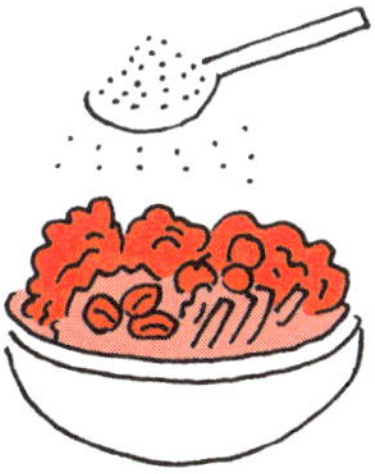

アボカドの味噌漬け

材料

- アボカド：1個
- 味噌：大さじ2〜3
- 酒、みりん：少々

作り方

1. アボカドをスライスする。
2. スライスしたアボカドに、味噌を塗ってからませ、冷蔵庫で1時間〜1晩寝かせたら完成。味噌がからみづらいときは、酒やみりんで少しのばしてみましょう。

チアシードをまぶしたり、野菜とあえてサラダにしたり、お米にのせたり、お湯を加えて味噌汁にしたりと、バリエーション豊富にアレンジすることができます。

◆**アボカドの栄養**

アボカドには100g中に18・7gもの脂質が含まれています。ただ、このアボカドに含まれる脂質は、80％が不飽和脂肪酸です。とくにオメガ9脂肪酸と脂溶性ビタミンであるビタミンEやカロテンを多く含み、血行促進、細胞膜の健康のために役立ちます。

そのほか、ビタミンC、ビタミンB群、カリウム、亜鉛、鉄などのミネラルも多く含まれます。

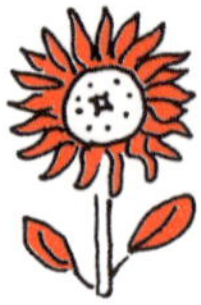

最終週

8/29→8/31

8月の心とからだの振り返り

「オメガ3脂肪酸習慣」で心と脳を活性化させよう

真夏の気候から受けるダメージを軽減し、体力をつける油・オメガ3脂肪酸に含まれるEPAやDHAは、青魚やクルミなどに含まれ、昔から「頭がよくなる」「ボケ防止になる」などといわれてきました。つまり、脳に働きかけ、精神状態にも影響するということです。

ほとんどが油でできている脳は、摂取した油分が蓄積されやすいため、なるべく質のよい油分が脳に影響するように気をつけたいところです。ただ、オメガ3脂肪酸を急に食卓でスタンダードにするのは難しいでしょう。

そんなときは、単純に次のようにいつもの油や食材を置き換えて、自然にとり入れる習慣をつけてみましょう。

◆肉より、魚
◆ゴマ和えより、クルミ和えorチアシード和え
◆サラダ油より、あまに油orえごま油

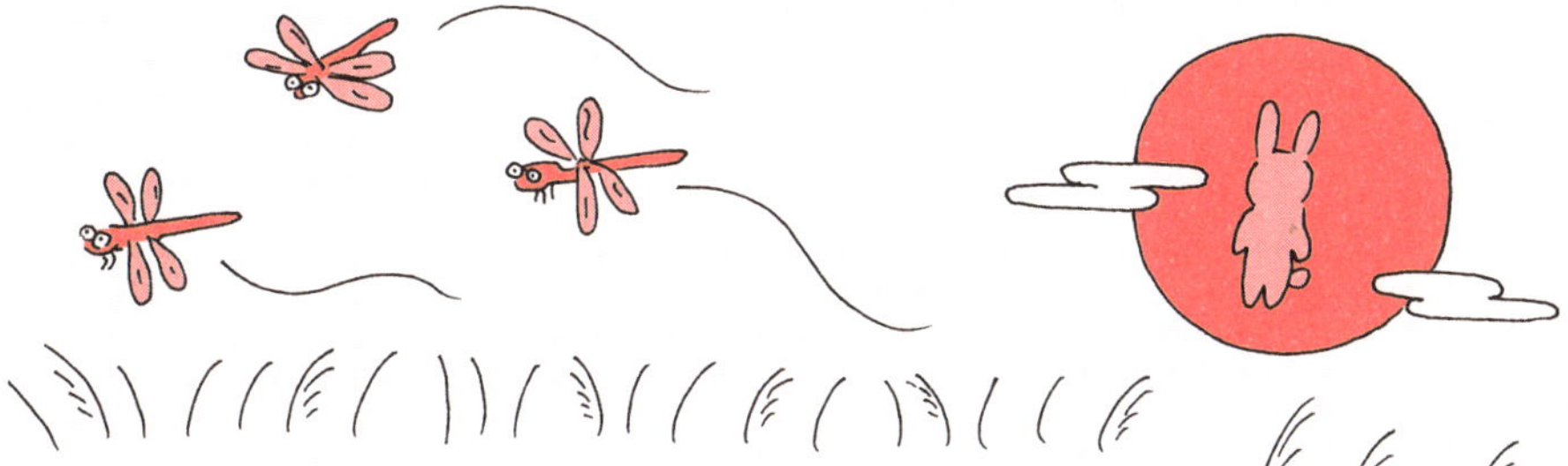

9月

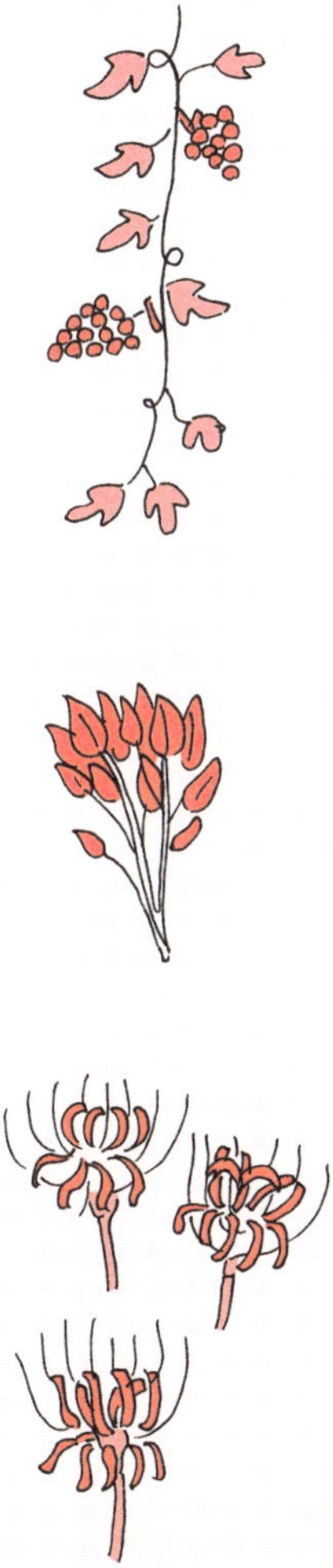

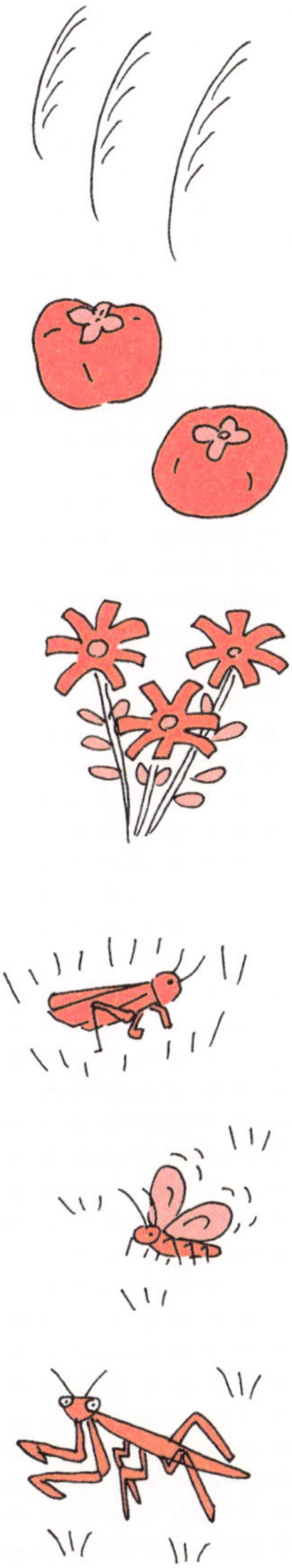

夏から秋へ（長夏）

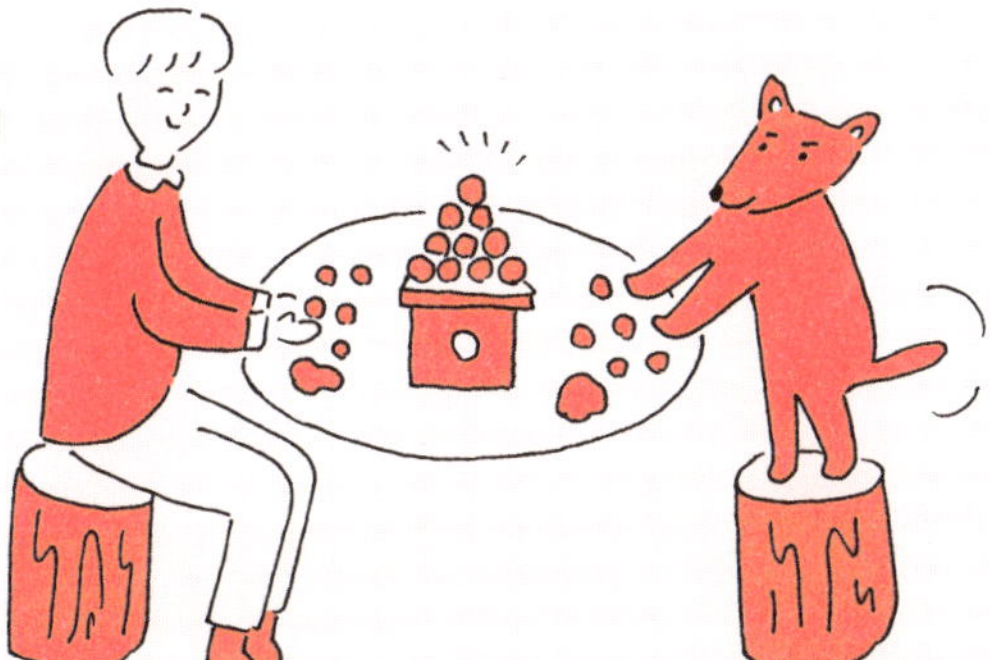

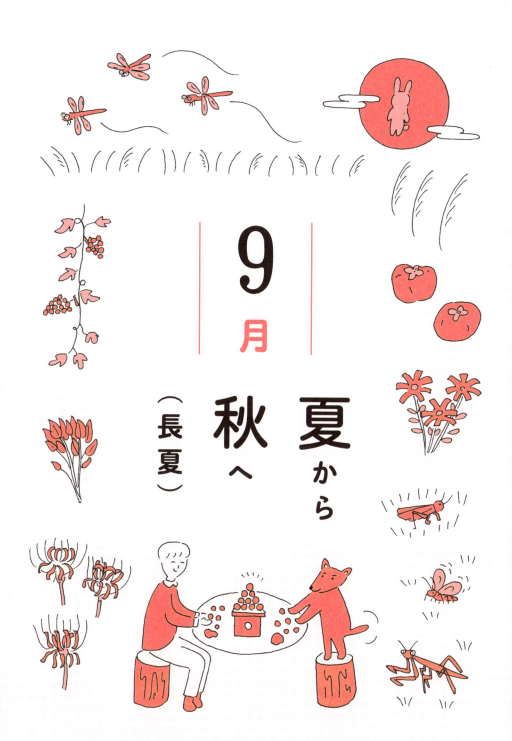

9月は、乾いた心と腸にうるおいをチャージ

悲壮感を感じる季節の変わり目は、第2の脳といわれる腸から心のケアを

季節が移り変わり、
意欲的な行動が減り、寂しさを感じやすい月。
夏の終わりとともに、行動力が低下していきます。
ポイントは、水分摂取に心をくばり、
腸と心をうるおす食べものをとることです。

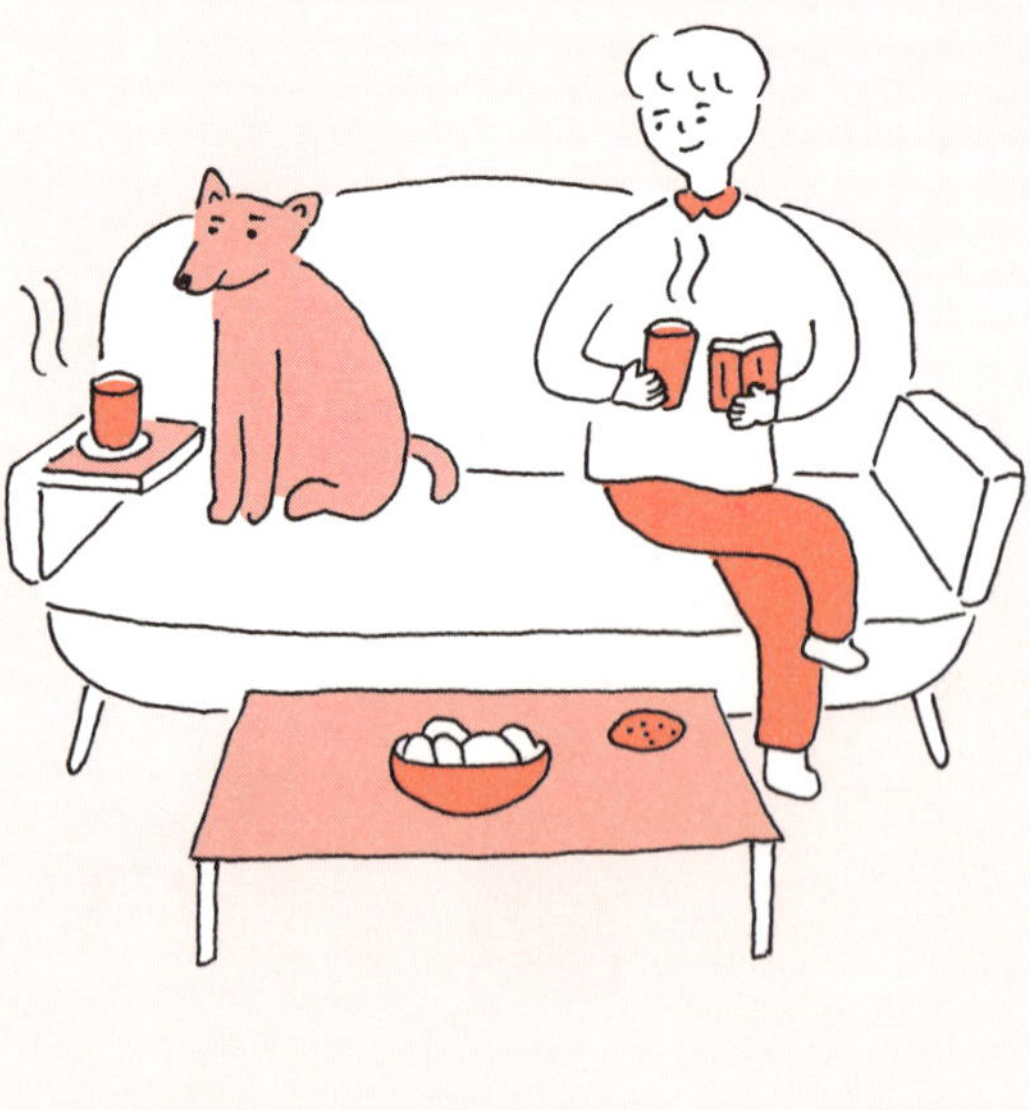

9

腸の状態は脳に影響する

月は、秋分があり、徐々に冬の日の出、日の入りの時間へと近づいていきます。

暑さはやわらいできますが、季節の変わり目特有の停滞前線が訪れ、気圧の変化が多い月でもあります。

漢方では、この湿度の高い夏と秋の変わり目である9月は、考えすぎてしまう「脾」、不安になりやすい「心」、悲しくなったりネガティブな状態になる「肺」の3つの臓器が弱りやすい時期と考えます。さらに**秋は、「肺」と連動して「大腸《だいちょう》」が弱りやすくなります。「大腸」が弱ると、さらに悲しみを感じやすくなるとされています。**

じつは、**感情を豊かにするホルモンのほとんどは腸に存在しています。**それは、「セロトニン」というホルモンで、腸内環境のよし悪しに大きく左右され、心の栄養であるビタミンB群を原料にしています。このホルモンは「脳腸相関」といって、脳と深くかかわりを持っているのですが、**便秘などで腸内環境が悪化してホルモンが不足すると、脳に影響して、心の不調を起こします。**

そのようなことから、9月に注意しなければいけないのが、「便秘」です。

からだ全体が乾燥して便秘がちになり、心の栄養不足に

夏からの冷房ガンガン状態で、からだに冷えを感じているなら、新陳代謝が落ちて、便秘になりやすくなっています。さらに9月に注意しなければならないのが、水分の摂取量です。この時期には、腸だけではなく全身が乾燥状態になってしまう「陰虚燥結《いんきょそうけつ》」という症状が現れやすくなります。

実際に、夏より気温が下がってきていることで、知らず知らずのうちに、水分補給の回数が減ってきてはいませんか？ 夏にきちんと補給していた水分が急に不足することにより、からだは乾燥し、便秘の症状が出ることが多くなります。

腸内環境が悪化すると、ビタミンB群が吸収されにくくなります。すると、感情を豊かにするホルモンをたくさんつくりだせなくなるので、意欲がわかなかったり、悲しくなったりと、感じやすくなります。

さらに、ビタミンB群やミネラルなどによって全身を動かすエネルギーをつくる「ミトコンドリア」という機関への栄養補充も十分に行うことができなくなり、やる気や行動力がなくなり、ダルさを感じやすい状態になってしまうことも。（P38）

そのようなことから、9月は、腸のケアが最優先！　水分補給に気をつけなが

ら、腸と心をうるおす食べものをとっていきます。

まず、暑い時期に多くとりがちだった冷たい飲みものや食べものを控えて、腸にダメージを与えないようにすることです。そして、**ダイレクトな水分補給習慣として、白湯を飲む習慣**をつけましょう。また、腸内環境を整える**食物繊維（ワカメ、切り干し大根、昆布、キャベツ、ゴボウ等）もたっぷりとっていきます。**腸内をきれいにして、前向きで意欲的な気持ちをキープしていきたいですね。

9月の +レスキュー

腸と心に栄養補給 朝食「温バナナ」習慣

バナナをレンジやオーブン、フライパンなどで皮ごとトロッとするまで加熱するだけ。バナナに含まれる糖類は、すぐにエネルギー源となる単糖類が中心なので、午前中の気力につながります。

加熱することで「フラクトオリゴ糖」が増えて糖度が上がるため、お砂糖なしでも十分満足感があり、腸内環境も改善できます。皮に含まれるカリウムがバナナの果肉部分に溶け出るので、皮ごと温めるのがコツです。

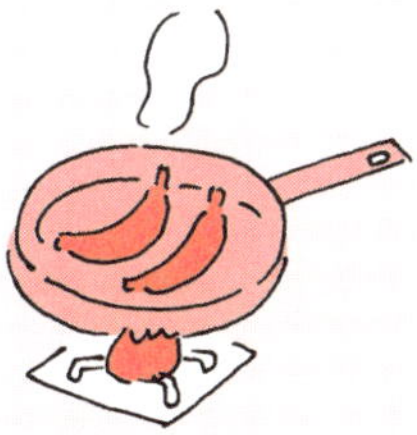

◆バナナはこんなにすごい！

バナナは心の栄養であるアミノ酸のトリプトファン、ビタミンB_1、B_2、ビタミンB_6、ナイアシン（ビタミンB_3）が豊富で、糖質、脂質、タンパク質などの代謝を助け、効率よくエネルギーをつくってくれます。そのほか、食物繊維、糖質、ビタミンC、ビタミンEや葉酸などのビタミン類、カリウム、マグネシウム、銅、モリブデンなども含むため、栄養バランスのとれた食材です。

9月のからだ意識

「グリセリン入浴」で、リラックス&保湿！

乾燥の時期が始まると、手先、すね、かかと、髪の毛などが乾燥し、お肌が痒くなることがありますよね。乾燥してかきむしってから、軟膏をぬったり病院に行ったりと対処する人も多いのですが、早めの対策が大切です。

お風呂に浸かることは、からだを温め、副交感神経を優位にし、ストレスの緩和につながりますから、毎日入浴することは大切です。その入浴タイミングに、同時に保湿をしていきましょう。方法は簡単、お風呂に「グリセリン」を10㎖程度、目分量でたらすだけ。

グリセリンは、手作りの化粧水を作ったことのある方はご存じかもしれません。医薬品、食品、化粧品などさまざまなものに含まれていて、かなりトロッとした液体です。ドラッグストアなどで購入することができます。

お風呂に入れるグリセリンの量は、その日の乾燥の具合によって増やして調整してみましょう。静電気を察知しやすいときにも、予防となります。そのほか、トリートメントやボディーソープに少し混ぜたり、水と混ぜてマウスウォッシュにしたりと、**いつも使っているものに「ちょい足し」するだけで全身の乾燥予防になります**。この時期に常備しておくと便利な存在です。

◆電車で座らずに深呼吸してみよう

バスや電車などの移動中に座らず、腹筋を意識して、両足に平等に重心がかかるように立ちます。そして、息を吐ききることに集中しながら、呼吸しましょう。

そのほかにも、デスクワークの合間など、率先して立つ習慣を持ちましょう。体幹を使い、呼吸を深くすることで、腹筋が鍛えられ、酸素が全身に行き渡るため、便秘解消と代謝アップにつながります。

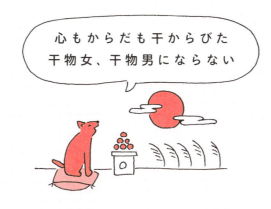

心もからだも干からびた干物女、干物男にならない

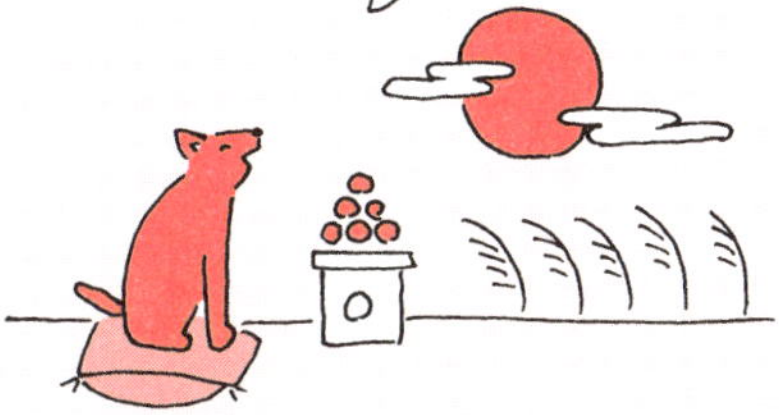

夏の疲れを引きずったまま乾燥する秋に突入すると、面倒くさがりの「干物女」「干物男」になってしまいます。涼しさを感じる夏の終わりは、「虚しさ」を残して去っていきます。やりたいことやこれからの希望はどこへやら、これからの不安が際立ちます。

　でも、秋といえば、その過ごしやすい気候から、読書や旅行などの趣味を始め、意欲的に行動できる季節です。

　今年こそは、夏の疲れを引きずらないように、腸内をきれいにして、前向きで意欲的な気持ちをキープしていきたいですね。

夏の終わりにバテた腸を見直し心と頭をスッキリさせる

腸を整えてくれる「アミノ酸スコアの高い」食べものを選ぶ

この時期は、消化吸収の働きをする「脾」が弱りやすく、おなかも頭もスッキリしないため、気力もわかず、やりたいこともなくなっていきます。

秋雨前線が訪れると梅雨と同じ気圧配置となるため、梅雨に不調を感じていた人は、同様の不調を感じやすくなります。台風が重なることで、一時的に湿度や気圧の変化を強く感じ、梅雨よりもひどく心が乱されることもあるでしょう。漢方的には、梅雨どきよりも9月のほうが、腸に負担がかかりやすいとされています。

そんな9月1週目の食薬プログラムは、腸内をうるおす水溶性の食物繊維をとり、胃を強くしながら、心の栄養をたっぷり含むたまごをとり入れて、夏の疲れをリセットし、スッキリした心をとり戻しましょう。

◆今週食べるとよい食材◆

海藻

◆合わせて食べるとよい食材◆

たまご

膝を抱えてユラユラ〜

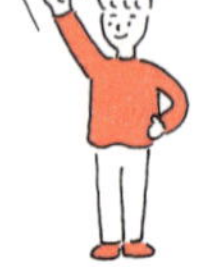

寝る前にふとんの上で仰向けになり、両膝をできるだけ胸に近づけて両手で抱え、額を膝に近づけるようにまるくなりましょう。そのままユラユラゆれ、深く呼吸をしながら1分間くらい過ごしましょう。おなかの血行をうながし、おなかの張りを解消するため、整腸作用も期待できます。

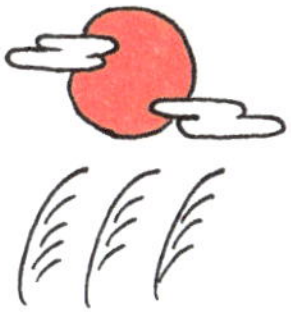

第1週目

9/1→9/7

海藻は、腸をうるおすためにはもってこいの食材で、ヨウ素、ビタミン、カルシウムや、鉄などのミネラル、食物繊維の宝庫！　また「フコイダン」や「アルギン酸」などの水溶性の食物繊維は、胃腸の粘膜を強くしたり、肝臓の働きを助ける働きがあります。ヨウ素には、代謝を活発にし、精神を安定させる働きがあり、**油と一緒に調理すると吸収がよくなります。**

たまごは、アミノ酸スコアが満点の、心に栄養を補給できるGI優秀食材です。ビタミンC以外のほとんどの栄養素がバランスよく含まれています。卵黄に含まれる「レシチン」という脂質には、脳の神経組織を構成する「コリン」が含まれているため、脳を活性化する作用があります。「ワカメのスクランブルエッグ」などがおすすめです。

とろろ昆布のたまご焼き

材料

- たまご：2個
- とろろ昆布：3つかみ
- オリーブオイル：適量

作り方

1. たまご2個を割りほぐし、とろろ昆布と混ぜ合わせる。
2. 味付けはとろろ昆布だけでも十分ですが、お好みで醤油や塩を加える。
3. オリーブオイルをたまご焼き器やフライパンにしき、温め、少しずつたまご液を入れては巻き、をくり返して完成！

とろろ昆布の優秀性についてはP133をごらんください。

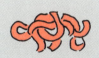

つづけるポイント

ワカメ、とろろ昆布などの乾物を常備し、つねに汁物に入れるようにすると、家でもお弁当のときにも海藻をたっぷりとることができます。また、秋田県の名産品「ぎばさ」というネバネバの海藻は（正式には「アカモク」という名前です）、海藻の中でも、とくに栄養豊富で、スーパーフードとも呼ばれています。

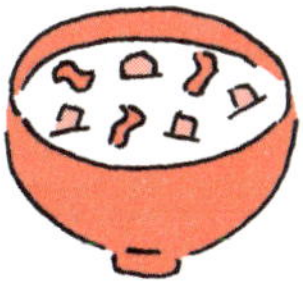

秋のスイーツをグッとこらえて腸活でモチベーションをUP

デザートは低GIフルーツ×タンパク質で楽しく！

台風や豪雨の影響で天気がくずれると、少し冷える日も出てくるころ。冷える日ほど、からだを温めるためにすぐエネルギーになりそうな「甘くこってりしたもの」を食べたくなります。だから、秋にはスイーツの種類が増えるんですね。ただし、甘いものをとることでドーパミンが分泌され、心が簡単に満足感を得ることができるため、「もっともっと」と依存しやすくなります。

タンパク質や脂質を使うエネルギー代謝は効率がよいのですが、**体内に糖質が多いときには効率の悪い糖質のエネルギー代謝が優先されます。効率が悪いとは、疲れやすく、持久力がなく、モチベーションも低下しやすいということ。**その結果、腸内環境が乱れて、ATPなどのエネルギー源が減り（P38）、気力がなくなっていきます。からだは、このなくなった気力をすぐに補充しようとして、再び糖質を欲します。このように、甘いものは心身ともに負のスパイラルを導いてしまうのです。これは、熱がこもって炎症が起きている「湿熱《しつねつ》」という状態で、からだは重ダルく、焦ったり、不安になったりと心が不安定になりやすくなります。

そこで、9月2週目の食薬プログラムは、腸内をきれいにしてくれるものに、タンパク質やビタミンB群を多く含むものを合わせていきます。

軽く息を止めてみよう

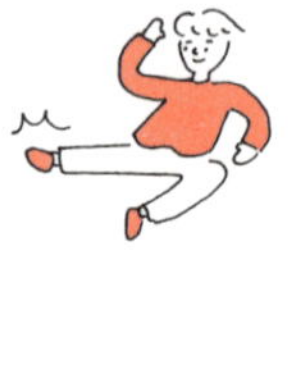

やる気がなかったり、ダルかったり、なにをするにも面倒くさく感じたときは、息を少し止めてみましょう。息を止めると、脳が酸欠状態だと錯覚します。そのため、脳への酸素供給量が増え、血行がよくなり、脳の働きを刺激します。

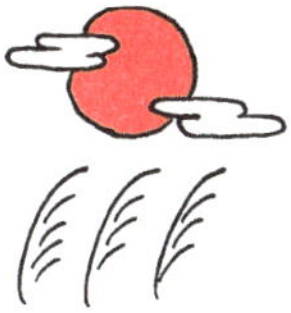

第2週目

9/8→9/14

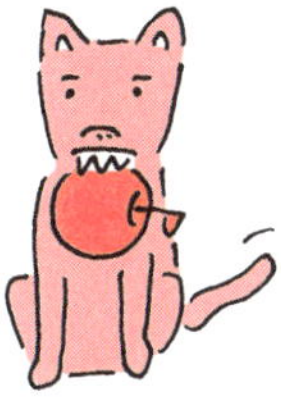

◆今週食べるとよい食材◆

リンゴ

リンゴには、水溶性の食物繊維ペクチン、カリウム、ポリフェノールが豊富です。腸内の有害物質を排除し、下痢や便秘の改善にも役立ちます。

さらに、リンゴはGI値が低いフルーツなので、安心して食べることができます。

リンゴをフライパンで焼いてきな粉をまぶしたり、そのまま一緒に食べてもいいでしょう。

◆合わせて食べるとよい食材◆

きな粉

きな粉は心の栄養素である、タンパク質、ビタミンB群、ビタミンEを多く含みます。カルシウム、鉄、亜鉛、マグネシウムなどのミネラルは食材でトップクラスの含有量です。

女性でPMSに悩む人は、リンゴを始め、なにか食べるときにイソフラボンを含むきな粉をかける習慣を意識してみてください。とくに生理中は、ビタミンB_6が不足しやすくなるため、きな粉がビタミンB_6と女性ホルモンの働きを助けてくれますよ。

つづけるポイント

リンゴの保存に一工夫しましょう。リンゴは、酸化すると黒くなりますが、薄くスライスした表面にきな粉をまぶすことで、酸化して黒くなるのを防ぐことができます。タッパーにスライスしたリンゴと、無糖きな粉を入れてふたをして振ると、リンゴ全体にきな粉が付着します。そのまま保存することで、酸化を防いでくれます。

◆リンゴは、まるごと食べるフルーツ

リンゴの皮には、からだによい成分がたくさん含まれています。まず、「ペクチン」。ペクチンには、胃酸のバランスを整えたり、腸内環境を整えて下痢や便秘の改善をしたりする働きがあります。次に、「リンゴポリフェノール」は、活性酸素を除去する働きがあります。このポリフェノールも皮に多く含まれています。

つねにおなかを温めて なんでも楽しめる心をつくる

暗くなる心にホッと一息
便秘解消×保温性抜群ドリンク

ようやくお彼岸をむかえ、暑さともおさらばできそうです。過ごしやすい季節になっていきます。

ただ、太陽の位置が夏から秋に移動する手前のこの時期は、まだまだ考え込みやすい「脾」と、不安になりやすい「心」の影響を受けやすい季節です。

胃腸の働きが低下していると、せっかく連休でお出かけしても、考えすぎていまいち行動力にかけてダラダラしてしまったり、知らない環境に不安になってしまったりすることもあります。

そこで9月3週目の食薬プログラムでは、おなかを温めることで、心を安心させていきます。**保温性があり、腸内環境を整えてくれる飲みものをとることで、「自分なんて」と悲観的になって、内に内にとこもっていく心を外にひらいていき、秋の心地よさを存分に感じられる基礎を築きましょう。**

この食薬習慣は、ストレスや冷えでおなかの調子が悪いときにも使えるので、秋から冬にかけてとり入れるのがおすすめです。

クッションの上で
ユラユラ～

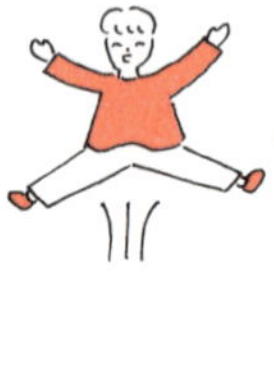

クッションを床に置き、うつ伏せになって、クッションがおヘソの下にくるようにします。10分くらい左右にユラユラ揺れながら寝転がります。腸内環境が悪化していると、大腸の曲がり角にガスがたまりやすくなります。クッションで刺激してガスを移動させ、排出を促しましょう。

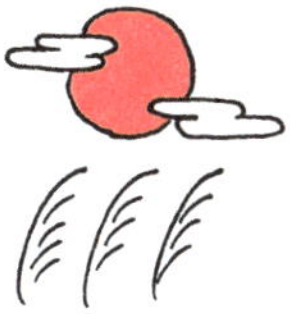

第3週目

9/15→9/21

◆今週食べるとよい食材◆

ココア

ココアは、便秘で悩むときにおすすめです。P85でも登場したココアには、ポリフェノールが含まれ、高い抗酸化作用があります。また、テオブロミンという血行を促進し、リラックス効果のある成分も含まれているので、からだを温めるだけでなく、胃腸の働きにもよい作用があります。ピロリ菌などの殺菌作用、食物繊維のリグニンによる便秘改善効果も期待できます。

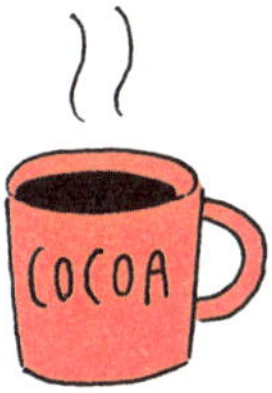

◆合わせて食べるとよい食材◆

オリーブオイル

温かいオリーブオイルは、おなかを温めてくれます。そして、オリーブオイルは、「オメガ9脂肪酸」を多く含みます。胃もたれしづらく、加熱しても酸化されにくい油です。**保温性に優れるため、温かい飲み物と一緒にとることで、腸も温まり、その働きも整えてくれます。**

簡単にできるのは「オリーブオイルココア」。ちょっとオイルを加えるだけなので、簡単ですよ。

つづけるポイント

ココアの甘みをオリゴ糖でつけると、さらに腸内環境の改善に役立ちます。ココアをオリゴ糖で濃いめにといて飲むと、チョコレートドリンクのようになるので、おやつの時間にぴったりです。粉末のクローブやシナモンを一振りすれば、殺菌作用によって心の炎症をおさえてくれるだけでなく、風味が変わるので、楽しいですよ。

◆ココアやオリーブオイルの選び方

ココアは、「ピュアココア」、オリーブオイルは、「エキストラバージンオリーブオイル」のようにピュアなものを選びましょう。

近づく秋の気配とともに閉じていく心にストップをかける

気がふさぐときは腸がつまっている可能性が！
整腸食品で心をデトックス

秋分をむかえ、太陽が真東から真西に沈むようになります。雲が少しずつ少なくなり、寒暖差を感じる秋らしい気候へと変わってきました。

この日照条件の変化を境に、漢方では、性質が活発な「陽」から内向的な「陰」の時期へと移り変わっていきます。

涼しくなり、湿度が下がるにつれて、今まで以上に「肺」と大腸に負担がかかり、からだ中が乾燥して便秘や乾燥肌に悩んだり、悲しさや虚しさを感じやすくなっていくのです。

こうして冬にむかっていくにつれて、少しずつ厚着になる気候は、知らず知らずのうちに心にも服を着せて、ぬくぬくと自分だけの殻の中にこもりたいような気分にさせていきます。

そこで、9月4週目の食薬プログラムは、腸を活発に動かし、リラックス・抗菌作用のある食材を選びましょう。「リーキーガット症候群」の対策になるだけではなく（P43）、乾燥の季節に流行り出す「のどの風邪」の予防にもなります。

トイレで「恥骨直腸筋トレーニング」をしよう

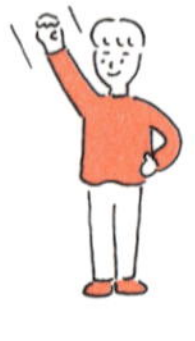

トイレに座り、肛門に思いっきり力を10秒入れて、キープします。これをトイレに行くたびに、5セットしてみましょう。便秘対策になります。

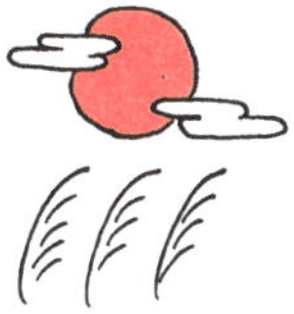

第4週目

9/22→9/28

◆今週食べるとよい食材◆

レモン

レモンには、腸を刺激して動きを活発にしたり、その香りにはリラックス作用などがあります。そして、柑橘類の中でトップレベルのビタミンCやクエン酸が含まれているため、抗酸化作用が強く肝臓の働きも助けてくれるので、デトックス作用が期待できます。

レモンは、ホットレモンにして、胃腸を温めながらとり入れましょう。漢方では柑橘系の素材には、気のめぐりをよくする働きがあり、ストレスで滅入る気持ちをスッキリさせてくれます。

◆合わせて食べるとよい食材◆

ショウガ・クローブ

ショウガやクローブは、胃腸の働きを整えます。どちらも、漢方薬で使われるものなので、殺菌作用や健胃作用があり、心を乱す炎症をおさえる働きがあります。

そこで、「レモンのスパイス漬け」を作っておき、白湯に入れてみましょう。スライスしたレモンとクローブ、ショウガをオリゴ糖に浸し、漬け込むことでエキスが出るので、より整腸作用が期待できます。

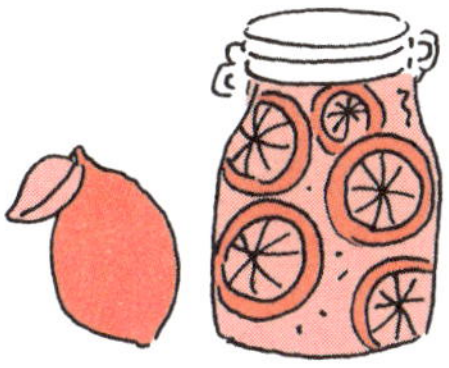

つづけるポイント

レモンはカットして、あらかじめ用意しておくと楽です。レモンのスライスに、クローブを2、3個差し込みタッパーに保存しておき、白湯やお茶に入れると、簡単に「レモンクローブティー」をつくることができます。

でも、それも面倒なときは、市販のレモン汁でも大丈夫。

◆**30分ごとに温かい飲みものを飲む習慣を**

30分ごとに温かい飲みものを、少しずつ飲むようにしましょう。まず、温かい飲みものでからだの中から胃腸を温め、働きを助けます。

体内が水分不足になると血行が悪くなり、腸をはじめ内臓に栄養が行きわたらなくなります。温かい水分をこまめに補給することで、血行の改善、胃腸の働き改善などが期待でき、結果的に副交感神経が優位になり、自律神経が整いやすくなります。

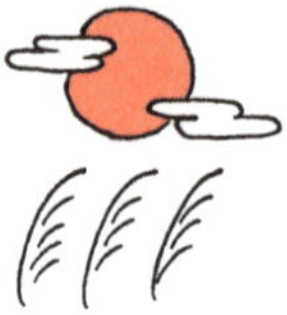

最終週

9/29→9/30

9月の心とからだの振り返り

腸に感じた不調が脳に影響する前に、対処していこう

四季の移り変わりは私たちの心を乱しますが、前もって対処しておくことで、心から楽しむことができます。秋は、心が安定しやすい季節とはいえ、面倒くさがって何もしないでいると、すぐに過ごしづらい冬がやってきます。おだやかな季節である今の内に目標ややりたいことを見つけて、計画を立ててみてはいかがでしょうか。

そして、今月は、乾燥から全身を守り、うるおすことがテーマでした。乾燥の症状は、皮膚だけではなく腸や肺にも現れます。

腸の乾燥は、コロコロしたうさぎの糞のような便から判断することができます。

肺の乾燥は、肺にまつわる咳や鼻の乾燥から判断できます。

今月や7月に紹介した、腸をうるおし、腸壁の修復、免疫アップ、消化器系・呼吸器系の不調、食べ過ぎに効く「ネバネバ系の海藻」をとり入れてみましょう。

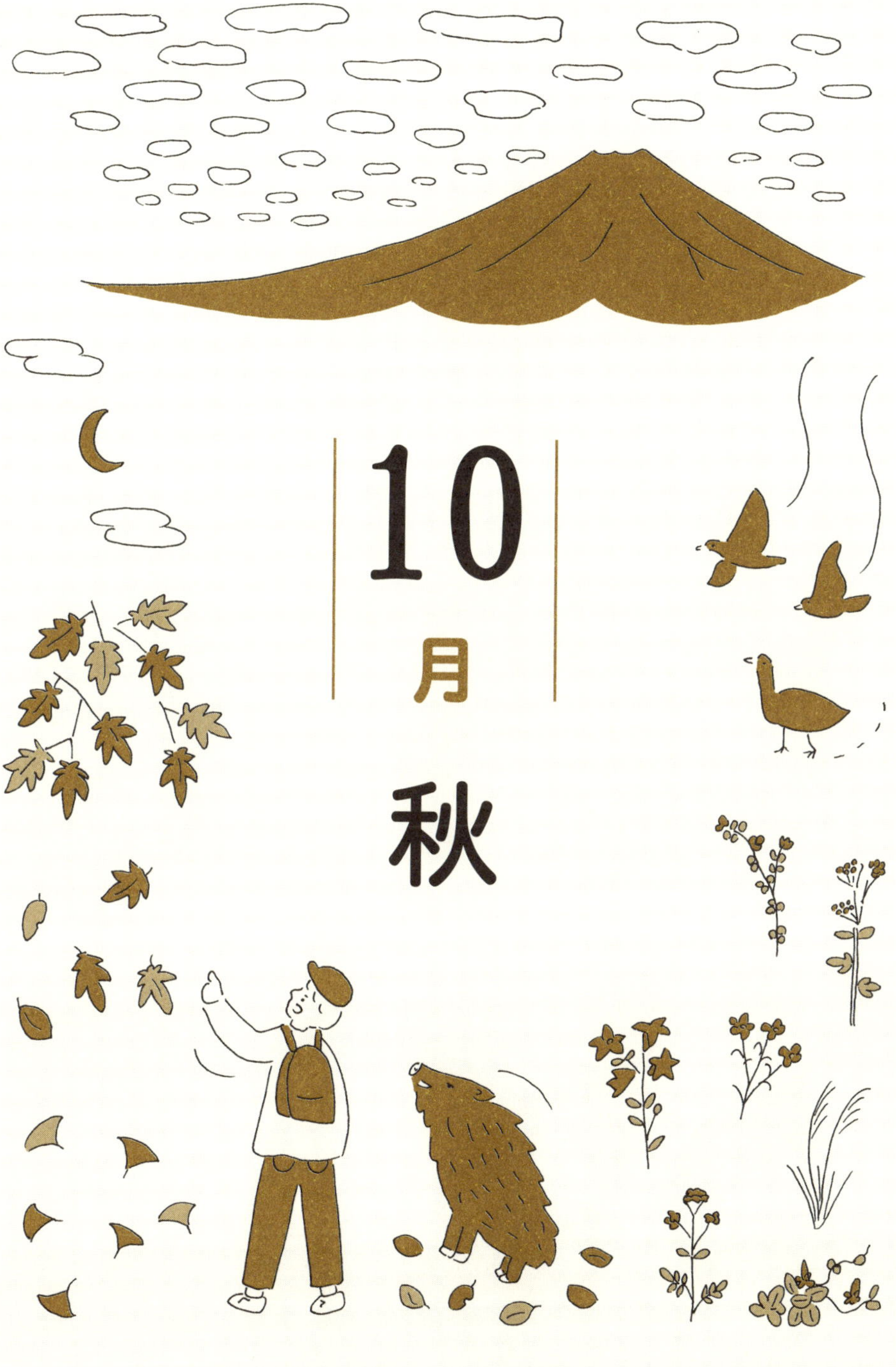

10月

秋

10月は、ストレスで消耗した心にミネラルを補充

乾燥し、少し冷えた空気が、悲しく泣きたい気持ちにさせる月
目指すは「栄養を吸収できる腸」

乾燥した気候は、腸に炎症を起こし、心の栄養の吸収を妨げます。
それが引き金となり、心の不調を引き起こし、自信がなくなり、孤独感を感じることも。今月は腸内環境を整えることを意識し、水溶性の食物繊維と一緒に、
鉄・亜鉛・マグネシウムなどのミネラルを含むものをとっていきます。

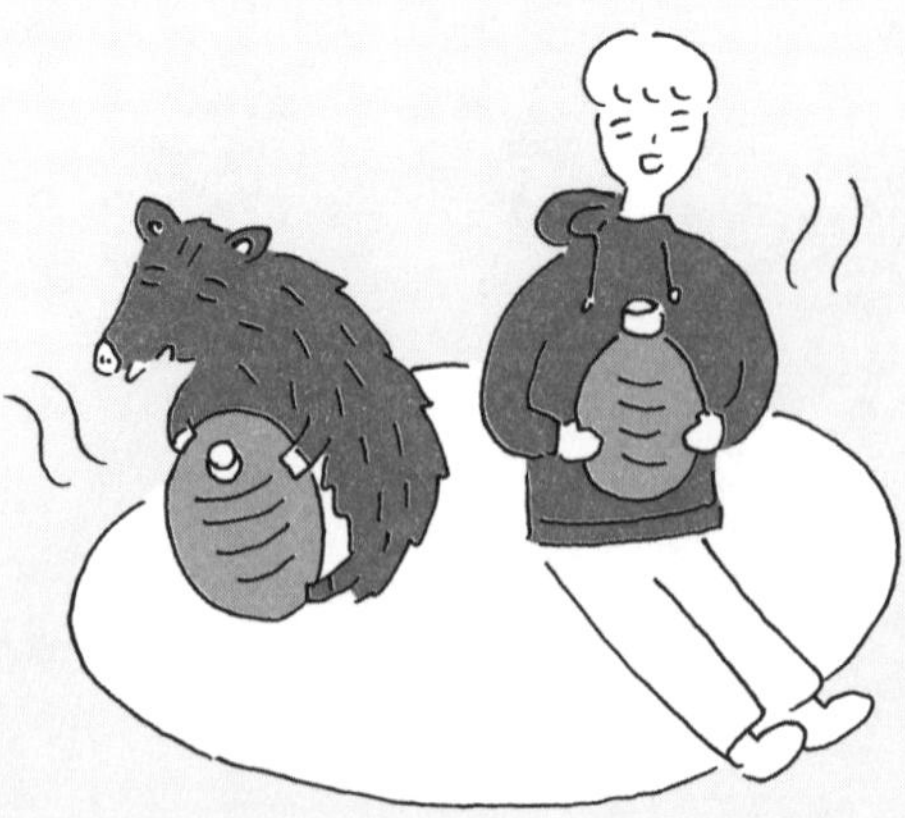

10 乾燥した空気は、腸も乾燥させる心の不調はミネラルの吸収不足から!?

10月は、9月に比べてさらに気温が下がりますが、1年でもっとも過ごしやすい季節でもあります。「天高く馬肥ゆる秋」という言葉もあるように、日中は雲がなく、気持ちのよい日がつづきます。

その一方で、夜になると雲がないことにより地表の熱が逃げてしまい、朝晩の気温差が大きくなります。ひどいときには、その差は15度以上にも！　**日中と夜だけではなく、日ごとの寒暖差もかなり大きくなるため、からだがついていけず、自律神経のバランスをくずす人が増える時期です。**　とくに夏からつづく不調を感じている人は、この寒暖差により、秋にもバテやすくなってしまいます。

漢方では、9月に引きつづき「肺」が弱りやすく、むしょうに悲しく、自然と泣きたくなる時期です。これも、9月同様、腸を始め全身が乾燥していることが原因です。

それに加え、先月よりも外気が乾燥しているので、肌の乾燥や咳などの不調を感じることが増え、その症状は悪化していきます。この状態を「肺陰虚《はいいんきょ》」といいます。

「短鎖脂肪酸」が「ミネラル」の吸収率をアップ

9

月から引きつづき便秘などの腸の不調を感じていたり、ふだんからおなかの不調を感じていたりすると、本来の自分よりも少しストレスを感じやすくなります。ストレスを感じると、防衛反応としてコルチゾールが分泌されて、ミネラルが消耗します。（P34）

多くの栄養素は、基本的に小腸から吸収されていますが、ミネラルは大腸からも吸収される栄養素です。そのため、腸内環境が悪いと、ミネラルの吸収はさらに悪くなり、場合によっては吸収できなかったミネラルは、心やからだにとって有害物質となることさえあります。そこで、今月は腸内環境を整えるために、**食物繊維の中でも「水溶性食物繊維**（ワカメ、納豆、こんにゃく、オートミール等）」を食べながら、**「ミネラル分**（牡蠣、ラム肉、ヒヨコ豆、牛肉等）」を補給すると、**効率よく栄養素を吸収することができます。**

とくに水溶性の食物繊維は、大腸で重要な働きをする「短鎖脂肪酸」のもととなるので、大切です。大腸では、善玉菌が水溶性食物繊維を発酵させ、短鎖脂肪酸をつくりだします。この短鎖脂肪酸は、鉄やマグネシウムなどのミネラルを体内に取り込みやすくしてくれるだけ

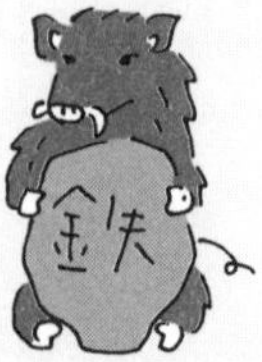

でなく、腸内を弱酸性にして、善玉菌が過ごしやすい環境をつくったり、腸の粘膜を強化したりと、腸の運動をうながしてくれる心強い存在です。

腸内が荒れているときは、「鉄」が害になる

ミネラルの中でも、とくに鉄、マグネシウム、亜鉛は心にとって大切なミネラルでしたよね。ただ、腸内の環境が悪いときの鉄の取りすぎは、要注意です！　鉄は赤血球の材料として知られていますが、それ以外にもさまざまな働きをします。神経伝達物質であるセロトニンやドーパミンをつくるのに役立ったり、ミトコンドリアでエネルギーをつくるために使われたり、肝臓で薬物の代謝に使われたり、ＤＮＡの合成に使われたりと、心身にとって大切な栄養素です。

ただし、鉄はからだの中で真逆の働きをすることがあります。腸内細菌は鉄の吸収を助けてくれますが、腸内環境が荒れているときは鉄をうまく吸収できません。そんなとき、**鉄は、からだにとって強い毒性を出す存在となり、細胞を傷つける活性酸素を発生させたり、腸内の悪玉菌のエサとなり悪玉菌やカンジダ菌を増やしたりと、より腸内環境を悪化させてしまいます。**そのため、胃腸に自信のない人は、腸内環境を整えつつも、サプリで補うなら、鉄ではなく、「ラクトフェリン」を選びましょう。鉄の吸収を調整してくれます。

◆**ラクトフェリン**
「ラクトフェリン」は、唾液、汗などの外分泌液中に含まれている鉄結合性の糖タンパク質です。鉄が害にならないように調整してくれる働きをします。

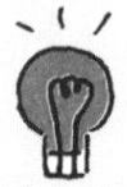

10月の＋レスキュー

ミトコンドリアをジャマする糖質を控えよう

からだを動かすエネルギー「ATP」を効率よくつくりだすミトコンドリアの力を借りれば、根気もやる気もつづくからだをつくることができます。（P38）そのために今月は、甘いものや精製された食材を控えることが助けとなります。

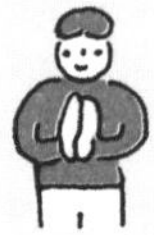

10月のからだ意識

ミトコンドリアをきたえる「サイドランジ」に挑戦！

腸内環境を整え、からだを動かすエネルギー「ATP」をたくさんつくってくれるミトコンドリアは、酸素が必要です。そこで、効率よく大きな筋肉とインナーマッスルを使い、全身に酸素がいきわたる「サイドランジ」を習慣にしてみましょう。

① 足を肩幅の2倍程度に開きます。つま先は外側に45度くらい開いておきます。

② 上体は垂直に保ったまま、片足を曲げ、曲げたほうの足に体重を移動し、もう片方の足のひざは伸びきるところまで腰を落とします。

③ 元の状態に戻り、反対側も行います。これを10セット行います。大きな筋肉をきたえながら、同時にストレッチもできます。

◆のどの運動をしよう

この時期、のどのトラブルが多い人は、のどの力が弱っているのかもしれません。

のど仏のあたりを触りながら、水か唾を飲み込む動作をします。のど仏が上のほうに移動したのを確認したら、そのまま10秒間キープします。

これを1日10回行ってみましょう。

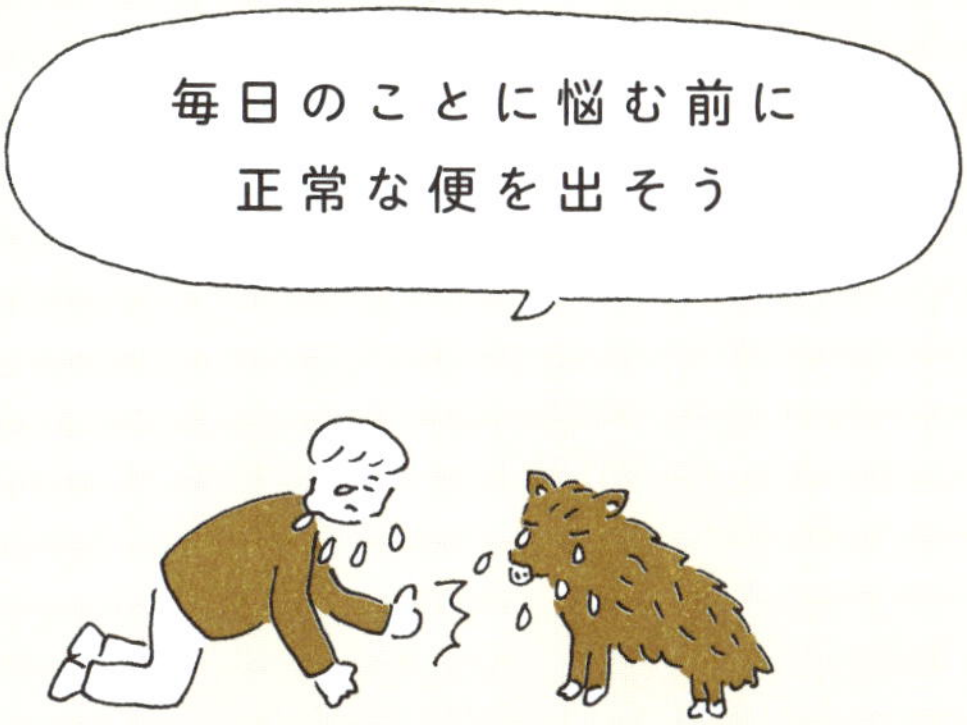

秋空を見上げると、青く高くどこまでもつづく空に、自然の大きさを感じます。「自分の悩みなんてちっぽけなものだ」と吹き飛ばせるとよいのですが……。何をしても疲れがとれないし、自信も不安へと変わり、自分はどうかしてしまったのかと感じることはないでしょうか。そんなときは、自分の「便」をちゃんと確認してみましょう。

腸内環境の悪化は、ときに人の感情を狂わせます。もし、悲しくて泣けてくるようなことがあったら、泣いてストレスを発散するのもよいのですが、その涙も、腸の改善次第で、流す必要がなくなるかもしれません。

便秘や下痢の人は、ストレスに弱くなる季節

常備しやすい万能食材で心をじょうぶにする

10月の1週目です。気圧の変化は落ち着いてはいるものの、日ごと、あるいは昼夜の気温の差はまだ変化が激しく落ち着かない時期です。日照時間も減ってきています。

とはいえ、秋らしさを感じるのは空気がカラッとしていることですよね。ジメジメした気候から気温が下がり、さわやかになった！　スッキリする！　と思いきや、この乾燥した空気により、夏に増えたダニの大量の死骸がアレルギー源となり、飛散することがあります……。じつは、ダニアレルギーが最も増えるのは、この時期ともいわれています。**四季があり、自然の恩恵に恵まれている日本であるがゆえに、どの時期にも心やからだにとって不快なことは生じてしまいます。それらとどう上手につきあい、事前に手を打てるか、症状を出さないようにできるかが大切です。**

そんな10月1週目の食薬プログラムは、腸を整えながら心の栄養であるミネラルとタンパク質とビタミンB群をとり入れ、ミトコンドリアにもしっかり栄養が届くようにしましょう。気候が安定しやすい今こそ、「肺」の特徴として感じる「虚しい」「しあわせを感じづらい」という症状をおさえていきます。

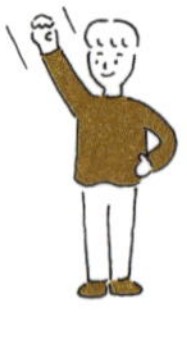

入浴後は、足元から冷えていきます。入浴後すぐに靴下とレッグウォーマーで保温し、寝るときはレッグウォーマーをしたまま、靴下だけ脱いで寝るようにしましょう。そうすると、からだは冷えずに、就寝時は足先から熱が放出され、深部温度が下がりやすくなり、寝つきがよくなります。

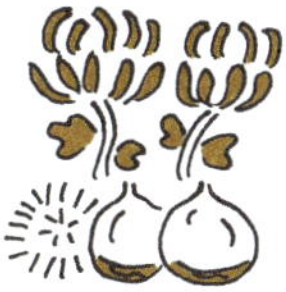

第1週目

10/1→10/7

◆今週食べるとよい食材◆

高野豆腐

高野豆腐は、豆腐を一度凍らせて、解凍し、脱水したもので、食物繊維を含み腸内環境を整えながら、ミネラル、タンパク質、ビタミンを凝縮してある万能食材です。

高野豆腐は、**大豆製品の中でもとくに優秀な食材といわれていて、タンパク質の量は、納豆の約3倍、木綿豆腐の約7・5倍も含まれ、脂肪の燃焼を助けるアミノ酸まで含まれています。**

◆合わせて食べるとよい食材◆

ひき肉

ひき肉は、牛でも豚でも鶏でも大丈夫。動物性のタンパク質や、からだへの吸収がよいヘム鉄、ビタミンB群が含まれていて、心に必要な栄養がたっぷりです。

ひき肉と高野豆腐を合わせて使うには、パン粉の代わりにすること。ミートボールやハンバーグを作るときに、高野豆腐をすりおろして粉状にすると、小麦粉やパン粉のように使うことができます。ふだんのハンバーグよりも、栄養価が高くなります。

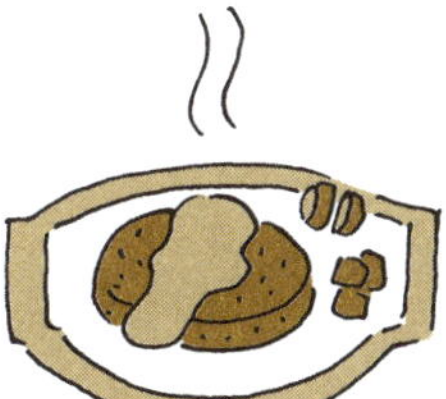

つづけるポイント

高野豆腐は、煮物や和食のイメージが強いですが、右のようにすりおろしてパン粉の代わりにしたり、炒め物に使ったり、お味噌汁に入れたりと、かなり自由度の高い食材です。乾物なので、常備しておくととても重宝します。

腸と心をうるおし、便も感情もスッキリさせる

グッと冷え込み、乾燥すると出てくる「虚しさ」と「コロコロ便」を整腸食材で撃退

暦の上では「寒露」を過ぎます。まだ暑い日はちらほらありますが、先週よりもグッと湿度が下がり、乾燥し始めるころです。指先、のど、唇の乾燥などを感じることが増えてきます。

このような症状は**「肺」が弱り、乾燥しやすくなるからですが、その心の特徴として卑屈っぽくなったりすねやすくなったりすることがあります。**

そして、この時期増えるのが、腸内の乾燥が進むことで、コロコロとした「うさぎの糞のような便」が出ること。

ちなみに、下痢をしてないか、トイレのタイミングがずれてきていないか、便器に便がくっつくようになっていないか、便が黒く臭く感じることが増えていないか……なども気にしてみてください。いずれも腸の不調のサインです。こうした腸内環境の悪化が、ストレスを増やし、心をバテさせるだけでなく、免疫までも低下させて、風邪も引きやすくさせます。

そこで、10月2週目の食薬プログラムは、発酵食品で腸を動かし、腸をうるおす食材で、善玉菌を増やしていくことです。

ゴミ箱にむかって
ゴミを投げてみよう

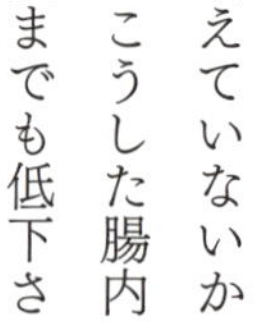

ゴミ箱にゴミを投げて3回連続入るまでチャレンジしてみましょう。しあわせを感じるときに分泌されるドーパミンは、なにかを達成すると多く分泌されます。短期的な目標を立てて達成することは、ドーパミンの分泌の増加につながります。ゴミ箱にゴミが入ることを目標にして、楽しく達成感を得てみましょう。

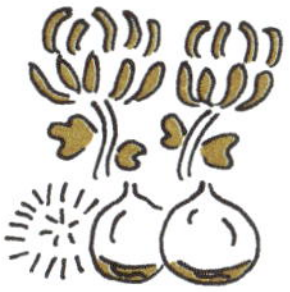

第2週目

10/8→10/14

◆今週食べるとよい食材◆

納豆

腸内環境を整える代表的な食材といえば納豆です。納豆には、タンパク質、ビタミンE、イソフラボン、レシチン、カルシウムなどの栄養素や、ドーパミンの原料でもあるチロシンも含まれています。

また、納豆菌は、腸内で活性化しビフィズス菌や乳酸菌を増やし、善玉菌が住みやすい環境をつくってくれるだけでなく、食物繊維やオリゴ糖も含むため、腸内環境が整います。

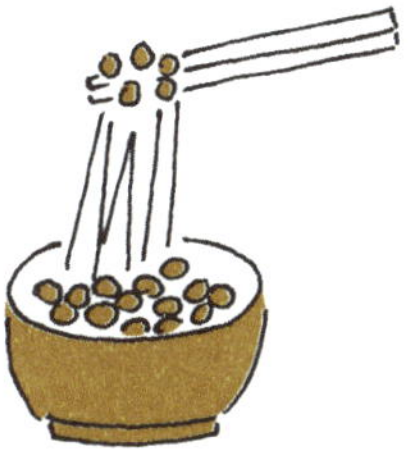

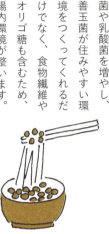

つづけるポイント

納豆は「安いから」といって買いすぎると、賞味期限が切れてしまい、困ることも。でも、納豆は冷凍できるんです!、冷凍保存したあと、食べる時間の6~8時間前ぐらいに冷蔵庫に移し、解凍すると、問題なく食べることができます。ただし、冷凍してから3週間を目処に食べきりましょう。

◆合わせて食べるとよい食材◆

白ゴマ

白ゴマの50%が脂肪分でできています。このように油分を多く含む食材には、腸をうるおす働きがあります。白ゴマと黒ゴマとの違いは、白ゴマのほうが油脂の含有量が多く、黒ゴマのほうがアントシアニンなどのポリフェノールが豊富に含まれている点で、それにより、漢方では使い分けされています。白ゴマは、肺と大腸によいとされ、からだの乾燥をうるおし便通を改善します。黒ゴマは、肝、腎の働きを強化し血を補います。乾燥の強さに応じて、ゴマを増やしたり、あまに油を入れたり工夫しましょう。

◆納豆菌に気をつけて!
納豆のネバネバに含まれる、ナットウキナーゼには、血液の抗凝固作用があるため、医薬品で血液凝固剤を服用中の方は、食べることができません。

◆ゴマは最強栄養食材
ゴマには、カルシウム、鉄、亜鉛、マグネシウム、セレンなどのミネラル、ビタミンB群、食物繊維、抗酸化作用の高いゴマリグナン、ビタミンEなどが含まれていて、心の最強の栄養食材です。ゴマの表面は食物繊維で覆われているので、すりつぶしてから食べると栄養の吸収が上がります。漢方では、便秘の薬には植物の種（仁）を使うことが多く、ゴマも亜麻仁もその一つです。

孤独や不安感を「和食」でなごませる

寒くなりはじめはなんにでも心の栄養を「ちょい足し」

暖房はいらないまでも、寒さを感じる日も増えましたね。寒さにより、すぐにエネルギーをつくってくれる糖質を欲するようになります。この甘いものへの欲望が、一時的なものであるといいのですが、これをきっかけにケーキや麺類を食べる間食の習慣がつき、結果的に食事の量が減り、食事のバランスが乱れて肉や魚などから十分なタンパク質をとれなくなることも。腸と血糖値の乱れからタンパク質や鉄不足に陥るこの状態を、漢方では「血虚《けっきょ》」と呼びます。これにより、**不安感や集中力の低下、過食、睡眠の質の低下**などを感じることがあります。

そこで、10月3週目の食薬プログラムは、腸内をうるおしながら、食物繊維とミネラルを自然にとり入れ、「血虚」を乗り切る「手作りふりかけ」です。そしてこれを機に、食事のバランスがとりやすい和食中心の食事にしましょう。

◆今週食べるとよい食材◆

手作りふりかけ

ふりかけは、購入するよりも手作りをすると

◆合わせて食べるとよい食材◆

野菜のサラダ・おひたし

ごはんにかけるのはもちろんOKですが、い

ミカンでお手玉をしよう

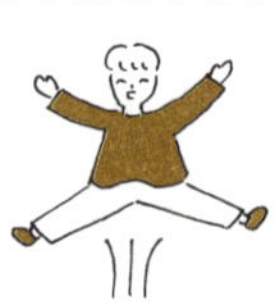

ミカンやオレンジなどの柑橘類を2つ両手に持ち、お手玉を5分間してみましょう。単調な動きによりセロトニンの分泌が促されたり、ふだん使わない動作に脳波が活性化したりします。集中力とコミュニケーション能力の向上にもつながります。さらに、柑橘類の香りにはリラックス効果があります。

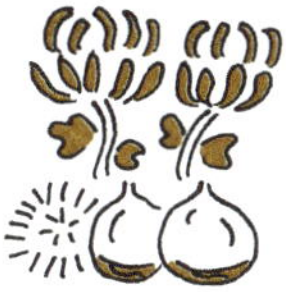

第３週目

10/15→10/21

好きな材料を入れることができるので、理想の栄養価に近づけることができます。

　海藻類を増やすと、整腸作用が高まり、干しエビや煮干し、じゃこなどの動物性の食材を増やすと、タンパク質や鉄分の吸収率が高まります。コショウや山椒などを入れると抗菌作用が高まります。


つものおひたしやサラダにふりかけをかけることで、さらに自然にとり入れることができます。

　ホウレンソウや小松菜のおひたしにショウガポン酢（Ｐ２３１）をかけて、ふりかけを一振り。レストランのランチセットのサラダに一振りと、野菜との相性は抜群です。

手作りふりかけ

材料(作りやすい分量)

- 干しエビ：大さじ5
- 乾燥ワカメ：大さじ5
- 黒ゴマ：大さじ2
- 昆布茶：小さじ1
- じゃこ：大さじ2
- ゆかり：大さじ1
- 青のり：小さじ3

作り方

材料のすべてをすり鉢かミルで粉砕したら完成。もちろん、材料は好きな乾物を使ってみてくださいね。

ふりかけは、すり鉢ですったり、綿棒でたたいて作るときれいにできますが、面倒なときはビニール袋に入れて手で潰しても簡単につくることができます。

つづけるポイント

手作りのふりかけは、食べるサプリメントのようなもの。サプリを携帯するように、マイボトルに入れて持ち歩いてみましょう。外食時のごはんやサラダなど、いろいろなものにふりかける習慣に、今週以降もチャレンジしてみましょう。

悲観的になる心を「主食」から根こそぎ変える

一度作ると便利でハマる 栄養吸収を高める主食にチャレンジ

太陽が沈む時間の早さをひしひしと感じ、日中との寒暖差を感じやすい時期です。秋の特徴として昼夜の寒暖差が大きいことがありますが、じつは、**人のからだは急な気温の低下に慣れるのに、大きな労力を必要とします。**急に気温が下がったときには、冷えの影響を受けやすくなり、自分で思っている以上にからだは冷えるということを、認識しましょう。試しに自分のおなかやお尻を触って確かめてみてください。冷たいと感じる人は、からだがかなり冷えている状態です。この状態を、漢方では「陽虚《ようきょ》」といいます。からだが冷えていることにより、消化の働きも代謝も落ちてエネルギーが不足しているため、気持ちが重くなり、悲観的になりやすくなっています。

そこで、10月4週目の食薬プログラムは、思い切って主食についてとり組んでいきます。

主食を発酵調理することで栄養の吸収力と腸の働きをよくし、代謝を上げていきましょう。

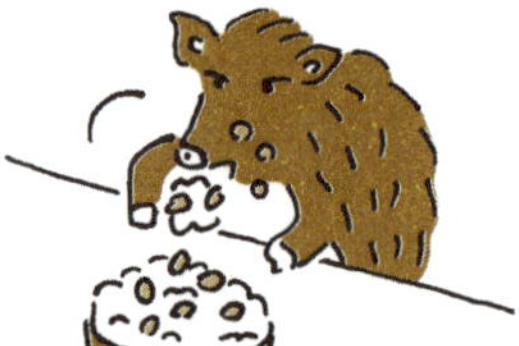

首にタオルを
巻いて寝よう

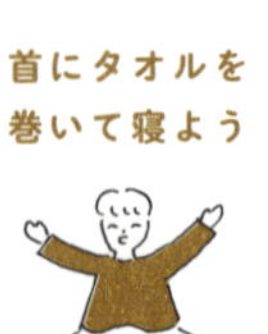

首の周りは太い動脈があり、皮膚が薄いため、冷えの影響を受けやすくなっています。首の周りを温めると、全身を効率よく血液をめぐらせることができ、からだを温めることができます。さらに、首の後ろ側には内臓や血管をコントロールする自律神経が密集しているため、温めることで自律神経も整いやすくなります。

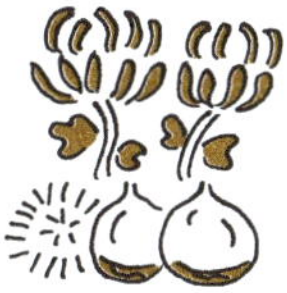

第4週目 10/22→10/28

◆今週食べるとよい食材◆

玄米酵素ごはん

玄米を発酵させて食べることにより、消化に負担をかけず、栄養の吸収効率を上げることができます。家庭の炊飯器でも、簡単に発酵させることができます。

◆合わせて食べるとよい食材◆

あずき

プロアントシアニジン、カテキン、アントシアニンなどの炎症をおさえる物質や、タンパク質、ビタミンB群、食物繊維、カリウム、カルシウム、鉄などのミネラルが豊富です。

玄米酵素ごはん

材料

- ◆水：3合分の「玄米炊きモード」より少し多め
- ◆玄米：3合
- ◆あずき：40g
- ◆天然塩：小さじ1

作り方

1. 玄米を洗う。
2. 玄米、塩、あずきを合わせて、泡立て器で右回しに8分間かき混ぜる。
3. 炊飯器に2と水を入れて玄米モードで炊き上げる。
4. 炊飯器を保温モードにして1日1回だけ全体をかき混ぜる。
5. 3日後に完成！
保温しつづけて、1日1回混ぜつづけることで半永久的に食べることができますが、変な匂いがするときは雑菌が繁殖している可能性があるので、食べるのをやめましょう。

つづけるポイント

玄米酵素ごはんは、炊きあがったその日から食べることができますが、発酵がしっかりと進むのは3日後からなので、その頃から食べるのもおすすめ。少し多めに作り、冷凍しておくと便利です。味わい深く、食感もモチモチとしていて、冷めても美味しく食べることができるので、お弁当やおにぎりにも向いています。

◆玄米の栄養

玄米は、白米よりも、ビタミンB群、ビタミンE、カルシウム、マグネシウムなどの含有量が多く、栄養素として優秀です。

◆玄米って本当に健康?

からだによいと思い玄米を食べた結果、おなかを壊している人は意外と多いようです。それは、白米にはないセルロースという消化に悪い物質が含まれているから。そのため、よく噛まないと、消化不良を起こして、栄養素を吸収できない状態となります。

コンディションによっては、かえって白米のほうがよい場合もあります。栄養価も食べやすさも欲しいというリクエストにこたえてくれるのが、「発酵玄米」です。

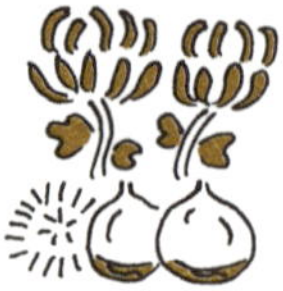

最終週

10/29→10/31

10月の心とからだの振り返り

未来の自分の心とからだのために体調管理の方法を考えよう

最近、健康サプリメントをたくさん飲んでいる方も、多くいらっしゃいます。でも、その栄養素が本当に吸収されているかどうかは、じつはわかりません。消化器系に負担がかかっていることもあります。

そこで、サプリを飲む前に、まずは、習慣を変えていくことで、自分の力で体調管理の方法を身につけてみませんか？　今だけではなく、加齢とともに出てくる不調の予防にも、活用できることを目指しましょう。

今月紹介した次の食事習慣で、来月もつづけられるものは、ぜひとり入れてみてください。

◆この時期弱る「肺」にプラス◆高野豆腐・白ゴマ・ユリ根・白キクラゲ

◆腸にプラス◆ワカメ・納豆・玄米・あずき・味噌汁・ぬか漬け

◆心にマイナス◆パスタ・ピザ・オムライス・カレーライス・グラタン・サンドイッチ

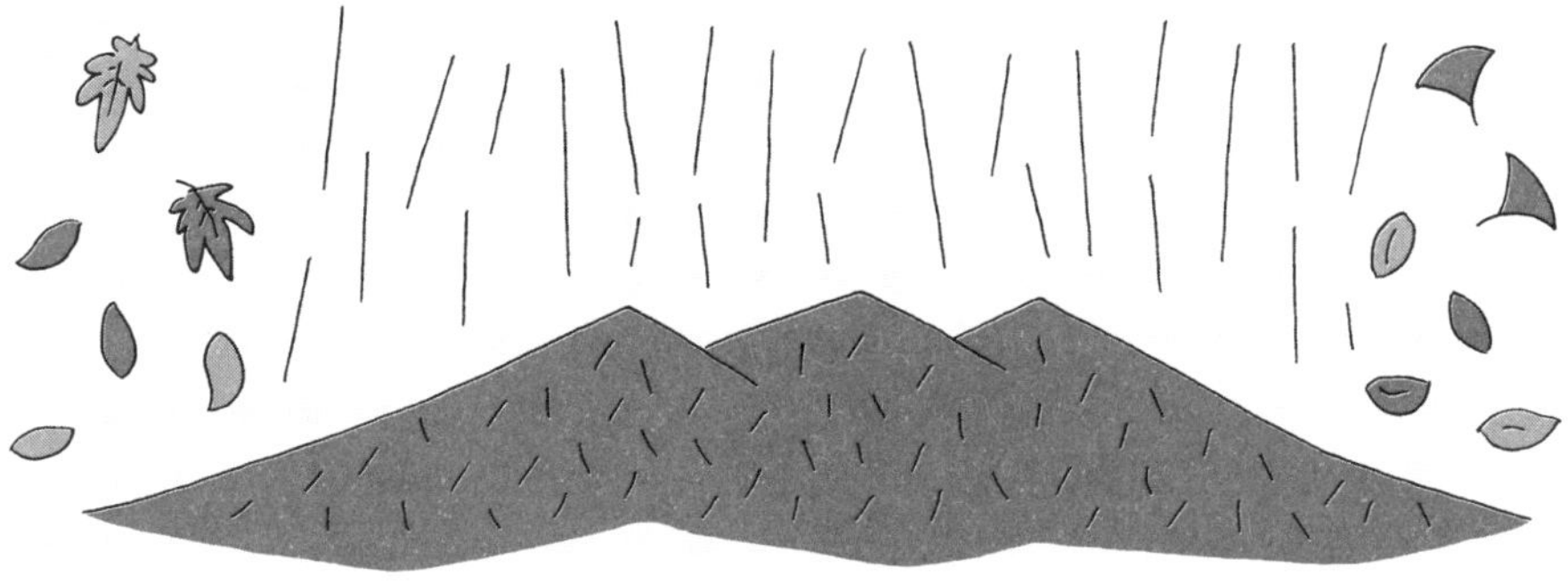

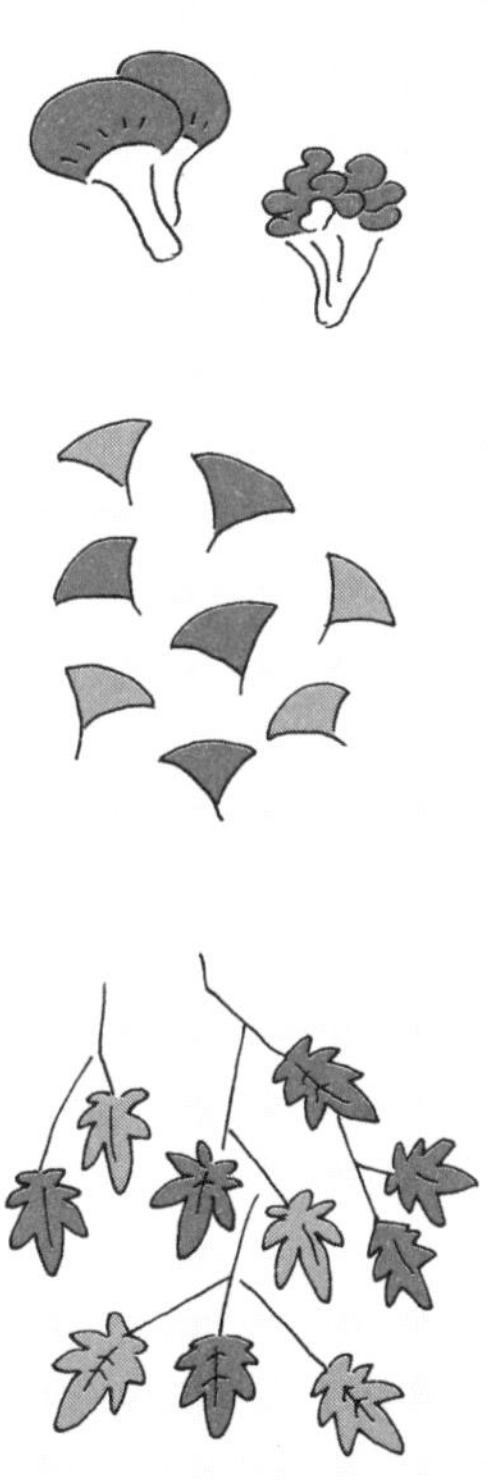

11

月

秋

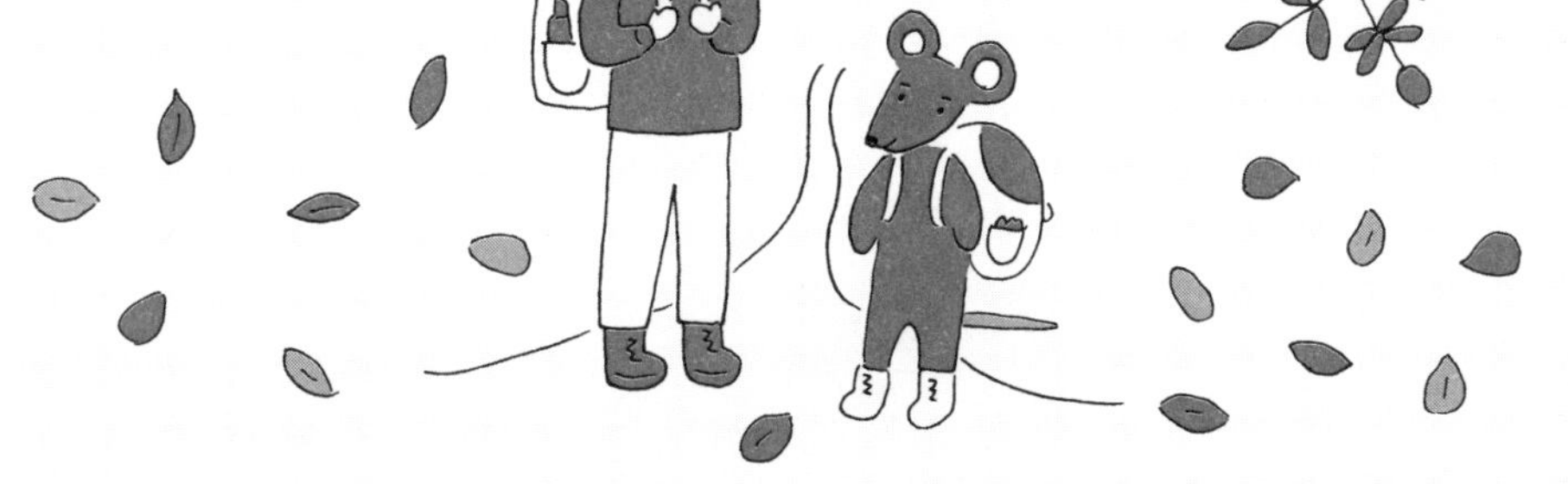

11月は調味料を見直して、加工食品と共に心をデトックス

乾燥した空気で唾液の分泌が低下
毎日使う調味料を見直して、キッチンに心の栄養をストック

日照時間が短くなってきて、冬の足音が聞こえてきました。
心は内向きになり、向上心も低下していきます。
過去に執着し、後悔ばかりすることもあるでしょう。
また、はっきりした味を欲するときでもあります。
濃い味を求め、食べたものをためこむ時期だからこそ、
漫然的にとっているものをチェンジしていきましょう。

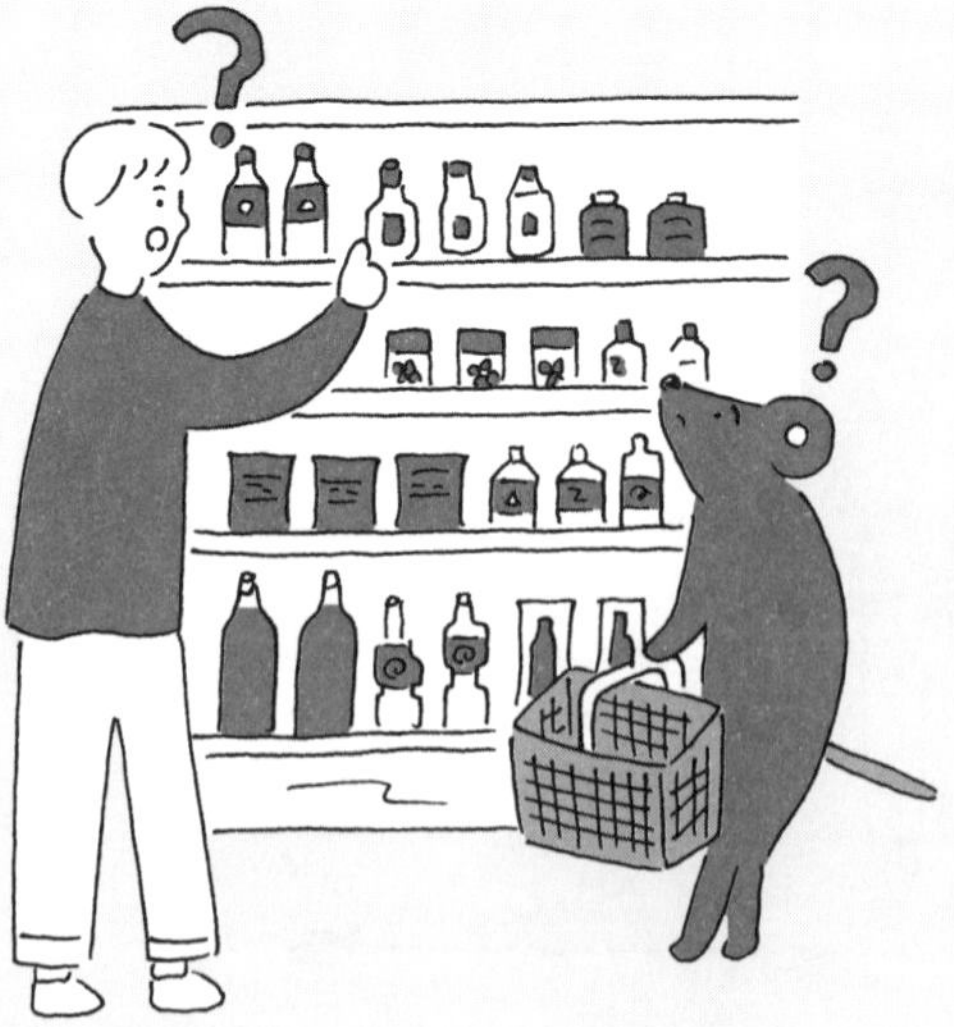

余分なものをためこみやすい季節
ハッキリした濃い味は内臓に負担をかける

11月は、肌寒さと空気の乾燥、そして日の短さを10月よりも実感します。こうして日照時間が短くなると、からだの中で生活リズムを整えている「BMAL1」という遺伝子が増えて、ビタミンDが減少し、からだに脂肪をためこもうとします。遺伝子が、「寒い季節は暖かい季節に比べて食べものが少なくなる」と想定し、判断するためです。

そのようなからだの判断から、日照時間が短くなるこの時期は、余分なものを食べるとからだにためこみやすくなるため、加工品や添加物が多い食品などはなるべく食べないようにしましょう。乾燥した空気は、唾液の分泌を低下させ、味覚が濃いものを欲しやすくなるので、自分で意識して食事を選択することが大切です。漢方では、寒い時期にためこみやすくなるこの症状を「閉蔵《へいぞう》」といいます。

また、哀愁漂うこの時期は、**9月から引きつづき「肺」が弱りやすく、哀しみや寂しさ、人恋しさが増したり、何にも希望が持てなくなったりするようなマイナスな気持ちを抱きやすい時期。**寂しさややるせなさを感じるあまり、だれかに依存しすぎたり、無用な言葉を口にしてしまうなど、トラブルが起きやすくなります。

生きるために必要な「味覚」をよみがえらせる

「閉蔵」のこの時期は、添加物が含まれた加工食品を減らすことを考えていきましょう。

もともと保存食や調味料といったものは、食材を時間をかけて煮込んだり、熟成・発酵させたりすることで長く保存することを可能にしてきました。この保存するための調理の過程で、菌が食品を分解して旨味が増したり、さまざまな栄養素の吸収がよくなったりするので、保存のための添加物は、本来必要ではありません。

とはいえ、こういったものは、作るのに手間暇がかかり、保存状況によっては菌が悪いほうに働き、食材を腐らせてしまうこともあります。そのため、現代の生活に合わせて利便性を追求した結果、味を整えたり、長期保存を可能にしたりと便利な働きをしてくれるものとして、「添加物」が重宝されるようになりました。

でも、長期間保存を可能にする添加物の中には、腐らないようにするために、抗菌剤が添加されていることがあります。よい菌も含めて死んでしまうようなこういったものを食べることで、**腸内細菌にもダメージを与えます。**

さらに、**旨味を出すために、化学調味料やデンプン、ブドウ糖などの糖質を多く使っているので、味覚が鈍感になり、どんどん濃い味を好むようになることもあり**

ます。最終的に、腸の健康を保つ食事を、味が薄く、まずいと感じてしまうこともあるでしょう。

私たち生き物は、本来感覚的に、からだにとって役に立つものを食べたいと感じ、それを食べることで命を保ち、つないでいます。「感情」の誕生は、「生命維持のための食欲から」ともいわれているほどです。でも、この生き物の本能に反し、食べたいと欲するものが、健康を害するものだとしたら、毎日の食事は、心やからだどころか、命そのものを支えるものではなくなってしまいます。

ということで、今月は、腸内環境を荒らし、味覚を鈍感にし、栄養の吸収率が下がってしまう加工食品をやめるために、少しがんばって、自炊にこだわってみませんか？

「ただでさえストレスが多いときに面倒な料理をするなんて！」と、思うかもしれませんね。でもストレスを感じるときほど、加工食品を食べる機会が増えてしまうもの。まずは簡単な調味料を変えることから始めていきましょう。

またストレス解消には、野菜を切るなど単調な動きや、計画して思い描いたものを形にする調理作業は、気分転換になります。料理を作って達成感を味わうことで、ドーパミンの分泌が増えて、希望や意欲がわいてくるからです。

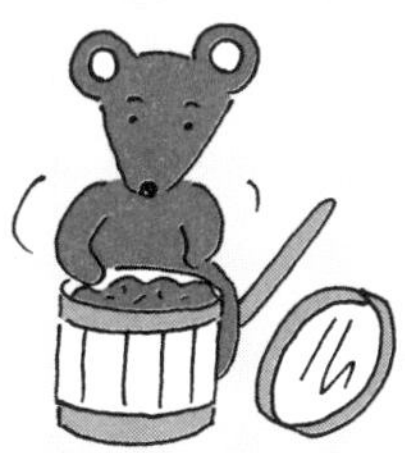

11月の＋レスキュー

砂糖の代わりに「甘酒」を使おう

発酵食品であり、やさしい甘みをもつ甘酒は、「飲む点滴」と呼ばれるほど栄養満点なので、夏バテ対策として飲む人も増えてきていますね。この甘酒を、砂糖の代わりに使って、料理をしてみましょう。やさしい甘みなので、ふだん砂糖を使う量の倍量を目安にすると、いつもと同じ甘さを感じることができます。

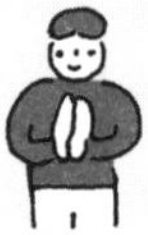

11月のからだ知識

毒素をためこまないように腸を手で刺激しよう

大腸は、上行結腸、横行結腸、下行結腸とお腹の右下から時計回りに動きます。便は、腸を下から上に上り、次に横に進み、下に向かいますが、下に向かう動き以外は、大腸が頑張らないと大変です！　その中でも、**便が滞るのが曲がり角となる四隅**。便がたまると腸内に毒素がたまり影響が及ぶだけでなく、その周りの血液やリンパのめぐりも滞り、むくみや冷えの原因になります。

そこで、腸をマッサージして、刺激を与えます。右の腰骨の上↓右の肋骨の下↓左の肋骨の下↓左の腰骨の上と、順番に指でもみほぐすだけです。入浴中などにゆっくりほぐしてみましょう。ただし、食後1時間程度は避けましょう。

◆甘酒の種類に注意
甘酒にはいろいろな種類があるので注意してください。「米麹から作られているもの」と「酒粕と砂糖から作られているもの」があります。砂糖の代わりに使うのであれば、砂糖を使わない米麹から作られているものにしましょう。成分表示を見て、砂糖を含まないものを選んでください。そして、甘酒は冷凍保存できるので、まとめて製氷機で凍らせておくと便利です。

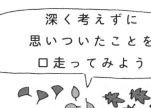

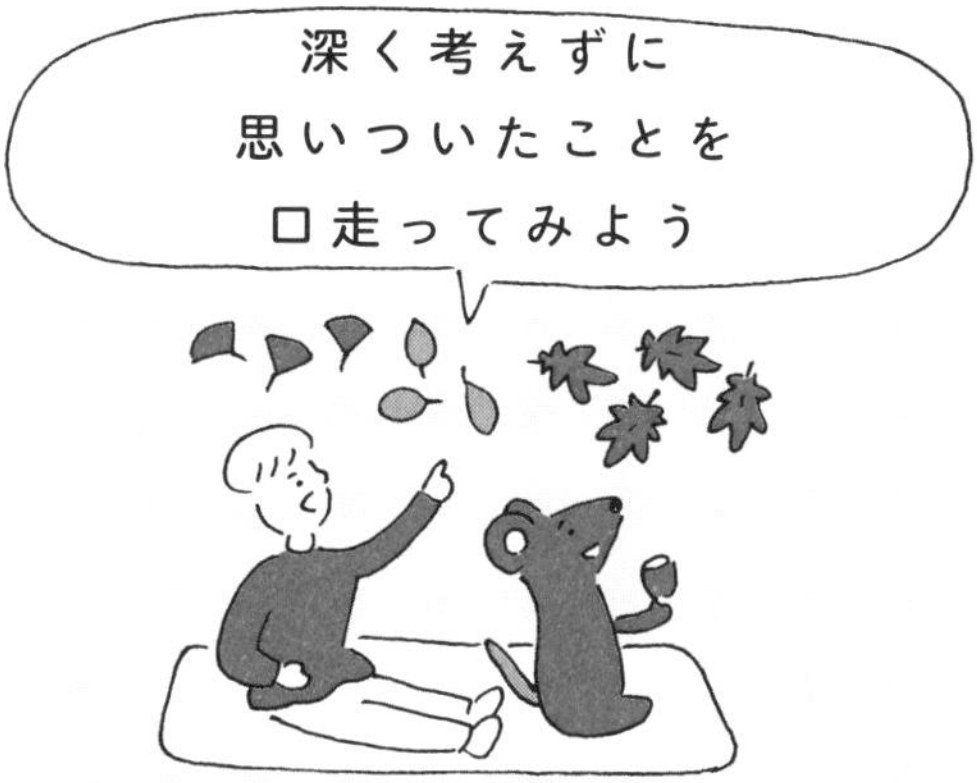

深く考えずに
思いついたことを
口走ってみよう

表現せずに伝えられなかった思いは、これからも誰にも理解されることはなく、自分の思い描いた世界とは別の現実が進んでいきます。

これがまた、自分を追い込み、「誰にも理解されない」と錯覚していくのです。そうすることで、寂しさと孤独感を強く感じ、深めていきます。

今月は、こんな自分から抜け出すために、身近なところから、少しずつ、確実に変えていきましょう。

「ひとりぼっちが好き」なんて強がる自分に気がついて

「お出汁」で心も生活も整える基礎習慣を

暦の上では立冬とはいえ、冬というにはまだ早い気候。「小春日和」といわれるほど、日中はポカポカしていることもあり、11月のこの連休は、お出かけに向いている気候です。ただ、日があたらない場所や夜は、急に寒くなります。こういった寒暖差や、秋の気候により弱る「肺」の特徴による心の虚無感は、より大きくなっていきます。

また11月は、食べたものをなんでもためこむ冬眠スタイルに向かい始める月です。**食べたものだけではなく、自分の意思、欲求不満なども口に出すことなくためこんでいき、「ひとりぼっちでいるほうが気楽でいいや」とまで、思ってしまうことも。**

だからこそ、11月1週目の食薬プログラムは、心に沁みわたらせ、腸にもからだにもやさしい「出汁」をとっていきましょう。和食に必ず使う出汁をとるのは、難しいイメージがあるかもしれませんが、やってみるととても簡単なので、これを機に、日ごろの食習慣にとり入れてみましょう。自家製の出汁は、胃腸を強くし、心に必要なビタミンB群、ビタミンDなどを気軽にとることができるサプリメントのような存在でもあります。

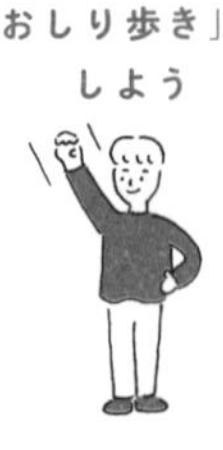

朝起きたら、ふとんの上に足を前に伸ばした状態で座ります。そして、お尻の筋肉だけを使い、前に10歩進み、10歩後ろに戻ります。これを3セットくり返します。骨盤のゆがみを整え、体幹や下半身の筋肉が使われるため、便秘解消、冷え性改善、腰痛対策にもなります。

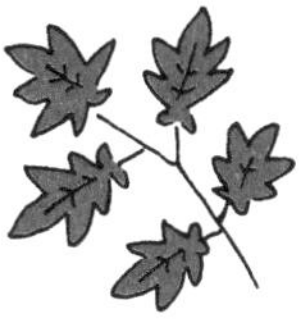

第1週目 11/1→11/7

◆今週食べるとよい食材◆

出《だ》汁《し》

（昆布・煮干し・干しシイタケ）

昆布（P133）・煮干し・干しシイタケ（P65）の組み合わせで、出汁パックを作ります。この組み合わせは、心の栄養をバランスよくとり入れることができます。

昆布5cmくらい、煮干し4、5匹、干しシイタケ1つを出汁パックに入れます。500ml程度のボトルに、水と出汁パックを入れて冷蔵庫に入れ、一晩寝かせます。3日くらいは日持ちします。

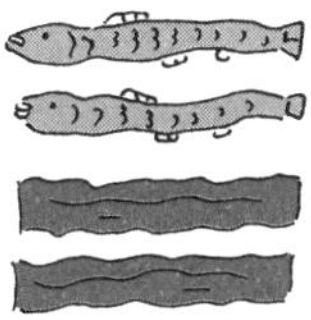

◆合わせて食べるとよい食材◆

おでん

出汁に醤油とみりんで味付けをして、おでんを作ってみましょう。自分でとった出汁から作るおでんは、優しい味がします。

大根、たまご、こんにゃく、焼き豆腐、シイタケなどを使うと、タンパク質、食物繊維などをバランスよくとることができます。糖質の多い練り物は少なめにしましょうね。

つづけるポイント

出汁パックは、まとめてたくさん作っておくと便利です。仕込みを毎晩のルーティン作業に加えると、毎朝起きるころには出汁が完成しています。出汁パックの中身は、お味噌汁に入れて食べたり、醤油とオリゴ糖で煮込んで佃煮にして食べるのもおすすめです。

◆煮干しの扱い方
煮干しの内臓や頭などの苦味が気になる人は、とり除いてください。

気候が安定する今のうちに心とからだをメンテナンス

手作り発酵調味料で心とからだを見直す

気候の変化で頭痛や全身のダルさを感じていた人は、気候が安定し、からだが少しラクになるころです。

今は、日の出は遅く、日の入りが早くなり、気分が内向的になりやすい、漢方でいう「陰」の時期の真っ只中です。この陰の期間は、翌年の3月までつづきますから、少し気を長くして、季節の特性に合わせ、**ひとりでコツコツと自分磨きや趣味を始めてみてはいかがでしょうか。**この時期は、あまり無理をすることなく、こういった「ひとりでやること」をつづけやすい時期だからです。

そこで、11月2週目の食薬プログラムは、醤油のスパイス漬けや醤油麹を作ります。醤油麹は熟成に1週間はかかるので、食べられるのは来週以降になります。

こういった貯蔵のための料理は、手軽でからだによいだけでなく、その作業中は無心になれるので、内向きになる今の時期の心を休めてくれます。ちょっとしたことですが、心によい調味料をつくり、自分と向き合う時間をつくることは、これから始まる長い冬を乗り越える準備にもなります。

プランクの形で
30秒キープ

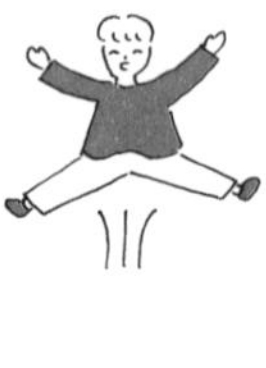

腕立てのような形になり、両肘と両足の4点でからだを支えます。このとき、お尻が上に上がらないように、背中からかかとまでがまっすぐになるようにして30秒間キープします。これを朝晩2セットずつおこなってみましょう。腹筋を鍛えることで内臓の位置が整ったり便秘の解消につながります。

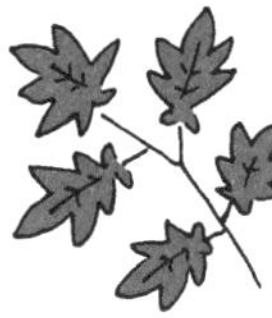

第2週目 11/8→11/14

◆今週食べるとよい食材◆ スパイスの醤油漬け

醤油は発酵食品で、カリウム、カルシウム、鉄、亜鉛などのミネラルが豊富に含まれています。また、殺菌作用が強く食べものの保存性を高めてくれます。いつもの醤油にニンニク、八角、昆布、コショウ、ショウガなど好きなスパイス素材を加えてオリジナル醤油を作りましょう。醤油でかんたんに作れるこうしたオリジナル調味料は、料理の幅が広がります。作業はほぼ1日で終わり、その後の手入れも簡単なので、仕込みを日曜日の習慣にしてみましょう。

◆合わせて食べるとよい食材◆ ブリ

醤油のスパイス漬けを使って、ブリを漬けてみましょう。

ブリには、タンパク質、ビタミンA、ビタミンD、ビタミンB群、ミネラルがバランスよく含まれています。

中でもDHAやEPAなどのオメガ3脂肪酸が魚介類の中でもトップクラスです。

翌週のための醤油麹

材料

◆醤油：200cc
◆麹：200g

作り方

1 タッパーに材料を入れる。
2 かき混ぜる。
3 常温で放置する。
4 翌日水分量が足りなそうだったら、ひたひたになるように醤油を足す。
5 その後1週間は、1日1回混ぜて常温で保存する。
6 完成！　冷蔵庫で3ヵ月くらい保存可能です。

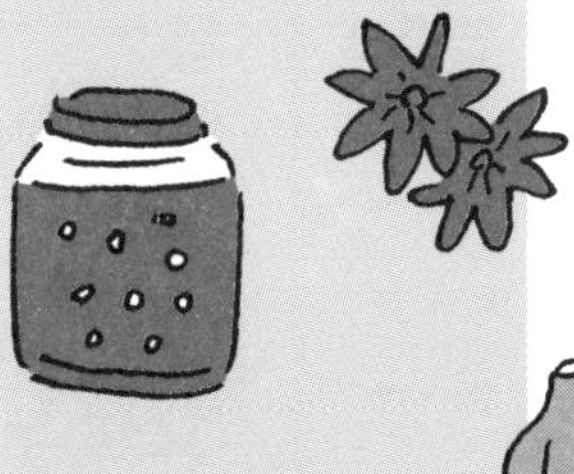

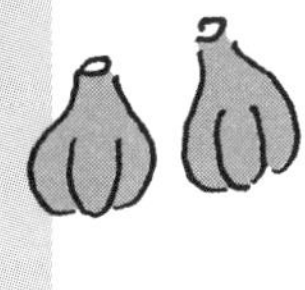

◆八角
漢方では「大茴香」と呼ばれ、散寒温裏、散寒止痛、理気和胃などの働きがあるとされています。「理気」というのは、気の巡りを改善するものです。八角は調味料の「五香粉」にも含まれるので、醤油のスパイス漬けを作るのが面倒な人は、五香粉を料理に使うようにしてみましょう。意外とどんな料理にも合います。

◆ニンニク
ニンニクは、「大蒜」と書き、ビタミンB群の吸収を助ける成分のミネラルが豊富に含まれています。また、ニンニクに含まれるアリインという成分には強力な殺菌作用や、血行を促進し冷えの改善する働きがあります。

蓄積した「心バテ」の原因を今のうちにデトックス

先週作った発酵調味料×ビタミンCで効率よく心を元気にする

乾燥した空気の中、そろそろインフルエンザなどの感染症が流行り始めるころです。年末に向けて仕事やプライベートが忙しくなったり、なにかと飲み会や人混みに足を運ぶ機会のある人は、必要な外食以外は、家でのごはんに気をくばり、体調管理に気をつけたいところです。

この乾燥がひどくなっていく時期は、「肺」が弱くなるだけでなく、しあわせや楽しみも感じづらくなります。連休や年末のイベントが待ちかまえているにもかかわらず、それらが楽しみにとらえられなくて、憂うつに感じる人もいるかもしれません。

そんなときには、**ストレスの影響を受けやすい腸・副腎・肝臓のためにデトックスをしましょう。**

11月3週目の食薬プログラムでは、腸の働きを整える食材と、ストレスによる活性酸素を除去したり、ストレスに対抗したりするコルチゾールを分泌する副腎を元気にするビタミンCを多く含む食材をとり入れ、秋バテ対策に全身をデトックスしていきましょう。

神社、お寺、公園などに寄り道

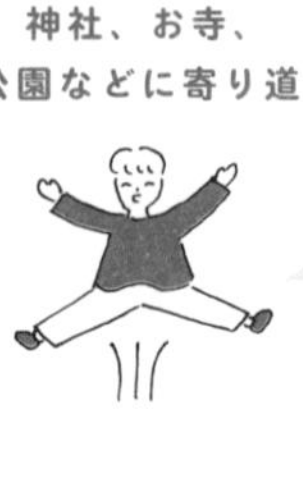

いつもと違う道を歩くと気分転換になります。朝ちょっと早く家を出て、神社やお寺に寄ってみると、朝の太陽の光もあびることができるので、体内時計が整い、心にプラスになります。

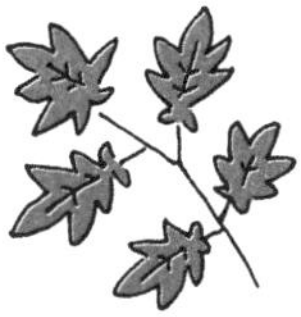

第3週目 11/15→11/21

◆今週食べるとよい食材◆

醤油麹

醤油麹は、先週仕込みましたね。麹菌は、代謝されるときにビタミンB_1やB_2、B_6、ナイアシン、パントテン酸、イノシトール、ビオチンなどのビタミン類をつくります。

また、乳酸菌などのエサとなり、善玉菌が増殖するため、腸内環境も整います。

さらに牛肉や豚肉、鶏肉などの調理に使うと、お肉がやわらかくなり、消化吸収を助けてくれます。

合わせる食材のブロッコリーを使って「ブロッコリーの醤油麹あえ」を作ってみましょう。

◆合わせて食べるとよい食材◆

ブロッコリー

ブロッコリーは、心の栄養が豊富で、風邪、インフルエンザ対策にもなります。何度も登場しているコルチゾールを分泌する副腎は、からだの中でもビタミンCを非常に多く必要とする臓器でもあるので、レモンよりもビタミンCを多く含むブロッコリーは、ぴったりです。カロテン、ビタミンB群、ビタミンE、食物繊維、カルシウム、カリウム・マグネシウムなども豊富で、肝臓をサポートし、インスリン抵抗性を改善する「スルフォラファン」もたっぷり。

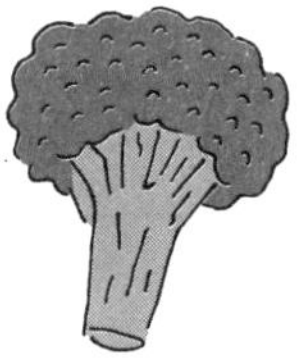

つづけるポイント

醤油麹を作るのが面倒な人は、好きな発酵食品をとり入れてみてください。お味噌や塩麹はどこのスーパーでも売っているので、お肉やお魚にすりこんで焼けば、それだけで簡単なメインの一品になります。まとめて食材を購入したら、なんでもいいので発酵食品に漬けておく、と考えてみましょう。

◆醤油麹を使い回そう

醤油麹は、砂糖やみりん、醤油、味噌などの代わりに使うことができます。醤油麹の10倍程度のお湯でとくと、出汁も味噌も不要な「味噌汁風スープ」ができます。時間がないときにも簡単に作ることができて、便利です。

ガンコでゆずれない心を明るく柔軟にひらいていく

心の栄養いっぱいのドレッシングを常備

この時期は、「山茶花梅雨」と呼ばれる低気圧が訪れることがあります。気圧の変化で自律神経が乱れることにより、内向的な「陰」の性質をもつ時期には、気分が落ち込みやすく視野が狭くなることがあります。**視野が狭くなることで、ひとつのことに意識が集中し、いつも気にならないことが気になったり、焦ったり、寒さによるストレスでからだに力が入り緊張しやすくなったりすること**も。気圧の変化、気温差などによる自律神経の乱れは、12月に大切になる胃腸の働きを、11月の今から低下させてしまい、心がバテやすくなってしまいます。

そのため、11月の今から11月4週目の食薬プログラムでは、神経の高ぶりをおさえ、自律神経を整え、胃腸にやさしいドレッシングをつくっていきます。

市販のドレッシングには、味を整えるためにブドウ糖や植物油など、心を乱す炎症につながる材料が使われていることが多いもの。野菜を多くとろうとして、そういったドレッシングをたっぷり使ってしまうと、かえって心には逆効果です。

自分でつくるドレッシングは、日持ちするだけでなく、自分好みの味つけをすることができます。さらに添加物の必要もないため、よけいな舌触りや油っぽさを感じず、素材の味を殺さないため、たっぷり安心して使うことができます。

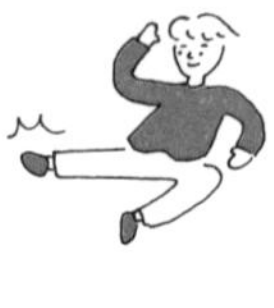

緊張すると肩や奥歯に力が入りやすく、歯ぎしりや食いしばりを起こしやすくなります。歯と歯をはなす意識をすることで、からだにかかる負担を軽減し、気分をゆるませましょう。

第4週目 11/22→11/28

◆今週食べるとよい食材◆

手作りドレッシング

お酢、ショウガ、レモン、ハーブ、あまに油には、抗酸化、抗炎症、抗菌作用などがあります。これらの素材を使ってドレッシングを作りましょう。

あると便利なドレッシング4つをご紹介します。

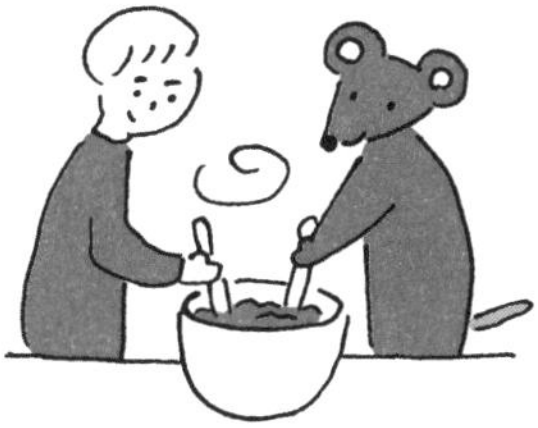

マリネ液

材料

- ◆お酢：80cc
- ◆あまに油：60cc（えごま油、オリーブオイルでも）（お酢：オイル＝4：3）
- ◆オリゴ糖、ハーブソルト、コショウはお好みで

スライスしたタマネギを漬け込んで、タマネギドレッシングにすることもできますよ。

ショウガポン酢

材料

- ◆醤油：50cc
- ◆お酢：40cc
- ◆みりん：30cc（醤油：お酢：みりん＝5：4：3）

――以下お好みで。

- ◆昆布：3cmくらい
- ◆ショウガの絞り汁、レモン汁、鰹節はお好みで。

マヨネーズ代わりのドレッシング

材料

- ◆お酢：大さじ1
- ◆絹ごし豆腐：半丁
- ◆白味噌：大さじ2
- ◆あまに油：大さじ4

これらすべてをミキサーでペーストにします。簡単マヨネーズのできあがり。

ゴマだれ

材料

- ◆白練りゴマ：大さじ3
- ◆お酢：大さじ1
- ◆醤油：大さじ1
- ◆オリゴ糖：大さじ1

材料をすべて混ぜ合わせるだけで完成！

最終週

11/29→11/30

11月の心とからだの振り返り

「食べたいな」と感じる味が心の健康の鍵

調味料を手作りすると、味覚も変わってきたのではないでしょうか？ また、醤油やみりん、塩、味噌などの基本的な調味料の選び方は、P50を参考にしてください。

自分で作っているうちに、「これはこの産地のものにしよう」「これにはこの素材を合わせてみよう」などと、美味しくするためのこだわりがどんどん出てくると、楽しくなるものです。

また、出汁がしっかり出たり、旨味が凝縮されているものは、栄養価が高く、からだへの吸収効率がよいものがほとんどです。

今月作ってみて、これならつづけられそうと感じたものは、これからもアレンジしてみてくださいね。常備しておくと、食薬習慣がレベルアップしますよ。

そして、心にマイナスとなるお鍋のもと、レトルト、冷凍食品はやめておきましょう。

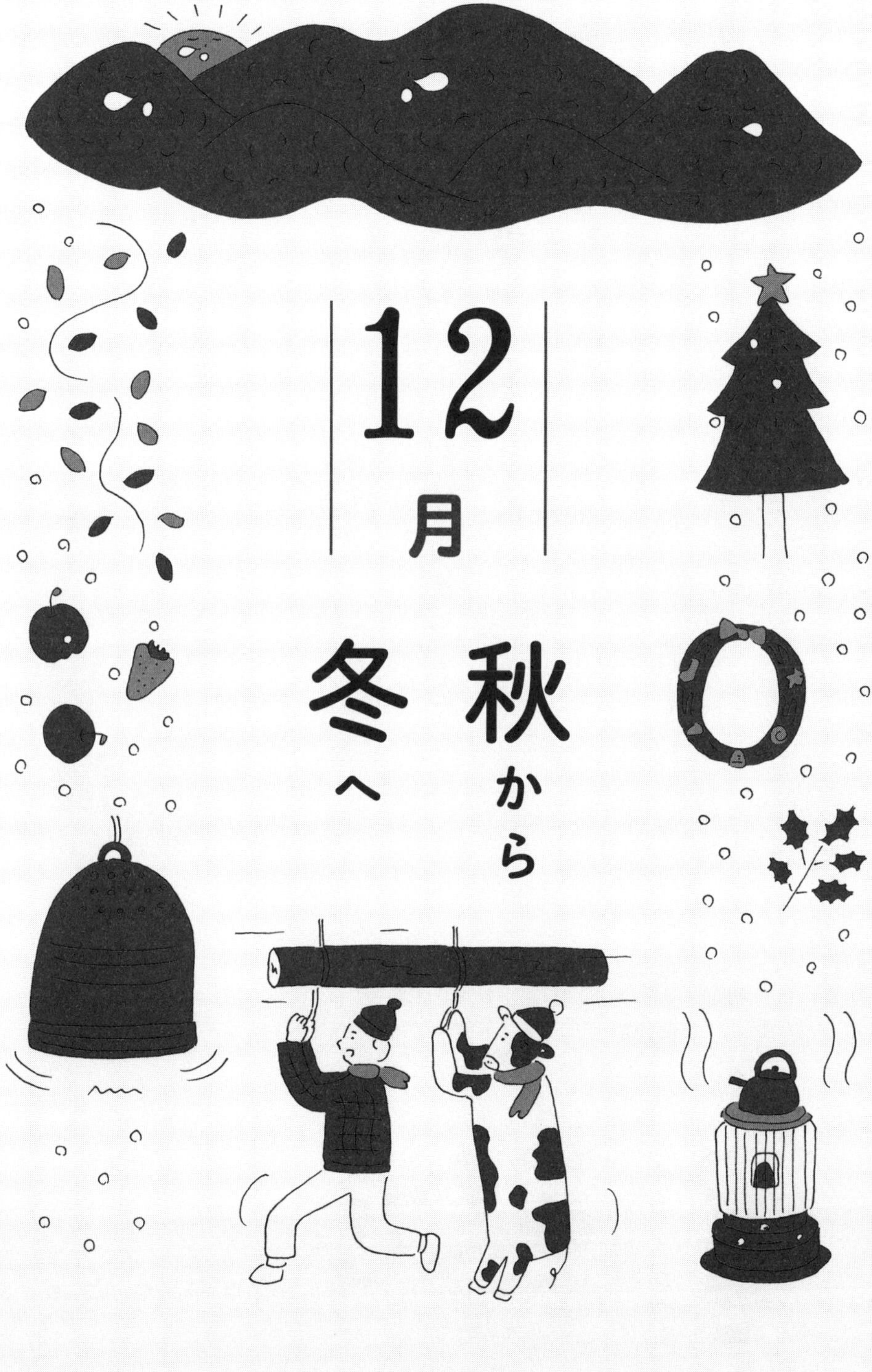

12月

秋から冬へ

12月は、おなかを温めて「消化」と「心」をささえる

冬らしい寒さが訪れ、年末にむかって外食が増える月 1年のしめくくりに明るい心をつくる

日照時間が最も短く、「冬至」のある今月は、物事を悪いほうへ悪いほうへと考えやすいもの。出かけることや、人と会話することすら、ストレスに感じることがあるかもしれません。そんな心をささえるために、消化力をサポートしていきましょう。

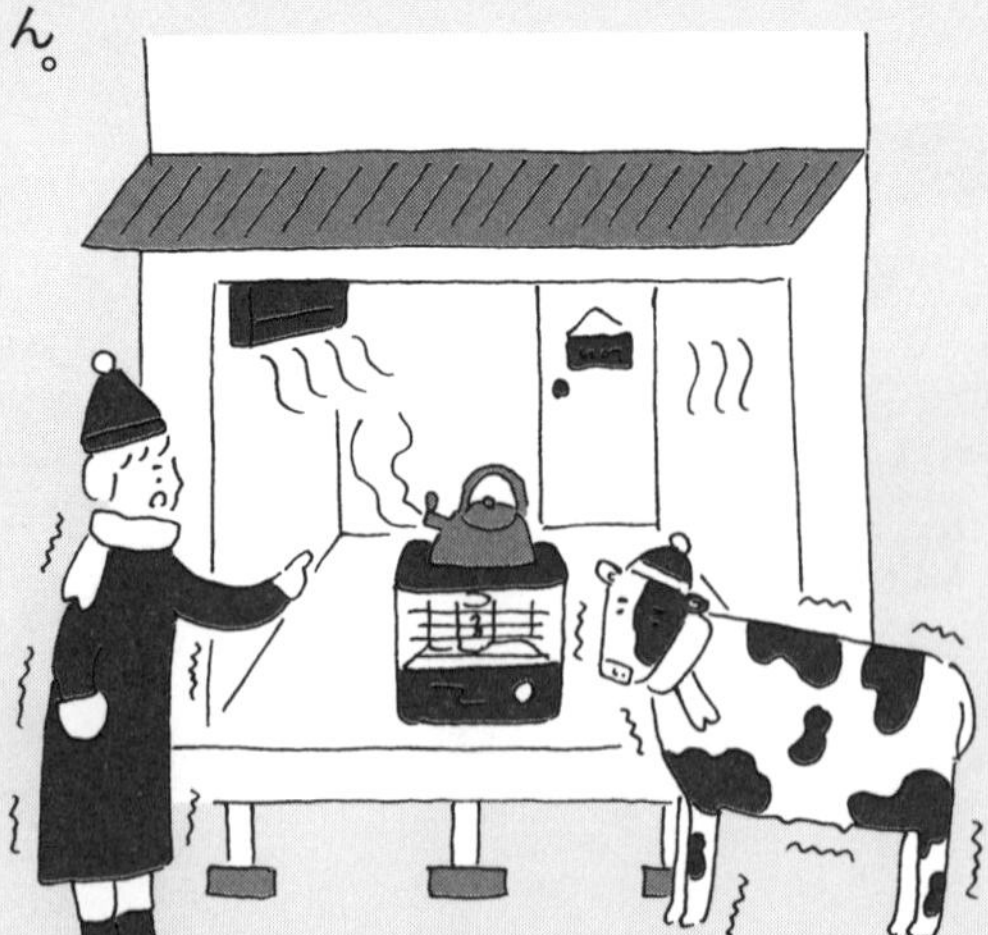

12 冷えや外食の増加により、胃腸の働きが低下

12月は、日照時間がもっとも短くなる冬至をむかえます。気温も低くなり、冬らしさを感じる日が増えてきていることでしょう。

漢方では、この時期を「腎《じん》」が弱り、恐怖を感じたり、驚きやすくなったりする時期と考えます。また、寒さにより血行が悪くなることで、胃腸の動きに影響し、消化吸収の働きも低下します。

そのような中で、12月は忘年会やクリスマスなどのイベントもあり、外食や人付き合いが増えると、食事や睡眠のリズムが乱れやすくなります。これもまた、胃腸にダメージを与える原因となります。

このような状態を、**漢方では「脾腎陽虚《ひじんようきょ》」といい、からだが冷えて消化の働きが落ちこむことで、気分はマイナス方向にまっしぐら、悪い方向に物事を考えやすくなる**としています。

とはいえ、イベントは心から楽しむことが大事。そこで今月は、外食時は「仕方ない」と思い切り、家やひとりでいるときにできることで、食薬習慣を頑張りましょう。

精製された糖は心の栄養をムダに消費させる

12月は、なるべく精製された糖質を控えてみましょう。

精製された糖質とは、白米、小麦粉、砂糖などのことです。

これらは精製される過程で、食物繊維、ビタミン、ミネラルなどといった大切なものが、わざわざ除去されたものです。この大切な栄養素が除去された糖質を食べると、心の安定に使われるインスリン、コルチゾール、アドレナリン、グルカゴンなどのさまざまなホルモンが不用意に分泌されて、コントロールできなくなることにより、心をバテさせます。

それに加えて、これらのホルモンを合成するためには、アミノ酸、ビタミンB群、亜鉛、マグネシウムなどのミネラル、脂肪酸などが必要となります。**精製された糖質は心の不調を招くだけではなく、こうして心のための栄養を無駄遣いし、うつやパニックなどの症状を起こしやすくします。**

そして、精製されていない糖質とは、玄米、そば粉、野菜、フルーツなどですが、今月はこういった素材を上手に取り入れていきましょう。

「胃薬の飲み過ぎ」が心とからだを圧迫する

こ の時期は、外食が増えることによる膨満感や、胃痛などの胃の不調を感じやすくなることがよくあります。

その解決策として、胃薬（制酸剤）を飲んでいる人も多いですが、過剰に服用すると胃酸の分泌が低下することで、心の栄養として必要なミネラルの吸収率が悪くなります。

心にとってミネラルは必要ですが、食べものに含まれるミネラルの多くはタンパク質と結合しています。ミネラルをからだに吸収するためには、タンパク質から胃酸を用いて分解しなければなりません。つまり、**胃薬の選び方によっては、胃腸の消化能力を弱らせ、心とからだにダメージを与えることになってしまいます。**

さらに師走の落ち着かない時期は交感神経が優位になりやすく、胃腸の働きが低下しやすくなったり、「早食い」や「ながら食い」をしてしまったりすることもあるでしょう。それにより、胃酸の分泌がいつもよりも低下することで、**本来胃酸で殺されるべき菌が腸までたどり着いてしまい、菌が増殖して膨満感を感じさせることがあります。**

胃腸薬を常用するよりも、ミネラルを吸収できる胃腸を始めとしたからだの基礎作りが大切です。

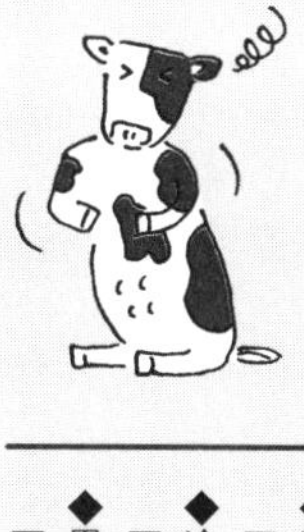

◆胃腸の異変に漢方薬を

食事に気をつけていても、今の時期には、胃腸を痛めることもあるかもしれません。次の漢方薬を、医師、薬剤師に相談のうえ、とり入れてみるのもいいでしょう。

◆食べ過ぎに「半夏瀉心湯《はんげしゃしんとう》」
◆お酒の飲み過ぎに「五苓散《ごれいさん》」
◆膨満感、吐き気に「柴胡桂枝湯《さいこけいしとう》」
◆冷えてお腹が痛いとき「安中散《あんちゅうさん》」
◆冷えによる下痢に「真武湯《しんぶとう》」
◆胃炎と口内炎に「黄連解毒湯《おうれんげどくとう》」

12月の
+レスキュー

胃の不調に、1日1つ、「梅干し習慣」

梅干しを1日1つ、お茶やお湯に入れて飲んだり、そのまま食べたりしてみましょう。膨満感や、食欲不振がつづくような胃もたれを感じるときには、梅干しが胃酸の分泌を促し、消化を助けてくれます。クエン酸、リンゴ酸、コハク酸、酒石酸などの有機酸を多く含むため、エネルギーを効率よくつくりだし、胃もたれでぐったりしたからだに気力を戻してくれます。また、梅干しは、見るだけで唾液が出てきますが、唾液にも消化酵素が含まれています。

※胃から口にすっぱいものが上がってくるようなときの胃もたれには逆効果なので注意！

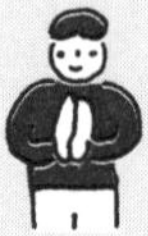

12月の
からだ知識

おなかにカイロを貼ろう

膨満感や胃もたれを感じている人は、胃の働きを整えるためにみぞおちとおヘソの間にカイロを貼るか、定期的に手で温めるようにしてみましょう。「中脘《ちゅうかん》」というツボがあり、胃腸の働きを助けてくれます。

◆梅干しの選び方と+効果の食べ方

はちみつやシロップなどの甘味料や添加物を使っていない梅干しを使用してください。

ダイエット中の人は、梅干しを加熱して食べるのがおすすめです。梅干しに含まれる成分のバニリンが、加熱すると増加するからです。バニリンには、脂肪燃焼効果が期待できます。

◆中脘のツボ

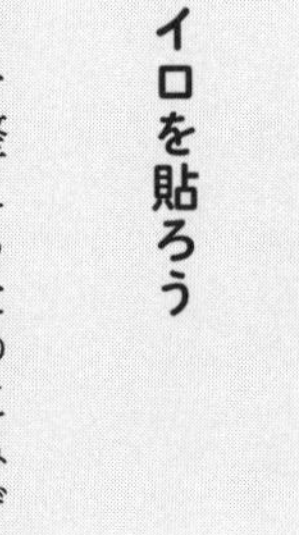

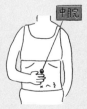

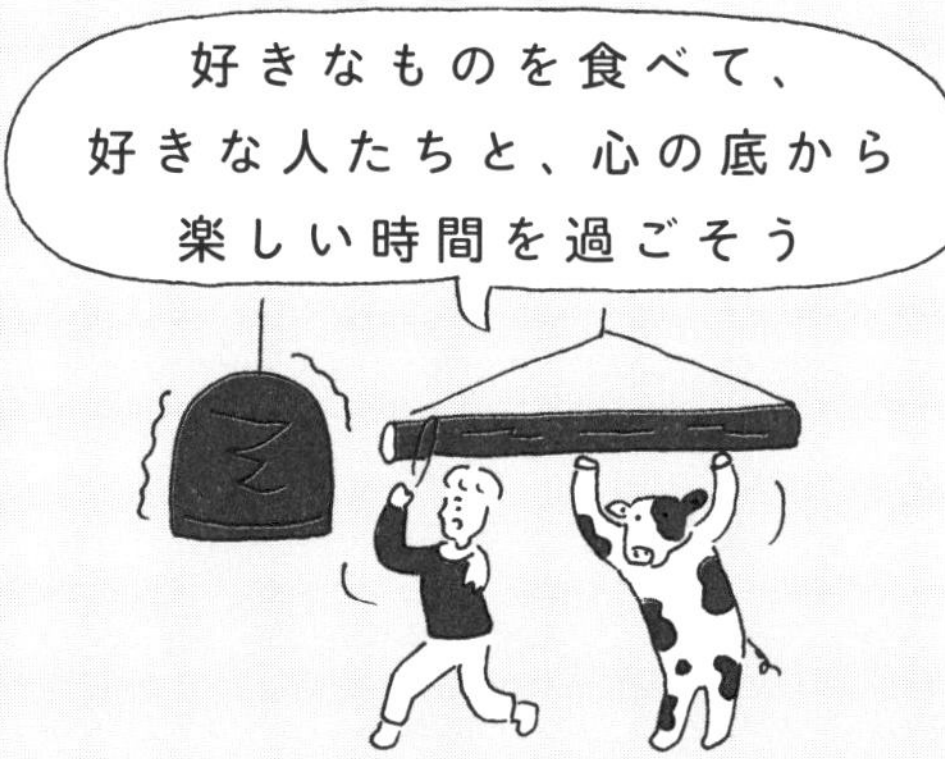
好きなものを食べて、
好きな人たちと、心の底から
楽しい時間を過ごそう

今月は、今年一年お世話になった人たちと食事をする機会が増えますよね。それに、1年の終わりは、ラストスパートがかかり、仕事や家の片付け、予期せぬ外出などが、慌ただしくつづくことでしょう。

そこで12月は、「攻め」と「守り」が大切です。外では好きなものを食べて自由に楽しむ「攻め」の姿勢でいく。一方で、家では「守り」で、徹底的に胃腸をいたわり温める養生生活に徹しましょう。

なにが起きても対応できる、臨機応変な強い心をつくりましょう。

冬に睡眠リズムを乱すのは×
動じない心とからだをつくる

気力を補充しながら消化の働きを助ける

11月につづき、本格的な寒さの前触れである「山茶花梅雨」の訪れとともに、ちょと気分が落ち込みやすくなるかもしれません。

山茶花梅雨は、6月の梅雨よりは短いですが、同様に気圧の変化があり、天気は不安定になります。そして、それが過ぎたかと思うと、本格的に寒い季節がスタートするのが12月の特徴です。

漢方では、湿度が高い時期は、「脾」が弱り、なにかにつけて悩んでしまいやすいと考えます。というのも、ぐずついた寒い気候と気圧の低下により、自律神経を乱し、胃腸の働きが低下するからです。それだけでなく、冬には「腎」までが弱り、からだの芯から冷えを感じることで、どんどん殻にこもり、ひとりで悩みを抱え始めてしまいます。そして、**「腎」の働きは、寝不足によってもダメージを受けるため、睡眠にも気をつけていきましょう。**

そこで12月1週目の食薬プログラムでは、「腎」の働きを強化しながら、からだを温めて、消化を改善する食べものをとっていきます。

朝カーテンをあけて、太陽にむかって深呼吸

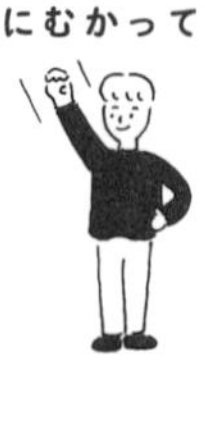

太陽の光をあびることで、体内でビタミンDがつくられたり、セロトニンの分泌や、喜びを感じるドーパミンの分泌の促進にもつながります。日照時間が短くなる季節ほど、「太陽にあたる意識」は必要になります。そして、深呼吸は5分間しましょう。

第1週目

12/1→12/7

◆今週食べるとよい食材◆

山芋

とろろ芋、つまり山芋は漢方薬で「山薬」と呼ばれ、冬に弱りやすい「腎」のために配合されているほど。とくに、冬の時期の食べ過ぎに役立ちます。

それだけでなく、アミラーゼによる消化促進、ネバネバ成分による血糖値の上昇抑制や胃粘膜保護作用、ディオスコリンによる抗ウイルス作用、ディオスゲニンによるドーパミンの調整作用、コルチゾールや性ホルモンと同じ副腎でつくられる、「DHEA」という物質を増やす作用などがあります。

◆合わせて食べるとよい食材◆

味噌汁

お味噌には、アミノ酸やビタミン、ミネラルなどが含まれています。

山芋をすりおろして、食べる直前の味噌汁に入れて食べてみましょう。温かい味噌汁で胃腸の働きを助け、さらに山芋の効果で消化力をアップさせてくれます。

豚汁に入れると、さらに栄養価が高くなります。

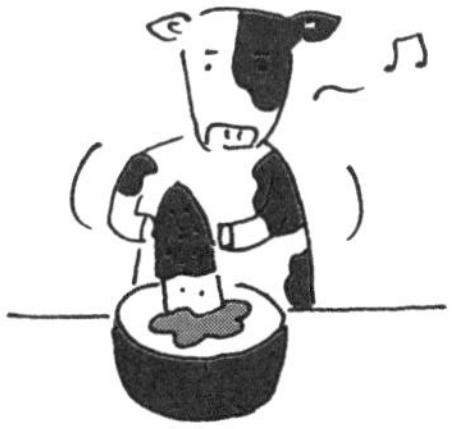

つづけるポイント

山芋は、すりおろしたり、手がかゆくなったりと、調理が面倒に感じるなら、フリーズドライのタイプがおすすめです。ネットなどで販売されています。つづけやすいかたちで、手軽に食事を変えていきましょう。

◆山芋は生で！

山芋は、加熱せずに生のままのほうが、消化酵素のアミラーゼが豊富に含まれます。消化が弱っているときこそ、生で食べるのがおすすめです。

朝食を大切にして 小さな幸せをたくさん見つける

消化と心に効く朝食習慣で、腸から浄化を始める

あざやかに色づいた木々は徐々に減り始め、からだも自然も冬ごもりの準備を始める季節になってきました。時折吹く冷たい風に、手足がひんやりとするころです。いよいよ年末の慌ただしさを感じることもあります。人付き合いでの外食が増えると、食べ慣れない食事に胃もたれや膨満感を感じることがあるかもしれません。このように胃腸の調子が悪くなり、栄養の吸収が低下し、食事の栄養バランスもよくない状況に陥ると、心の栄養失調である「血虚」となります。冬の**「腎」が弱りやすいときに「血虚」が重なると、小さな悩みも深刻化してしまったり、不安に感じてしまったりすることがあります。**

そんな12月2週目の食薬プログラムでは、朝から心を整えるために、心の栄養がたっぷりで胃にやさしく、腸からスッキリできるものを朝食にしていきます。

◆今週食べるとよい食材◆

オートミール

オートミールは、シリアルのように牛乳を入れて食べる軽食を思い浮かべる人がほとんどで

◆合わせて食べるとよい食材◆

キノコ・緑の野菜

キノコ類は、日照時間が短いと不足するビタミンDが、緑の小松菜やホウレンソウなどの野

胃の調子が悪いときのツボを押そう

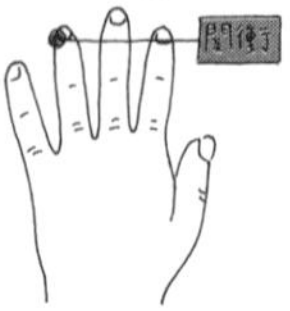

突然気持ち悪さを感じたときには、「関《かん》衝《しょう》」というツボを押しましょう。薬指の爪の付け根の両端を痛みを感じるくらい押しましょう。左右どちらの手でも大丈夫です。

第2週目
12/8→12/14

すが、じつは5分もかけずに立派な朝食ができてしまう優秀な食材。水溶性と不溶性の食物繊維を同時にとることができ、鉄、カルシウム、ビタミンB群も多く含まれています。また、血糖値の上昇もゆるやかで、胃腸にやさしく腹持ちもよいため、朝食には最適です。

菜には、心に欠かせない鉄が含まれています。腸を整えながらも、心に役立つこれらの具材を、オートミールにトッピングしましょう。

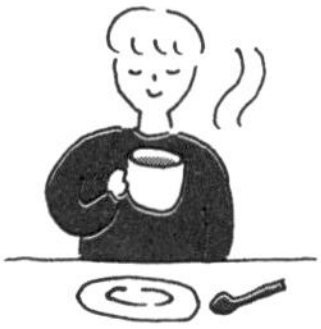

クリームリゾット風

材料（1人分）

- ◆オートミール：大さじ2
- ◆お好みのキノコ類(数種類入れるのがおすすめ)：150g
- ◆ツナ缶：1/2缶
- ◆タマネギ：1/2個
- ◆牛乳：300ml
- ◆水：200ml
- ◆コンソメ：1キューブ(小さじ2)
- ◆塩、コショウ：少々

作り方

1 鍋に水、コンソメ、タマネギを入れて、タマネギに軽く火が通るまで煮る。
2 ツナとざく切りにしたキノコを1に入れ、火が通るまで煮込む。
3 2に牛乳とオートミールを入れて、吹きこぼれないように3分煮込む。
4 最後に塩コショウをしてできあがり。

トマトリゾット風

材料（1人分）

- ◆オートミール：大さじ2
- ◆小松菜(ホウレンソウなど、緑の葉野菜でもOK)：3株(90～150g程度)
- ◆ミックスビーンズ：50g
- ◆タマネギ1/2個：みじん切り
- ◆トマトジュース：200ml
- ◆水：200ml
- ◆コンソメ：1キューブ(小さじ2)
- ◆塩、コショウ：少々
- ◆粉チーズ：大さじ1

作り方

1 鍋にトマトジュースと水、コンソメ、タマネギを入れて、タマネギに軽く火が通るまで煮る。
2 小松菜をざく切りにし、ミックスビーンズ、オートミールとともに1に入れ、3分煮込む。
3 最後に塩コショウをし、粉チーズをふりかけ、できあがり。

◆オートミールは優秀！

オートミールは、3～5分加熱するだけでお粥ができます。お鍋はもちろん、電子レンジでも簡単に調理することができますし、お鍋の〆に、お米の代わりにもできます。シチューなどのとろみづけにも使えるので、既製品のルーや小麦粉を使わなくてもすみます。しかも、大さじ2杯程度で1人前の量を作ることができます。市販されているオートミールは、1袋でかなりの量が入っていて、保存もしやすいため、常備食材として便利です。

楽しい季節のジャマをする「自己嫌悪」に陥る心を癒す

年末の慌ただしさ、寒さ、心苦しさを胃腸ケアでクリア

冬

将軍が到来し、西高東低の気圧配置になると、冷たい空気のせいでからだに力が入りやすくなり、肩こりや頭痛などの血行不良を感じることがあります。また、空気の乾燥が増し、ウイルスが飛散しやすくなるため、風邪やインフルエンザも流行し始めます。

このように、からだに冷えと乾燥を感じると、便秘になりやすくなります。そして、腸の状態が悪化していくと、連動して「肺」も弱り、「肺」の特徴でもある自己嫌悪や悲しみを抱きやすくなります。結果、年末の忙しさ、人間関係に対するいら立ちなどをより強く感じてしまい、なおさらその症状は増していきます。そして、**胃もたれ、胃痛、膨満感までも感じ、心もからだも重く感じるようになっていくのです。**

そんな12月3週目の食薬プログラムでは、胃腸と心に活力を与え、1年の最後を乗り切り、免疫を強化していきます。ちょっとやそっとではへこたれない心を、食事でつくっていきましょう。胃腸が弱っていても消化吸収しやすく、心のための栄養をしっかりと含む豆腐に、胃腸を整えるキャベツを合わせて、温かく調理してとり入れます。

意識して笑おう

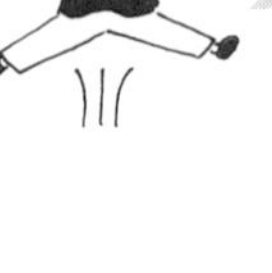

おもしろい映画やマンガ、テレビ番組などを見て笑ってみましょう。笑うことは、ストレスを軽減させ、免疫力を向上させてくれます。

第3週目 12/15→12/21

◆今週食べるとよい食材◆

豆腐

漢方では、豆腐には、からだをうるおし、便秘を改善する働きがあるとされています。豆腐は、大豆をすりつぶして絞り出した豆乳に、にがりを入れて固めた食材。良質のタンパク質、カルシウム、マグネシウム、鉄、亜鉛などのミネラル、ビタミンB群が豊富です。胃腸が弱っているときでも消化吸収することができるので、栄養源として非常に重宝します。

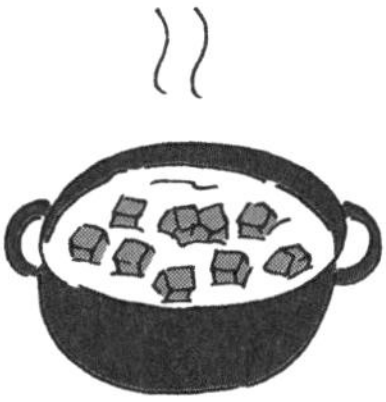

◆合わせて食べるとよい食材◆

キャベツ

キャベツを湯豆腐のトッピングに入れてみましょう。

キャベツには、「スルフォラファン」が含まれるため、抗菌・抗炎症作用があり、また、ビタミンU（キャベジン）には、胃腸の粘膜を保護する働きがあります。

加熱して食べることで、生のままよりも抗酸化作用が5倍も高くなり、消化もよくなります。ただ、ビタミンUやビタミンCは、水にとけ出るので、湯豆腐のスープも飲むようにしましょう。

つづけるポイント

豆腐は、安くて万能でどこでも買えるので、「好きな豆腐比べ」を今週の裏テーマにし、いろいろなメーカーのものを試してみると、楽しくなります。

ただ、からだを冷やす働きもあるため、温かくして食べる湯豆腐や、味噌汁の具にしたり、軽く電子レンジで温めたりして、薬味と共に食べましょう。

◆湯豆腐を劇的に美味しくする方法

湯豆腐は、味気なく地味なイメージがあるかもしれませんが、重曹を入れるとトロトロでクリーミーになり、一気にごちそうになります。絹ごし1丁に対し、5g（小さじ1）程度重曹を入れてつくります。

心の冬眠をふせぎ、強い心をつくる

心とからだの免疫を強化して寒い冬に打ち勝ち、1年をしめくくる

太陽が1年で一番低い位置を通り、日照時間がもっとも短い冬至をむかえました。太陽が私たち人間に与える影響は大きく、遺伝子やビタミンDにも影響します。からだは冬をのりこえるために、食べたものを蓄えようとし、からだ全体の動き自体も「休息モード」に入ります。これからしばらくつづく、心もからだも冬眠の準備に入る「閉蔵」の時期の本格的な始まりです。**このままスリープモードに入るのではなく、からだの基礎となる消化、免疫力を強化し、血行を促進する食材で対策をとっていきましょう。**

この閉蔵期間は、感情を自分の内側に閉じ込めるようになります。喜怒哀楽の動きは鈍くなり、楽しさ、うれしさなどといったワクワクした感情が失われていきます。自分のルールにしばられたり、ガンコになりやすい時期です。

とはいえ、クリスマスや年末行事もあるので、気分よく外出できる心とからだを目指していきましょう。12月4週目の食薬プログラムは、免疫を強化し、血行を改善して消化機能を整えることです。冬の寒い中の外出にも耐えられる心とからだのベースをきずきましょう。

冬至といえばユズ風呂

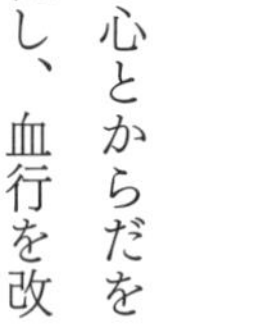

ユズをお風呂に入れて、ゆっくり入浴しましょう。血行が改善し、副交感神経が優位になり、ユズの柑橘系の香りでストレスが緩和します。また、ユズの皮を小さく刻み、瓶の中に塩とユズを交互に重ねて層をつくることでユズのモイストポプリをつくることができます。ふたをして1ヵ月くらいたつと完成です。そのよい香りを長い間楽しむことができます。

第4週目

12/22→12/28

◆今週食べるとよい食材◆

カボチャ

カボチャは、粘膜を保護し、抵抗力の強化や高い抗酸化、血行の改善などの作用があります。消化がよく、心の栄養も豊富に含まれています。実だけではなく、わた、皮、種にも栄養が多く含まれています。βカロテン、ビタミンC、ビタミンE、ビタミンB群、カリウムなどが豊富に含まれています。とくに、βカロテンとビタミンEの含有量は野菜の中でもトップクラスです。

◆合わせて食べるとよい食材◆

大根

大根は、消化補助食材です。ジアスターゼやアミラーゼなどの消化酵素が含まれるため、消化を助けてくれます。また、アブラナ科である大根には抗炎症作用のある「イソチオシアネート」が含まれています。カボチャと合わせて、「カボチャのみぞれ煮」をつくってみましょう。

つづけるポイント

カボチャは冬至に食べるとよいものとされ、冬至の七草のひとつです。物事がうまく運ぶようになるという縁起のよいものなので、1年のしめくくりに、「縁起物」として取り入れてみませんか？　ちなみに冬至の七草とは、①なんきん（カボチャ）②れんこん　③にんじん　④ぎんなん　⑤きんかん　⑥かんてん　⑦うんどん（うどん）というように、「ん（運）」がたくさんつくことで縁起がよいとされ、さらに「ん」は47音の最後の音であることから「一陽来復」といって、よくないことの後には、よいことがめぐってくるという意味があります。

◆カボチャの種も栄養大

カボチャの種は抗酸化作用のあるβカロテン、ビタミンE、鉄や亜鉛などのミネラルが豊富に含まれています。また、前立腺肥大、男性型脱毛症、排尿トラブルなどの改善に役立つククルビチンというアミノ酸なども含まれています。残った種も、から煎りして食べてみましょう。

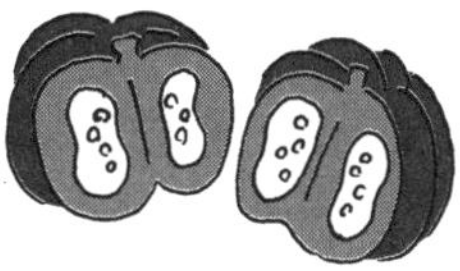

最終週

12/29→12/31

12月の心とからだの振り返り

終わりよければ、すべてよし

1

年の終わりは、なにがあったとしても、このように言いたいですよね。

そして1年間の達成感と来年への期待で胸いっぱいに今年をしめくくることができたら、しあわせです。

そこで、新年からも寝正月で体内時計を乱さず、心おだやかに過ごせるよう、今月紹介したオートミールを、今後も朝食にとり入れてみましょう。今月オートミール粥を作ってみた方はわかると思いますが、短時間で非常に簡単に調理できるので、朝食のスタンダードメニューとしておすすめです。

残すところ、今年もわずか。

どんな1年であったとしても、それは自分の大切な時間であり、経験です。

「あんなことも、こんなこともあったな」とすべてを笑い飛ばして、「福来る新年」をむかえましょうね。

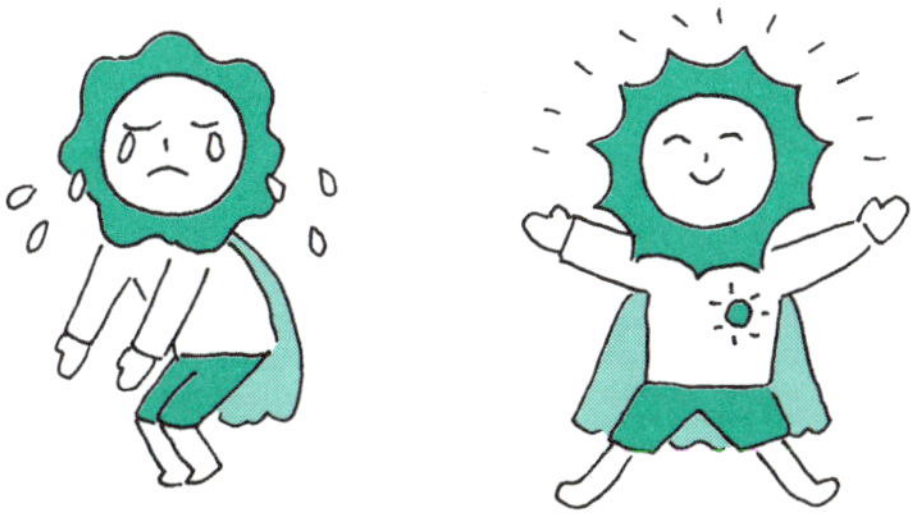

おわりに

今できることをひとつずつ行い、今をしっかり楽しめる心をつくりましょう。

漢方では、病気になる前の状態を「未病《みびょう》」と呼びます。そして、未病の段階から対策をとることが大事だと考えられています。

この本が、「うつ病」といった病名がついてしまう前の未病の段階で、心を助けるツールとなればと思い、つづってきました。

生活習慣が乱れているとき、仕事が忙しくなったとき、環境が大きく変わるとき、心にちょっとした不調を感じ始めることは、人間として当然のことです。なにがあっても動じない人もまれにいますが、基本的に動揺してしまうのが、私たち人間です。

西洋医学では、気持ちの落ち込みを止める薬、不安感を安定させる薬、この検査数値がおかしいから正常にする薬、などというように、断片的な判断から医薬品が使われることが多いものです。もちろん、その薬に救われる人は多いでしょう。

けれども、からだの中のシステムは、すべて連携しています。不調が見えている一部分だけに対して、薬で調整しただけでは、心とからだの不調の問題を継続的に解決することは難しいのではないでしょうか。

実際、精神的な問題もからだのさまざまな臓器と関連しているという考え方は、古くから伝わる漢方の理論です。厄介な症状だけに応急措置するのではなく、からだ全体のバランスを考え、対策をとっていくことは、ごく自然のことといえます。

ただ、漢方医学や食事療法などは、西洋医学のように医学的根拠が十分ではないとないがしろにされてしまうことが多いのも事実です。でも、これらの方法で症状が改善する方が多いのも、また事実。なお、漢方は古来よりつづく学問であり、たくさんの医学の中で、自然淘汰されずに今の時代まで残り、保険適用の医薬品としても存続しているものです。

心の悩みをはじめとした不定愁訴など、現代の医学では治療方法が確立しないものに対して、食事を用いたケアを行っていくことは、簡単に薬を服用していく方法よりも、有効な方法といっても過言ではないでしょう。

今、あなたは、未来の自分のからだを考えながら、生活をしていますか?

私たちのからだは、動きにくくなったからといって、途中で新しいものと取り替えることはできません。

今日より明日、来年、5年後、10年後、30年後と、からだは老化していきます。

加齢とともに、からだは思うように動かなくなり、頭の回転は遅くなり、心も窮屈になり、記憶力も悪くなっていきます。老化した自分を省みてピンチと感じ、「なんとかしなくては」と思ったときには、今よりも改善することが難しくなっているかもしれません。

流れ作業のように、ただ過ぎていく日々を送るのは、歳をとり、衰えていくのを待っているようなもの……。この先の自分が、心もからだも元気で過ごすことができるかどうかは、今の自分の行動次第です。

私たちの生きる現代では、食べものの選択肢も増え、便利な乗りものが増え、家の中でさまざまなことが完結します。

それはありがたいことなのですが、昔は今よりも不便で選択肢が少なかったがゆえに、受け身の姿勢でも、ある程度健康が保たれていた時代です。しかし、今はからだのために、自分で判断し、能動的に行動しなければ、健康を保つことが難しい時代になっています。

選択肢が多く、便利で自由な時代だからこそ、自分を守るための知識を、最低限身につけておく必要があるのではないでしょうか。

自分の人生の中で、一番若い「今」から行動し、習慣化し、コツコツと自分のからだをメンテナンスしていくこと。早ければ早いほど、さまざまなことを柔軟に習慣化することができ、からだの修復力も早く、また悪い習慣の蓄積も少ない状態で済みます。

「今」できることを考えて、行動し、「今」をしっかり楽しみながら毎日を送りましょう。

この本により、ひとりでも病気を発症する方が減り、みなさまの健康に役立てていただければ幸いです。

2019年　6月　大久保愛

参考文献

参考文献

◆ 決定版　栄養学の基本がまるごとわかる事典（足立香代子（監修）西東社）

◆ これは効く！食品力を120%活用する食べもの効果効能事典（阿部芳子（監修）主婦の友社）

◆ スーパーフード事典BEST50（斎藤糧三（監修）松村和夏 主婦の友社）

◆ 最新版 「うつ」は食べ物が原因だった！（溝口徹 青春出版社）

◆ 免疫革命（安保徹 講談社）

◆ おなかのカビが病気の原因だった（内山葉子 マキノ出版）

◆ うつ消しごはん（藤川徳美 方丈社）

◆ しつこい疲れは副腎疲労が原因だった（本間良子 本間龍介（監修）祥伝社）

◆ 病気がイヤなら「油」を変えなさい！（山田豊文 河出書房新社）

◆ からだに効く 和の薬膳便利帳（武鈴子（監修）家の光協会）

◆ ミトコンドリア“腸”健康法（長沼敬憲 日貿出版社）

◆ マンガでわかる ココロの不調回復　食べてうつぬけ（奥平智之 主婦の友社）

◆ 時間栄養学が明らかにした「食べ方」の法則（古谷彰子 柴田重信（監修）ディスカヴァー）

◆ 最強の栄養療法「オーソモレキュラー」入門（溝口徹 光文社）

◆ 病気を遠ざける！１日１回日光浴（斎藤糧三 講談社）

◆ 天気が悪いとカラダもココロも絶不調　低気圧女子の処方せん（小越久美 小林弘幸（監修）セブン&アイ出版）

◆ official publication of the Federation of American Societies for Experimental Biology. 2015 Jun;29(6):2207-22. doi: 10.1096/fj.14-268342. Rhonda P. Patrick, Bruce. N Ames

URL

◆ フェリチンとトランスフェリン
https://pdbj.org/mom/35

◆ 東京　2015年　月ごとの気象データ（気象庁統計）
http://www.data.jma.go.jp/obd/stats/etrn/view/monthly_s1.php?prec_no=44&block_no=47662&year=2015&month=&day=&view=a2

◆ 魚介類に含まれる水銀について（厚生労働省）
https://www.mhlw.go.jp/topics/bukyoku/iyaku/syoku-anzen/suigin/

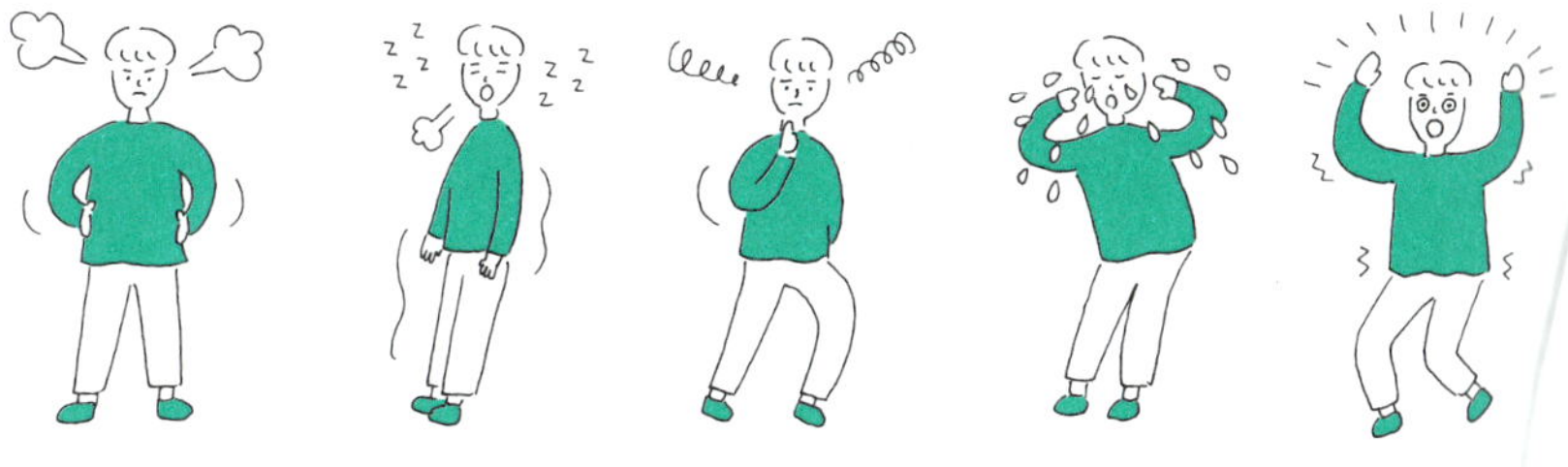

1週間に1つずつ
心がバテない食薬習慣

発行日　2019年　6月30日　第1刷
　　　　2025年　5月　9日　第10刷

Author　大久保愛
Illustrator　米村知倫
Book Designer　鈴木千佳子

Publication　株式会社ディスカヴァー・トゥエンティワン
〒102-0093　東京都千代田区平河町2-16-1 平河町森タワー11F
TEL　03-3237-8321（代表）　03-3237-8345（営業）　FAX　03-3237-8323　http://www.d21.co.jp

Publisher　干場弓子
Editor　大山聡子

◆ Store Sales Company
佐藤昌幸　古矢薫　蛯原昇　石橋陸　生貫朱音　佐藤淳基　津野主揮　鈴木雄大　山田諭志　藤井多穂子
松ノ下直輝　小山怜那　町田加奈子
◆ Online Store Company
飯田智樹　庄司知世　杉田彰子　森谷真一　青木翔平　阿知波淳平　大﨑双葉　北野風生　舘瑞恵　徳間凜太郎
廣内悠理　三輪真也　八木眸　安室舜介　高原未来子　江頭慶　小穴史織　川西未恵　金野美穂　千葉潤子
松浦麻恵
◆ Publishing Company
大山聡子　大竹朝子　藤田浩芳　三谷祐一　千葉正幸　中島俊平　伊東佑真　榎本明日香　大田原恵美　小石亜季
西川なつか　野﨑竜海　野中保奈美　野村美空　橋本莉奈　林秀樹　原典宏　村尾純司　元木優子　安永姫菜
古川菜津子　浅野目七重　厚見アレックス太郎　神日登美　小林亜由美　陳玟萱　波塚みなみ　林佳菜
◆ Digital Solution Company
小野航平　馮東平　林秀規
◆ Headquarters
川島理　小関勝則　田中亜紀　山中麻吏　井上竜之介　奥田千晶　小田木もも　福永友紀　俵敬子　三上和雄
石橋佐知子　伊藤香　伊藤由美　鈴木洋子　照島さくら　福田章平　藤井かおり　丸山香織

Proofreader　株式会社鷗来堂
DTP　朝日メディアインターナショナル株式会社
Printing　シナノ印刷株式会社

ISBN978-4-7993-2482-0　